Theoretical and Practical Guidelines for Pediatric Nephrology Nursing

小儿肾脏内科
护理理论及实践指南

何兰芬　黄玉芳　李文清　主　编

U0245769

北京航空航天大学出版社
BEIHANG UNIVERSITY PRESS

图书在版编目（CIP）数据

小儿肾脏内科护理理论及实践指南／何兰芬，黄玉芳，李文清主编． -- 北京：北京航空航天大学出版社，2023.7

ISBN 978-7-5124-4127-9

Ⅰ．①小… Ⅱ．①何… ②黄… ③李… Ⅲ．①小儿疾病–肾疾病–护理–指南 Ⅳ．①R473.72-62

中国国家版本馆 CIP 数据核字（2023）第 129860 号

小儿肾脏内科护理理论及实践指南

责任编辑：李　帆
责任印制：秦　赟
出版发行：北京航空航天大学出版社
地　　址：北京市海淀区学院路 37 号（100191）
电　　话：010-82317023（编辑部）　　010-82317024（发行部）
　　　　　010-82316936（邮购部）
网　　址：http://www.buaapress.com.cn
读者信箱：bhxszx@163.com
印　　刷：北京富资园科技发展有限公司
开　　本：880mm×1230mm　1/32
印　　张：15.625
字　　数：338 千字
版　　次：2023 年 7 月第 1 版
印　　次：2023 年 7 月第 1 次印刷
定　　价：75.00 元

编委会

目 录 <<<

小儿肾脏内科护理理论及实践指南

第一章 护理概论

第一节 泌尿系统解剖

泌尿系统（urinary system）由肾、输尿管、膀胱和尿道组成。其主要功能是排出机体新陈代谢过程中产生的废物和多余的水，保持机体内环境的平衡和稳定。肾生成尿液，输尿管输送尿液至膀胱，膀胱为储存尿液的器官，尿液经尿道排出体外（图1-1）。肾不仅是人体主要的排泄器官，也是一个重要的内分泌器官，对维持机体内环境的稳定起着相当重要的作用。

一、肾脏的解剖

（一）肾的形态

肾（kidney）是实质性器官，左、右各一，位于腹后壁，形似蚕豆。肾长约10cm（8～14cm）、宽约6cm（5～7cm）、厚约4cm（3～5cm），重量134～148g。因受肝的挤压，右肾

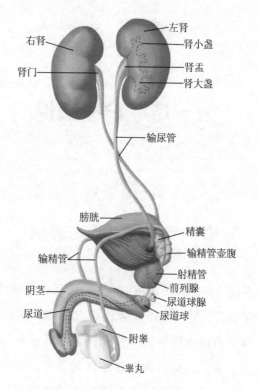

图 1-1 男性泌尿生殖系统全貌

低于左肾约 1~2cm。肾分内、外侧两缘、前、后两面及上、下两端。肾的前面凸向前外侧，后面较平，紧贴腹后壁。上端宽而薄，下端窄而厚。内侧缘中部的凹陷称肾门（renal hilum），为肾的血管、神经、淋巴管及肾盂（renal pelvis）出入的门户。出入肾门诸结构为结缔组织所包裹称肾蒂（renal pedicle）。因下腔静脉靠近右肾故右肾蒂较左肾蒂短。肾蒂内各结构的排列关系，自前向后顺序为肾静脉、肾动脉和肾盂末端；自上向下顺序为肾动脉、肾静脉和肾盂。由肾门伸入肾实质的腔隙称肾窦（renal sinus），容纳肾血管、肾小盏、肾大盏、肾盂和脂肪等结构。肾窦是肾门的延续，肾门是肾窦的开口（图1–2）。

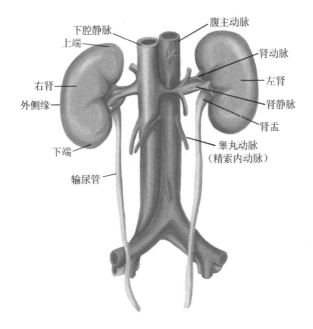

图1–2 肾与输尿管（前面观）

（二）肾的位置和毗邻

1. 肾的位置

肾位于脊柱两侧，腹膜后间隙内，为腹膜外位器官。肾的高度：左肾在第11胸椎椎体下缘至第2~3腰椎椎间盘之间；右肾则在第12胸椎椎体上缘至第3腰椎椎体上缘之间。两肾上端相距较近，距正中线平均为3.8cm；下端相距较远，距正中线平均为 7.2cm。左、右两侧的第 12 肋分别斜过左肾后面中部和右肾后面上部。肾门约在第 1 腰椎椎体平面，相当于第 9 肋软骨前端高度，距后正中线约 5cm。肾门的体表投影位于竖脊肌外侧缘与第 12 肋的夹角处，称肾区（renal region），肾病病人触压或叩击该处可引起疼痛。

2. 肾的毗邻

肾上腺（suprarenal gland）位于肾的上方，二者虽共为肾筋膜包绕，但其间被疏松的结缔组织分隔。故肾上腺位于肾纤维膜之外，肾下垂时，肾上腺可不随肾下降。左肾前上部与胃底后面毗邻，中部与胰尾和脾血管接触，下部邻接空肠和结肠左曲。右肾前上部与肝毗邻，下部与结肠右曲相接触，内侧缘与十二指肠降部相邻。两肾后面的上 1/3 与膈相邻，下部自内侧向外侧分别与腰大肌、腰方肌及腹横肌相毗邻（图 1－3 至图 1－6）。

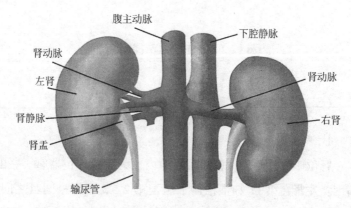

图 1－3　肾（后面）

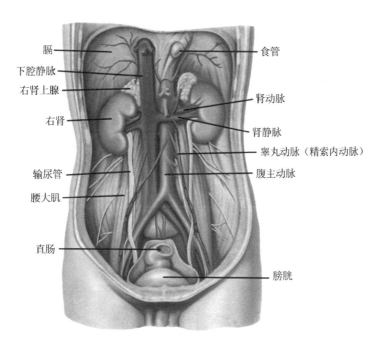

膈
下腔静脉
右肾上腺
右肾
输尿管
腰大肌
直肠
食管
肾动脉
肾静脉
睾丸动脉（精索内动脉）
腹主动脉
膀胱

图 1-4　肾的位置

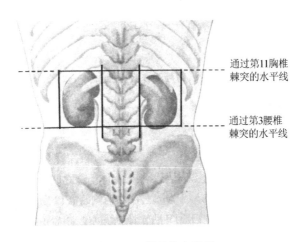

通过第11胸椎
棘突的水平线

通过第3腰椎
棘突的水平线

图 1-5　肾的体表投影

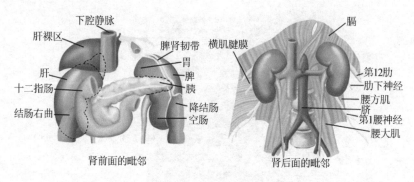

肾前面的毗邻　　　　　　　　　　　肾后面的毗邻

图 1 - 6　肾的毗邻

（三）肾的被膜

肾的表面自内向外有三层被膜包绕（图 1 - 7、图 1 - 8）。

1. 纤维囊（fibrous capsule）

为贴于肾实质表面的一层结缔组织膜，薄而坚韧，由致密结缔组织和少数弹力纤维构成。在正常状态下，容易与肾实质剥离。但在某些病理情况下，由于与肾实质粘连而不易剥离。

2. 脂肪囊（fatty renal capsule）

位于纤维囊的外周，由腹膜外组织发育而来。肾筋膜分前、后两层，包绕肾和肾上腺。向上向外侧两层互相融合。向下两层互相分离，其间有输尿管通过。肾筋膜向内侧，前层延至腹主动脉和下腔静脉的前面，与大血管周围的结缔组织及对侧肾筋膜前层相续连；后层与腰大肌筋膜相融合。肾筋膜深面还有许多结缔组织小束，穿过脂肪囊连至纤维囊，对肾起固定作用。

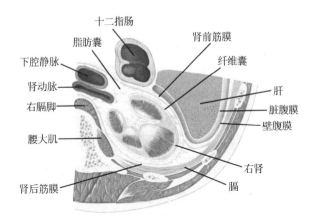

图1-7 肾的被膜（水平切面）

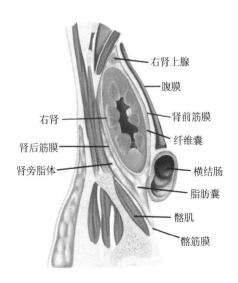

图1-8 肾的被膜（矢状切面）

（四）肾脏的组织结构

肾的冠状切面观，肾实质分为肾皮质（renal cortex）和肾髓质（renal medulla）。肾皮质主要位于肾实质的浅层，厚约 1 ~ 1.5cm，富含血管，新鲜标本为红褐色，并可见许多红色点状细小颗粒，由肾小体（renal corpuscles）与肾小管（renal tubulus）组成。肾髓质位于肾实质深部，色淡红，约占肾实质厚度的 2/3，由 15 ~ 20 个呈圆锥形的肾锥体（renal pyramid）构成。肾锥体的底朝皮质，尖向肾窦，光滑致密，有许多颜色较深、呈放射状的条纹。肾锥体的条纹由肾直小管和血管平行排列形成。2 ~ 3 个肾锥体尖端合并成肾乳头（renal papillae），突入肾小盏（minor renal calices），每个肾有 7 ~ 12 个肾乳头，肾乳头顶端有许多小孔称乳头孔（papillary foramina），终尿经乳头孔流入肾小盏内。伸入肾锥体之间的肾皮质称肾柱（renal column）。肾小盏呈漏斗形，共有 7 ~ 8 个，其边缘包绕肾乳头，承接排出的尿液。在肾窦内，2 ~ 3 个肾小盏合成 1 个肾大盏（major renal calices），再由 2 ~ 3 个肾大盏汇合形成 1 个肾盂。肾盂离开肾门后向下弯行，约在第 2 腰椎上缘水平，逐渐变细与输尿管相移行。成人肾盂容积约 3 ~ 10ml，平均 7.5ml（图 1 - 9）。

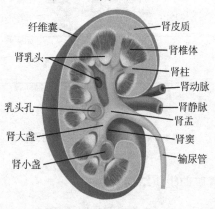

图 1 - 9　肾的结构

（五）肾段血管与肾段

肾动脉（renal artery）在肾门处分两支，即前支和后支。前支较粗，再分出 4 个二级分支，与后支一起进入肾实质内。肾动脉的 5 个分支在肾内呈节段性分布，称肾段动脉（renal segmental artery）。每支肾段动脉分布一定区域的肾实质，称为肾段（renal segment）。每个肾有五个肾段，即上段、上前段、下前段、下段和后段。各肾段由其同名动脉供应，各肾段间被少血管的段间组织所分隔，称乏血管带（zone devoid of vessel）。肾段动脉阻塞可导致肾坏死。肾内静脉无一定节段性，互相间有丰富的吻合支（图 1 - 10、图 1 - 11）。

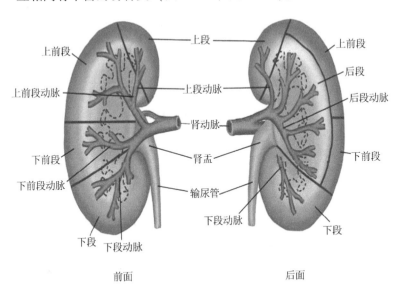

图 1 - 10　肾的血管与肾段

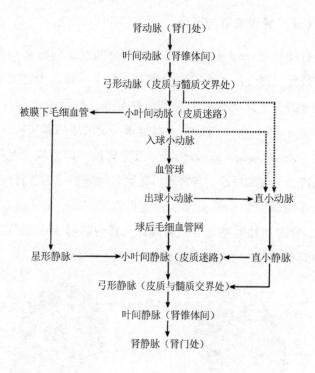

图 1 – 11　肾内血液循环

二、输尿管的解剖

输尿管（ureter）是位于腹膜外位的肌性管道。平第 2 腰椎上缘起自肾盂末端，终于膀胱。长约 20 ~ 30cm，管径平均 0.5 ~ 1.0cm，最窄处口径只有 0.2 ~ 0.3cm。

全长可分为输尿管腹部、输尿管盆部和输尿管壁内部（图 1 – 12、图 1 – 13）。

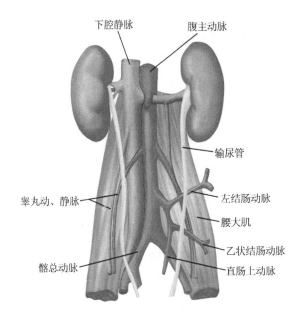

图 1 - 12 男性输尿管走行

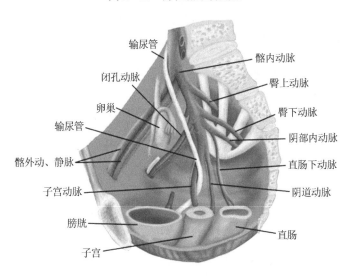

图 1 - 13 女性输尿管走行

（一）输尿管腹部

输尿管腹部（abdominal part of ureter）起自肾盂下端，经腰大肌前面下行至其中点附近，与睾丸血管（男性）或卵巢血管（女性）交叉，通常位于血管的后方走行，达骨盆入口处。在此处，左侧输尿管越过左髂总动脉末端前方；右侧输尿管则越过右髂外动脉起始部位的前方。

（二）输尿管盆部

输尿管盆部（pelvic part of ureter）自小骨盆入口处，经盆腔侧壁、髂内血管、腰骶干和骶髂关节前方下行，跨过闭孔神经血管束，达坐骨棘水平。男性输尿管走向前、内、下方，经直肠前外侧壁与膀胱后壁之间下行，在输精管后外方与之交叉，从膀胱底外上角向内下斜穿膀胱壁。两侧输尿管达膀胱后壁处相距约5cm。女性输尿管经子宫颈外侧约2.5cm处，从子宫动脉后下方绕过，行向下内至膀胱底穿入膀胱壁内。

（三）输尿管壁内部

输尿管壁内部（intramural part of ureter）是位于膀胱壁内，长约1.5cm斜行的输尿管部分。在膀胱空虚时，膀胱三角区的两输尿管口间距约2.5cm。当膀胱充盈时，膀胱内压的升高能使内部的管腔闭合，从而阻止尿液由膀胱向输尿管返流。

输尿管全程有三处狭窄：①上狭窄（superior stricture）位于肾盂输尿管移行处；②中狭窄（middle stricture）位于小骨盆上口，输尿管跨过髂血管处；③下狭窄（inferior stricture）位于输尿管的壁内部。狭窄处口径只有0.2~0.3cm。

三、膀胱的解剖

膀胱（urinary bladder）是储存尿液的肌性囊状器官，其形状、大小、位置和壁的厚度随尿液充盈程度而异。通常正常成年人的膀胱容量平均为 350 ~ 500ml；超过 500ml 时，会因膀胱壁张力过大而产生疼痛。膀胱的最大容量为 800ml，新生儿膀胱容量约为成人的 1/10，女性的容量小于男性，老年人因膀胱肌张力低而容量增大。

（一）膀胱的形态

空虚的膀胱呈三棱锥体形，分尖、体、底和颈四部分。膀胱尖（apex of bladder）朝向前上方，由此沿腹前壁至脐之间有一皱襞为脐正中韧带（median umbilical ligament）。膀胱的后面朝向后下方，呈三角形，称膀胱底（fundus of bladder）。膀胱尖与底之间为膀胱体（body of bladder）。膀胱的最下部称膀胱颈（neck of bladder），男性与前列腺底、女性与盆膈相毗邻（图 1 - 14）。

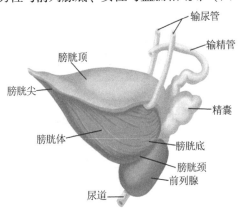

图 1 - 14　膀胱侧面观

（二）膀胱的内面结构

膀胱内面被覆黏膜，当膀胱壁收缩时，黏膜聚集成皱襞称膀胱襞（vesical plica）。而在膀胱底内面，有一个呈三角形的区域，位于左、右输尿管口（ureteric orifice）和尿道内口（intenal orifice of urethra）之间，此处膀胱黏膜与肌层紧密连接，缺少黏膜下层组织，无论膀胱扩张或收缩，始终保持平滑，称膀胱三角（trigone of bladder）。膀胱三角是肿瘤、结核和炎症的好发部位，膀胱镜检查时应特别注意。两个输尿管口之间的皱襞称输尿管间襞（interureteric fold），膀胱镜下所见为一苍白带，是临床寻找输尿管口的标志。在男性尿道内口后方的膀胱三角处，受前列腺中叶推挤形成纵嵴状隆起处称膀胱垂（vesical uvula），见图 1-15。

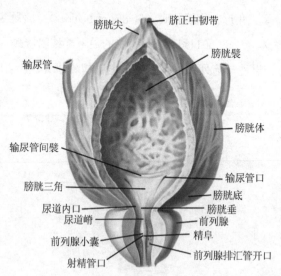

图 1-15　膀胱前面观

（三）膀胱的位置与毗邻

膀胱前方为耻骨联合，二者之间称膀胱前隙（prevesical space，Retzius 间隙）或耻骨后间隙。在此间隙内，男性有耻骨前列腺韧带（puboprostatic ligament）；女性有耻骨膀胱韧带，该韧带是女性在耻骨后面和盆筋膜健弓前部与膀胱颈之间相连的两条结缔组织索。此外，间隙中还有丰富的结缔组织与静脉丛。男性膀胱的后方与精囊、输精管壶腹和直肠相毗邻；女性膀胱的后方与子宫和阴道相毗邻；男性两侧输精管壶腹之间的区域称输精管壶腹三角，借结缔组织连接直肠壶腹，称直肠膀胱筋膜。膀胱空虚时全部位于盆腔内，充盈时膀胱腹膜返折线可上移至耻骨联合上方，此时，可在耻骨联合上方施行穿刺术，不会伤及腹膜和污染腹膜腔。新生儿膀胱的位置高于成年人，尿道内口在耻骨联合上缘水平。老年人的膀胱位置较低。

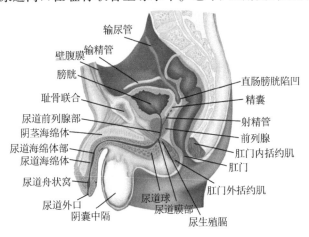

图 1-16 膀胱（男性盆骨正中矢状切面）

耻骨前列腺韧带和耻骨膀胱韧带以及脐正中襞与脐外侧襞等结构将膀胱固定于盆腔（pelvic cavity）。这些结构的发育不良是膀胱脱垂（cystoptosis）与女性尿失禁（urinary incontinence）的重要原因（图1-16）。

四、尿道的解剖

（一）男性尿道

男性尿道（male urethra）有排精和排尿功能，起自膀胱的尿道内口，止于阴茎头的尿道外口。成人尿道管径平均5~7mm，长16~22cm；分前列腺部、膜部和海绵体部三部分（图1-17）。

1. 前列腺部

前列腺部（prostatic part）为尿道穿过前列腺的部分，长约3cm；后壁有一纵行隆起称为尿道嵴（urethral crest），嵴中部隆起称为精阜（seminal colliculus）。精阜中央小凹称为前列腺小囊（prostatic utricle），两侧各有一个细小的射精管口。精阜两侧的尿道黏膜上有许多细小的前列腺输出管的开口。

2. 膜部

膜部（membranous part）为尿道穿过尿生殖膈的部分，长约1.5cm；周围有属于横纹肌的尿道外括约肌环绕，该肌有控制排尿的作用。膜部位置比较固定，当骨盆骨折时，易损伤此部。临床上将尿道前列腺部和膜部合称为后尿道。

3. 海绵体部

海绵体部（cavernous part）为尿道穿过尿道海绵体的部

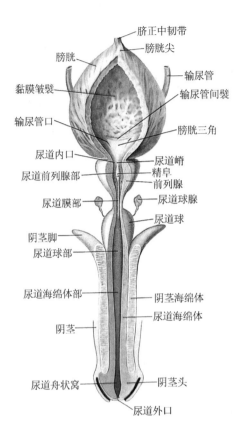

图1-17　男性尿道

分，长约12~17cm，临床上称为前尿道。在尿道海绵体尿道
球内的尿道最宽，称尿道球部，尿道球腺开口于此。阴茎头内
的尿道扩大成尿道舟状窝（navicular fossa of urethra）。尿道有
三个狭窄、三个膨大和两个弯曲。三个狭窄分别是尿道内口、
尿道膜部和尿道外口；外口最窄，呈矢状裂隙。尿道结石易嵌
顿在这些狭窄部位。三个膨大是尿道前列腺部、尿道球部和舟

状窝。两个弯曲是凸向下后方、位于耻骨联合下方2cm处恒定的耻骨下弯（subpubic curvature），包括尿道的前列腺部、膜部和海绵体部的起始段；和凸向上前方、位于耻骨联合前下方阴茎根与阴茎体之间的耻骨前弯，阴茎勃起或将阴茎向上提起时，此弯曲变直而消失（图1–17）。临床上行膀胱镜检查或导尿时应注意这些解剖特点。

（二）女性尿道

女性尿道（female urethra）平均长3～5cm，直径约0.6cm，较男性尿道短、宽而直。尿道内口约平耻骨联合后面中央或下部，女性低于男性。其走行向前下方，穿过尿生殖膈，开口于阴道前庭的尿道外口。尿道内口（internal orifice of

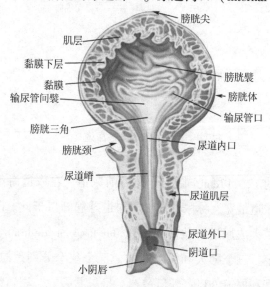

图1–18 女性尿道

urethra）周围为平滑肌组成的膀胱括约肌所环绕。穿过尿生殖膈处则被由横纹肌形成的尿道阴道括约肌所环绕。尿道外口（external orifice of urethra）位于阴道口的前方、阴蒂的后方2～2.5cm 处，为尿道阴道括约肌所环绕。在尿道下端有尿道旁腺（paraurethral gland），也称女性前列腺（female prostate），其导管开口于尿道周围。尿道旁腺发生感染时可形成囊肿，并可压迫尿道，导致尿路不畅（图 1 – 18）。

第二节　肾脏的生理

一、肾脏的结构特点

肾为实质性器官，分为皮质和髓质两部分。肾实质主要由大量的肾单位和集合管构成。肾的泌尿功能就是由它们的协同作用完成的。

（一）肾单位

肾单位（nephron）是尿生成的基本功能单位。人类每个肾约有 100 万个肾单位，每个肾单位包括肾小体和肾小管两部分（图 1 – 19）。

1. 肾小体

肾小体（renalcorpuscle）包括肾小球（glomerulus）和肾小囊（bowman capsule）两部分。肾小球是位于入球小动脉（afferent arteriole）和出球小动脉（efferent arteriole）之间的一团

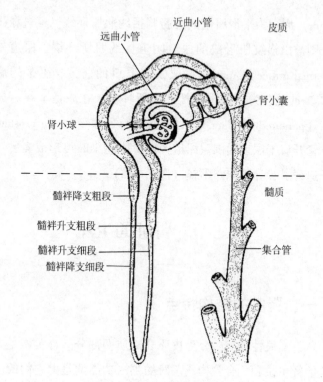

图 1 - 19   肾单位示意图

彼此之间分支又再吻合的毛细血管网。肾小囊有脏层和壁层，脏层紧贴于毛细血管壁上，和肾小球毛细血管共同构成滤过膜；壁层则延续至肾小管。脏、壁两层之间的囊腔与肾小管腔相通（图 1 - 20）。

2. 肾小管

肾小管（renaltubule）全长分为三段。

（1）近端小管（proximaltubule）：包括近曲小管和髓袢降支粗段。近曲小管与肾小囊相连接，位于皮质部，呈弯曲状，

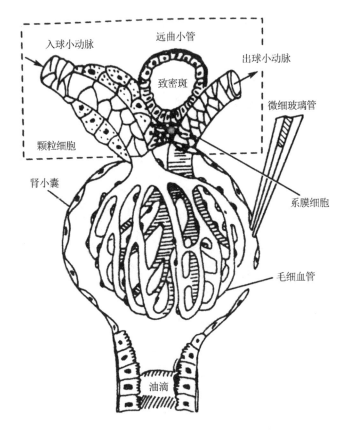

图 1 - 20 肾小球、肾小囊穿刺和近球小体示意图

以后伸直向髓质下降，成为髓袢降支粗段。

（2）髓袢（loop of henle）细段：分为降支细段和升支细段两部分。

（3）远端小管（distaltubule）：包括髓袢升支粗段和远曲小管，髓袢升支粗段末端与集合管相连通。

集合管不属于肾单位的组成成分，但功能上与肾小管的远曲小管有许多相同之处。集合管与远曲小管在尿液浓缩过程中起重要作用。

3. 肾单位的类型

肾单位按其所在部位不同可分为两种类型（图1-21）。

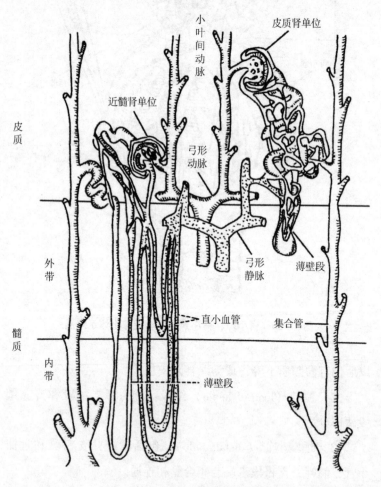

图1-21　肾单位和肾血管示意图

（1）皮质肾单位（cortical nephron）：位于外皮质层和中皮质层，约占肾单位总数的85%～90%。这类肾单位的特点为：①肾小体相对较小；②髓襻较短，只达外髓质层，有的甚至不到髓质；③入球小动脉口径比出球小动脉大，两者的比例约为2∶1；④出球小动脉分支形成小管周围毛细血管网，包绕在肾小管的外面，有利于肾小管的重吸收。这类肾单位在肾小球滤过功能中起重要作用。

（2）近髓肾单位（juxtamedullary nephron）：近髓肾单位位于靠近髓质的内皮质层，占肾单位总数的10%～15%。其特点是：①肾小球体积较大；②髓襻长，可深入内髓质层，有的可到达肾乳头部；③入球小动脉和出球小动脉口径无明显差异；④出球小动脉进一步分支形成两种小血管，一种为网状小血管，缠绕于邻近的近曲和远曲小管周围；另一种是细而长的"U"形直小血管（vasa recta）。网状血管有利于肾小管的重吸收，直小血管对维持肾髓质高渗功能具有重要作用。这类肾单位和直小血管在尿液的浓缩和稀释中起重要作用。两种肾单位比较见表1-1。

表1-1　皮质肾单位和近髓肾单位的比较

项目	皮质肾单位	近髓肾单位
数目	85%～90%	10%～15%
肾小球体积	小	大
入小球动脉/出球动脉口径	>1	≈1
出球后血管	网状	直小血管

（二）集合管

集合管（collecting duct）的始端与远曲小管相连通，每条集合管收集多条远曲小管输送的小管液，许多集合管又汇入乳头管，开口于乳头。集合管是形成尿液的最终场所，它在尿生成中特别是尿液的浓缩中起重要作用。最后形成的尿液经肾盏、肾盂、输尿管流入膀胱。

（三）球旁器

球旁器（juxtaglomerular apparatus）由三种特殊细胞群组成。

1. 球旁细胞（juxtaglomerularcell）

球旁细胞是位于入球小动脉中膜内的肌上皮样细胞，内含分泌颗粒和类似平滑肌原纤维束，分泌颗粒内含有肾素（renin）。

2. 致密斑（macula densa）

致密斑是远端小管起始部的一小块高柱状上皮细胞构成的组织，故称为致密斑。它可感受小管液中 Na^+ 含量的变化，并将信息传递至近球细胞，调节肾素的释放。

3. 球外系膜（间质）细胞

系膜细胞是指在致密斑与出、入球小动脉之间的一组细胞。细胞体积小，有分支和突起，与球内系膜细胞相连，其功能尚未完全阐明。多数人认为有吞噬功能、收缩功能、参与系膜的更新、产生系膜基质，可能与肾素分泌的环节有一定关系。

二、肾脏超滤液的生成

血液在流经肾小球毛细血管时，血浆中的水和小分子物质可以滤入肾小囊的囊腔生成原尿。从成分上看，除大分子蛋白质外，其余成分与血浆非常接近，其 pH 值与渗透压也相似；凡能自由通过滤过膜的物质，不论其分子大小，滤过的速度相等，例如右旋糖肝、葡萄糖和水的分子量分别为 10000、180、18，它们通过肾小球的速度相等，说明肾小球起着滤过作用而非扩散作用，原尿即为血浆的超滤液。

（一）滤过膜及其通透性

正常成人两侧肾全部肾小球毛细血管总面积估计在 $1.5m^2$ 以上，对血浆的滤过非常有利。

滤过膜由三层结构组成。①内层是毛细血管的内皮细胞，其细胞上有许多直径 $50\sim100nm$ 被称为窗孔的小孔，可防止血细胞通过。②中间层是非细胞性的基膜，是滤过膜的主要滤过屏障。基膜是由水合凝胶构成的微纤维网结构，有 $4\sim8nm$ 的多角形网孔，可允许水和部分溶质通过。微纤维网孔的大小决定着溶质的滤过。③外层是肾小囊的上皮细胞。上皮细胞上相互交错的足突形成裂隙，其上覆盖一层存在有直径为 $4\sim14nm$ 小孔的裂隙膜，为滤过的最后一道屏障。因此，滤过膜的通透性首先决定于三个因素：构成滤过膜的三层膜上的小孔的大小；通过被称为"立体障碍"的分子与膜孔之间的空间排列和几何学的关系；以及分子穿过孔壁所产生的使其运动减慢的动力，后者称为黏性拖拽。通过的分子直径愈大，其立体障碍与黏性拖拽亦愈大，通透率愈低。

滤过膜的通透性还决定于它对电荷的选择性。滤过膜各层壁上含有许多带负电荷的物质，主要为异多糖的涎基以及葡萄糖胺的硫酸基团，构成滤过膜的电学屏障，使带正电荷的分子较易通过，而带负电荷的分子（如血浆白蛋白）则难以通过。但肾在病理情况下，滤过膜上带负电荷的糖蛋白减少或消失，导致带负电荷的血浆蛋白滤过量明显增加而出现蛋白尿。

（二）肾小球的滤过

肾小球滤过作用的动力是有效滤过压。

1. 有效滤过压

由于前述正常情况下肾小囊内的超滤液中蛋白质浓度极低，其胶体渗透压可忽略不计。因此，滤过的唯一动力是肾小球毛细血管血压，而且肾小球毛细血管压比身体其他部分的毛细血管压高；血浆胶体渗透压和囊内压则是滤出的阻力，这样，肾小球有效滤过压＝肾小球毛细血管血压 –（血浆胶体渗透压＋肾小囊内压）。

微穿刺表明，成人肾小球毛细血管血压为 6.6kPa（50mmHg），入球端血浆胶体渗透压为 3.3kPa（25mmHg），肾小囊内压为 1.3kPa（10mmHg），所以成人入球端的肾小球有效滤过压＝ 6.6 –（2.7 + 1.3）＝2.6kPa，血浆源源不断地经滤过膜生成原尿。

2. 评价滤过的指标

（1）肾小球滤过率（glomerular filtration rate，GFR）：指每

分钟两侧肾生成的超滤液总量。据测定，体表面积为 $1.73m^2$（中等身材的成年人）的个体，其肾小球滤过率一般为 125ml/min 左右。因此，两肾每一昼夜肾小球的滤液总量（原尿量）为 $0.125 \times 60 \times 24 = 180L$，为体重的 3 倍。新生儿约为成人的 30%，其原因可能与新生儿滤过膜的面积与通透性较成年人低，同时入球小动脉阻力较高以及新生儿血压较低有关。早产儿的肾小球滤过率更低，3~6 个月为成人的 1/2，6~12 个月为成人的 3/4，2 岁达成人水平。

（2）滤过分数：指肾小球滤过率与肾血浆流量的比值。正常成人肾血浆流量为 660ml/min，肾小球滤过率为 125ml/min，故滤过分数为：$125/660 \times 100\% = 19\%$，即流经肾的血浆约有 1/5 由肾小球滤出到囊腔中生成原尿。

3. 影响肾小球滤过的因素

（1）肾小球滤过膜的面积与通透性：如前所述，各种原因导致的滤过面积减少（如肾小球肾炎时滤过减少），可致少尿或无尿。滤过膜通透性增大时可出现血尿和蛋白尿。

（2）有效滤过压：肾小球有效滤过压＝肾小球毛细血管血压－（血浆胶体渗透压＋囊内压）。①肾小球毛细血管血压：增加时滤过压升高，滤过增加；反之滤过减少，但动脉血压在 10.7~24kPa（80~180mmHg）范围时肾小球毛细血管血压保持不变。②囊内压：一般情况下，囊内压比较稳定。当肾盂或输尿管结石、肿瘤压迫或其他原因致输尿管阻塞时，囊内压可以升高。有些药物在肾小管酸性环境中析出结晶或溶血时的血红蛋白均可堵塞肾小管从而升高囊内压。囊内压升高，滤过减少。③血浆胶体渗透压：降低时肾小球滤过增加，这是大量饮清水后尿量增多的原因之一。

（3）肾血浆流量：肾小球毛细血管主要在近球一段实施滤过。肾血浆流量增加时，肾小球毛细血管内血浆胶体渗透压上升速度减慢，滤过平衡则靠近出球小动脉端，有效滤过压和滤过面积增加，肾小球滤过增加。反之，肾小球血浆流量减少，血浆胶体渗透压上升速度加快，缩短了具有滤过作用的毛细血管段，滤过减少。

三、肾小管对肾小球超滤液的处理

人两肾每天生成原尿 180L，而终尿量仅 1.5L 左右；与此同时，原尿中除几乎不含蛋白质外，其他溶质的成分和浓度与血浆相同，而终尿中几乎不含葡萄糖，钠、尿素等也明显少于原尿，这表明肾小球超滤液在肾小囊内静水压推动下流经肾小管和集合管后，滤过的水和溶质几乎全部被重吸收。以下主要讨论肾小管和集合管对肾小球超滤液的重吸收功能。

肾小管的重吸收属有极限的选择性重吸收，成人男女分别为（364±35）mg/（min·1.73m^2）及（303±29）mg/（min·1.73m^2），新生儿为（70±20）mg/（min·1.73m^2），婴儿为（313±71）mg/（min·1.73m^2），18 个月以上的小儿则接近于成人。

（一）重吸收的方式

1. 被动重吸收

指小管液溶质顺电化学梯度通过肾小管上皮细胞转运到肾

小管周围毛细血管中的过程。这种过程不需要消耗代谢能，如尿素、Cl^- 等的转运。对水的转运（扩散）来说其动力为渗透压。

2. 主动重吸收

指小管液中的溶质分子逆着电化学梯度由小管细胞转运到小管周围毛细血管中的过程，此过程需消耗代谢能。主动转运又根据是否直接消耗 ATP 分为原发性主动转运和继发性主动转运。前者如通过泵主动重吸收 Na^+、K^+、Ca^{2+}，通过胞饮作用重吸收蛋白质等，而通过膜载体转运葡萄糖则属后一种主动转运。

（二）几种物质的重吸收

肾小管和集合管均具有重吸收功能，以近球小管的吸收量最大。滤液中大部分的葡萄糖、水、氨基酸、维生素以及电解质等在近球小管重吸收。

1. Na^+、Cl^- 的重吸收

肾小球滤液中含量最多的电解质是 Na^+，小管各段重吸收 Na^+ 的比例不同，一般滤液中 Na^+ 的 65% ~ 70% 在近球小管重吸收，25% ~ 30% 在髓袢重吸收，10% 在远曲小管和集合管重吸收，不到 1% 从尿中排出。

近球小管重吸收 Na^+ 属主动转运，其机制通常用泵漏学说来解释。其主要内容是，小管壁相邻细胞间存在细胞间隙，该间隙靠近小管腔的一侧为紧密连接。小管细胞的管周膜和细胞间隙的底部均与管外毛细血管相邻，其间有基膜相隔。小管液

中 Na^+ 浓度为 142mmol/L，在小管上皮细胞内则为 10mmol/L；同时小管液中电位在 $-3 \sim +3mV$ 之间，小管上皮细胞内则为 $-70mV$，这样，Na^+ 顺电化学梯度进入小管上皮细胞内。而在小管细胞侧膜上存在有钠泵，能将 Na^+ 逆电化学梯度源源不断地泵出，进入细胞间隙，导致细胞间隙中 Na^+ 浓度升高，渗透压随之升高，水进入间隙。侧膜上钠泵活动的另一作用是降低小管细胞内 Na^+ 浓度，有利于 Na^+ 扩散进入细胞。由于细胞间隙中的水不断增加，该处的静水压逐渐升高，这一压力可促使 Na^+ 和水通过基膜进入细胞间隙及相邻的毛细血管；但也可使 Na^+ 和水经紧密连接返回到小管腔内，此现象称为回漏。因此，Na^+ 的净重吸收量应等于主动重吸收量减去回漏量。

远曲小管对 Na^+ 的重吸收量较少。但由于远曲小管上皮细胞间隙处的紧密连接对 Na^+ 的通透性较低，回漏入管腔量的比例也小些。远曲小管重吸收 Na^+ 还与泌 H^+ 和泌 K^+ 有关。

Cl^- 的重吸收大部分是伴随 Na^+ 的主动重吸收而被动重吸收回血的。由于 Na^+ 的主动重吸收造成小管内外的电位差，HCO_3^- 和 Cl^- 顺电位差被重吸收。而且，由于 HCO_3^- 的重吸收速率明显大于 Cl^-，加上因渗透压差导致的水的重吸收，小管液中 Cl^- 浓度比管周组织间隙高 20% ~ 40%，Cl^- 又顺浓度差进一步加快重吸收。

在髓袢升支粗段，Na^+ 和 Cl^- 的重吸收机制较为复杂。比较公认的是，在升支粗段管腔膜处，Na^+、Cl^- 是与 K^+ 一起由同一载体协同转运进入升支粗段上皮细胞，其转运比例为 $Na^+ : 2Cl^- : K^+$。随后 Na^+ 经侧膜上钠泵泵入组织间隙，$2Cl^-$

则经管周膜上 Cl^- 通道顺浓度差进入组织间隙，K^+ 则顺浓度差由管腔膜返回管腔内，参与形成管内相对较高的正电位。三种离子中任何一种离子浓度的变化都将影响其他两种离子的转运。

2. 葡萄糖的重吸收

如前所述，原尿中的葡萄糖浓度与血糖浓度相等，而终尿中几乎不含有葡萄糖，表明葡萄糖全部被重吸收回血。实验表明，重吸收的部位是近球小管，主要是近曲小管，其余各段没有重吸收葡萄糖的能力。葡萄糖的重吸收与 Na^+ 重吸收相耦联，与小管上皮刷状缘中的载体蛋白有关。载体蛋白上分别存在有与葡萄糖、Na^+ 相结合的位点。当载体蛋白与葡萄糖、Na^+ 结合形成复合体后，由于钠泵活动造成 Na^+ 的浓度差，Na^+ 顺浓度差内流的同时释放出势能供给葡萄糖逆浓度差转运到管周组织间隙。可见，肾小管重吸收葡萄糖属继发性主动转运。由于结合葡萄糖的位点有限，当血糖浓度高于一定水平时，有一部分肾小管对葡萄糖的吸收达到极限，一部分葡萄糖不能被重吸收，尿中出现葡萄糖。此时的血糖浓度称为肾糖阈。当血糖继续升高到某一水平时，全部肾小管对葡萄糖的重吸收达到极限，此时的血糖浓度称为葡萄糖吸收极限。此时，尿中葡萄糖的排出率将随血糖浓度升高而平行增加。新生儿葡萄糖肾阈较成人低，静脉输入或大量口服葡萄糖时易出现糖尿。

3. HCO_3^- 重吸收

肾小球滤液中 80% ~ 85% 的 HCO_3^- 将在近端小管被重吸

收，HCO_3^- 的重吸收是以 CO_2 的方式间接进行的，详见肾脏在水、电解质和酸碱平衡中的作用。

4. 其他物质的重吸收

小管液中氨基酸的重吸收方式与葡萄糖相同，只是其同向转运体为氨基酸载体。原尿中少量的蛋白质则可通过胞饮作用转运。HPO_3^{2-} 与 SO_4^{2-} 也可与 Na^+ 同向转运而吸收。

（三）影响肾小管重吸收的因素

1. 肾内因素

（1）小管中溶质浓度：小管液中溶质浓度增加使小管液中晶体渗透压升高时，跨上皮渗透压梯度减小，水重吸收减少致尿量增加，这种现象称为渗透性利尿。例如糖尿病患者，因胰岛素绝对或相对不足导致血糖升高，超过肾糖阈，肾小管中葡萄糖含量增加，晶体渗透压升高，妨碍水的重吸收形成多尿。甘露醇与山梨醇因滤过后不被重吸收，同理导致尿量增多。

（2）球管平衡与管球反馈：通常情况下，不论肾小球滤过率增加或减少，近球小管的重吸收率始终占肾小球滤过率的 65%~70%，这种定比重吸收现象称为球管平衡，这样有利于保证终尿量不因肾小球滤过率的变化而过度变化，具有重要的生理意义。同时，近球小管重吸收及小管液流量的变化也可反过来影响肾小球滤过率。这种小管液流量变化影响肾血流量和肾小球滤过率的现象称为管球反馈。通过球管平衡与管球反馈，可对重吸收实现一定程度的自身调节。

2. 体液因素

（1）抗利尿激素（antidiuretic hormone，ADH）：ADH 是由下丘的视上核（主要）及室旁核的神经内分泌细胞分泌的一种 9 肽激素。它的主要作用是提高远曲小管和集合管对水的通透性，同时增加髓袢升支粗段对 NaCl 的重吸收和内髓部集合管对尿素的通透性，从而促进髓质高渗的形成。此外，ADH 还可使入球小动脉收缩，有效滤过率减少。综上所述，ADH 可产生抗利尿效应。ADH 也可与血管平滑肌上的 ADH 受体（V_1 受体）结合，使细胞内 Ca^{2+} 浓度增加，引起血管收缩。但 V_1 受体对 ADH 亲和力较低，故 ADH 产生升压效应所需浓度为产生抗利尿效应的 10 倍。

ADH 增加远曲小管和集合管对水的通透性是通过与小管上皮细胞管周膜上 V_2 受体结合来实现的。ADH 与 V_2 受体结合后激活膜上的腺苷酸环化酶，使上皮细胞内 cAMP 浓度升高，激活蛋白激酶，使管腔膜蛋白磷酸化，这样位于管腔膜附近的含有水通道的小泡镶嵌在管腔膜上，增加膜上的水通道数目。水通道又称为水通道蛋白（aquaporin，AQP），是哺乳动物细胞膜上转运水的特异孔道。目前已鉴定出的至少有 6 种，分别称为 AQP_0、AQP_1、AQP_2、AQP_3、AQP_4 及 AQP_5，属同源蛋白质家族。AQP_1 主要位于近曲小管、髓袢降支细段管腔膜和基侧膜，负责大部分水的重吸收。AQP_2 存在于主细胞和内髓部集合管的上皮细胞上。当 ADH 与内髓部集合管上皮细胞 V_2 受体结合后，AQP_2 水通道移至管腔膜，对水的通透性增加，ADH 对肾小管和集合管水通道的影响主要通过 AQP_2 实现。AQP_3 和

AQP_4 也存在于内髓部集合管上皮细胞上。当 ADH 缺乏时，水通透内移，对水不通透。进入细胞内的水可通过基侧膜自由扩散回到血中。

ADH 释放的有效刺激主要是血浆晶体渗透压、循环血量和动脉血压。①血浆晶体渗透压：改变 1% ~ 2% 即可影响 ADH 的释放，为最重要的因素。当血浆晶体渗透压升高（如大量出汗、严重呕吐或腹泻致重度脱水）时，刺激下丘脑渗透压感受器，ADH 降放增加，水重吸收增加，尿量减少，以保留水分。反之，大量饮清水后，血浆晶体渗透压下降，对下丘脑渗透压感受器刺激减弱，ADH 释放减少，尿量增多，称为水利尿。②循环血量：增加时刺激心房等处的容量感受器，ADH 释放减少，尿量增加。反之亦然。③动脉血压：动脉血压升高时，刺激颈动脉窦压力感受器，反射性地抑制 ADH 释放，尿量可增加。此外，心房利尿钠肽可抑制 ADH 分泌，血管紧张素 II 则可刺激其分泌。

（2）醛固酮（aldosterone）：为肾上腺皮质球状带分泌的激素，具有促进远曲小管和集合管对 Na^+ 的主动重吸收，同时促进 K^+ 的排出，即促进 $K^+ - Na^+$ 交换，在 Na^+ 重吸收加强的同时水亦随之重吸收。其分泌主要受肾素 - 血管紧张素以及血 Na^+、血 K^+ 浓度的调节。

（3）其他激素：心房利尿钠肽能减少肾小管和集合管对 NaCl 的重吸收，促进其排出。甲状旁腺激素亦可降低近球小管对 NaCl 的重吸收。

四、肾脏在水、电解质和酸碱平衡中的作用

机体的组织细胞必须处于适宜的内环境下才能维持正常代谢与生理功能。肾通过滤过和分泌，排泄各种代谢产物以及重吸收水、电解质、葡萄糖、氨基酸等机体所需要的物质，在体内水、电解质和酸碱平衡中起着非常重要的作用。

（一）肾在水平衡中的作用

肾主要通过尿的浓缩与稀释来实现对水平衡的调节。当人体缺水或摄盐过多时，排出浓缩尿，可达 1200～1400mOsm/L，远远高于人血浆渗透压 300mOsm/L，称为高渗尿；反之则称为低渗尿。如果肾的浓缩与稀释功能严重受损，则不论机体缺水或水过剩，尿的渗透压均接近于血浆，称为等渗尿。一般来说，尿的渗透压与其比重成正比，故可根据尿的渗透压和比重来了解肾对尿液的浓缩与稀释能力。

目前有关尿的浓缩与稀释的机制主要以逆流系统学说来解释，它主要包括以下内容。

1. 髓质的逆流倍增机制及髓质高渗梯度的形成

近髓肾单位的髓袢呈"U"形，小管液在髓袢的降支和升支流动的方向相反，而且相邻的集合管也与髓袢平行并紧密靠近，构成逆流倍增的基础。

（1）外髓部高渗透梯度的形成：位于外髓部的髓袢升支粗段上皮细胞管腔膜载体能对小管液中的 K^+、Na^+、Cl^- 进行 $Na^+:2Cl^-:K^+$ 的耦联主动转运，其中细胞内 Na^+ 通过管周膜

Na^+泵转运进入管周组织间液，管周膜对Cl^-通透性高，Cl^-扩散到管周组织间液，K^+则扩散回小管液。而升支粗段对水和尿素的通透性很低。这样，在髓袢升支粗段内的Na^+、Cl^-不断被重吸收到达外髓部，升高外髓部的渗透压，这样外髓部形成了渗透梯度，愈靠近内髓部渗透压越高。

（2）内髓部高渗梯度的形成：尿素在远端肾单位逐渐被浓缩是内髓部形成高渗梯度的关键。①远曲小管和外髓部集合管在ADH作用下，水重吸收增加，而对尿素不通透，导致管内尿素浓度逐渐升高；②内髓部集合管对水、Na^+和尿素均能通透，高浓度尿素向内髓部组织间液扩散，参与内髓部高渗的形成，其中尿素约产生45%的渗透浓度；③髓袢降支细段对水通透，对NaCl和尿素相对不通透，由于尿素所形成的内髓部渗透浓度，因而降支内的小管液在流动过程中水不断渗透至组织间隙，使管内NaCl浓度逐渐升高，至袢弓处达到最大值；④髓袢升支细段对NaCl有高度通透性，管内NaCl顺浓度差扩散至组织间液，与内髓部集合管扩散出的尿素构成内髓部间液的高渗梯度。

2. 髓质高渗梯度的维持

髓质高渗梯度的位置与直小血管相关。直小血管呈"U"形，与髓袢平行，升支与降支彼此靠近，对水和溶质具有高度通透性。当降支内的血液下流时，由于血中溶质浓度低于同水平髓质组织间液，组织间液的NaCl和尿素等扩散到管内，水则渗透到间隙，使得管内渗透浓度增高。而在升支中，管内NaCl和尿素又扩散到间隙，水则渗透至管内。通过上述过程，避免了溶质被大量带走，又可将一部分水带回体循环。

3. 尿的浓缩与稀释

肾对尿的浓缩与稀释取决于两个方面：一方面是血浆中 ADH 的浓度，它在远曲小管和集合管对水的通透方面起着开关作用；另一方面决定于髓质高渗的作用。新生儿和幼婴对尿的浓缩功能不足，排出的尿为低渗尿，即使是在缺水的情况下，尿渗透压只有 600 ~ 700mOsm/L。主要是由于小儿肾髓质间液渗透梯度较成人低，这与小儿肾特点有关。①髓袢的长度是随个体的生长发育而逐渐延伸的，新生儿和婴儿髓袢尚未发育成熟，髓袢很短，导致逆流倍增效率低，不能很好地形成肾髓质高渗梯度；②肾血流进髓质部分较成人多，因而带走了较多的溶质，减弱了髓质高渗梯度的维持；③尿素的生成和尿素的循环较慢，影响内髓高渗梯度的形成；④血浆 ADH 水平和活性较低。新生儿及幼婴尿稀释功能接近成人，但因 GFR 较低，大量水负荷或输液过快时易出现水肿。

病理情况下，例如肾盂肾炎引起的肾髓质纤维化，肾囊肿引起肾髓质萎缩，均可使肾浓缩功能受到破坏，排出低渗尿和多尿。由于肾小管和集合管对 ADH 不敏感可致"肾性尿崩症"。下丘脑病变使 ADH 分泌减少时，可致"真性尿崩症"。

（二）肾在电解质平衡中的作用

肾在血钠、钾、氯、钙、磷、镁等电解质的相对衡中均发挥了重要的作用。这里主要介绍钠和钾的平衡及调节。

1. 钠的平衡与调节

一般情况下，钠的排出量与摄入量保持平衡，即多吃多排、少吃少排、不吃不排。由于钠主要从尿液中排出，这就意味着保持血钠浓度的相对恒定是通过调节尿钠的排出量与摄入量而实现的。

（1）肾小球滤过率和肾小管的重吸收：摄钠多时，血浆晶体渗透压升高，刺激下丘脑的渗透压感受器，引起渴觉和抗利尿激素释放，渴觉导致饮水，抗利尿激素的作用使血容量增加，肾小球滤过率增加。与此同时，血浆胶体渗透压的下降也使得肾小球滤过率增加，尿排钠量增加。

（2）醛固酮的调节：醛固酮具有保钠保水和排钾的作用。摄钠多时，血钠升高，血容量增多，两者均使肾素及血管紧张素分泌减少，醛固酮分泌受到抑制，因而肾小管重吸收钠减少，排钠增加。反之亦然。这是调节钠平衡最重要的途径。

（3）心房利钠肽：心房利钠肽为心房细胞合成分泌的具有强烈利尿钠作用的肽类激素。它可能通过以下几个方面增加钠的排出：①直接抑制肾小管重吸收钠；②舒张血管，增加肾血流量；③增加肾小球滤过率；④抑制肾素－血管紧张素－醛固酮系统。

此外，摄钠轻度增加时，前列腺素、缓激肽等的分泌也增加，减少集合管吸收钠。当大量摄入钠时，还可导致管周毛细血管压升高，血浆胶渗压降低，阻碍液体的重吸收，有利于溶质和水"回漏"到管腔，排钠增加。

2. 钾的平衡与调节

与血钠一样，血钾平衡也依赖于调节钾的排出量与摄入量。尿钾的排出特点是多吃多排、少吃少排、不吃也排。故临床上不能进食的患者应当注意补钾。出生 10d 的新生儿，钾排泄能力较差，故血钾偏高。

肾小管对血钾是双向转运，既可重吸收又可分泌钾。由于肾小管重吸收钾相对恒定，故调节钾平衡主要是改变钾的分泌量。

（1）醛固酮水平：醛固酮水平升高可促进排钾。反之亦然。

（2）血钾浓度：血钾浓度升高时，直接促使肾小管上皮细胞摄钾增多，细胞内钾浓度升高，导致远曲小管泌钾增多。同时，也刺激肾上腺皮质分泌醛固酮增加，促进排钾。

（3）血 H^+ 浓度：酸中毒时，血 H^+ 浓度升高，$H^+ - Na^+$ 交换加强，竞争性地使 $H^+ - K^+$ 交换减弱，导致血钾升高。此时，小管细胞摄钾减少，细胞内钾浓度降低，排钾也减少。

（4）远曲小管液的 Na^+ 浓度：远曲小管重吸收 Na^+ 增加时，分泌 K^+ 也增加。反之亦然。

（5）血浆渗透压：注射高渗盐水或甘露醇可使血钾水平升高，且升高的程度与渗透压的升幅有关。高渗导致高钾的机制尚不清楚，推测为高渗时胞内水转向胞外，同时带出一定的钾。另一原因可能是细胞在高渗下代谢受到影响，导致钾在胞内的渗漏增加。

（6）胰岛素：胰岛素可刺激体内许多细胞摄钾。它与细胞膜上的特异性受体相结合，激活 $Na^+ - K^+ - ATP$ 酶，使细胞出现超极化。此外，胰岛素尚可激活细胞膜上的 $H^+ - Na^+$ 交换，导致细胞内碱化，激活磷酸果糖激酶，使钠内流增加，而

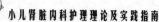

增加的钠必须由 $Na^+ - K^+ - ATP$ 酶将 Na^+ 泵出，从而引起血 K^+ 升高。许多研究还表明，胰岛素可增加细胞 Ca^{2+} 的外流，胞内的 Ca^{2+} 变化可能是胰岛素对钾作用的第二信使。

（三）肾在维持酸碱平衡中的作用

正常人动脉血的 pH 波动区间在 7.35～7.45，体液 pH 明显变化时，将影响蛋白质的结构、酶的活性及中枢神经系统的功能，因此，维持体内正常的酸碱平衡是必需的。除了体液缓冲系统和肺脏外，肾在体内酸碱平衡调节中起重要作用。与成人相比，新生儿及婴幼儿易发生酸中毒，原因有：①肾保留 HCO_3^- 的能力差，碳酸氢盐的肾阈低；②泌 NH_3 和泌 H^+ 的能力低；③尿中排磷酸盐量少，故排出可滴定酸的能力受限。

1. $NaHCO_3$ 的重吸收

血浆中的 $NaHCO_3$ 是体内最重要的碱储。经肾小球滤过的 $NaHCO_3$ 99% 都被重吸收，其中 80%～90% 在近端小管重吸收，10% 在远端肾小管重吸收。肾小管上皮细胞通过 $Na^+ - H^+$ 交换使 H^+ 进入小管液，进入小管液的 H^+ 与 HCO_3^- 结合生成 H_2CO_3，很快生成 CO_2 和 H_2O，这一反应由上皮细胞顶端膜表面的碳酸酐酶（CA）所催化，CO_2 为高度脂溶性，很快以单纯扩散方式进入上皮细胞内，在细胞内，CO_2 和 H_2O 又在 CA 的催化下形成 H_2CO_3，后者很快离解成 H^+ 和 HCO_3^-。H^+ 则通过顶端膜上的 $Na^+ - H^+$ 逆向转运进入小管液，再次与 HCO_3^- 结合形成 H_2CO_3。细胞内的大部分 HCO_3^- 与其他离子经联合转运的方式进入细胞间隙；小部分通过 $Cl^- - HCO_3^-$ 逆向转运进入细胞外液。两种转运方式所需的能量均由基底侧膜上 $Na^+ - K^+ - ATP$ 酶提供。因此，肾小管重吸收 HCO_3^- 是以 CO_2 的形式进行的。

2. 尿液的酸化

近端小管液的 pH 下降较少，流经远端小管后，尿液已明显酸化。近曲与远曲小管上皮细胞通过 $Na^+ - H^+$ 交换主动泌 H^+，但由于远曲小管侧膜缺乏 CA，不能催化管腔中形成的 H_2CO_3 分解成 CO_2 和 H_2O，故大量 H^+ 在远曲小管中堆积使小管液的 Na_2HPO_4 转变成 NaH_2PO_4，故尿呈酸性。在这个过程中，一方面排出了 H^+，而且形成的 NaH_2PO_4 为弱酸盐，缓冲了小管液 pH 的急剧下降，有利于肾小管持续泌 H^+；另一方面，远曲小管细胞中再次形成的 HCO_3^- 与 Na^+ 一起重吸收到小管周围血液，给机体提供碱储。

3. NH_3 的分泌

远曲小管和集合管细胞中 60% 由谷氨酰胺脱氨，40% 由其他氨基酸脱氨生成 NH_3。NH_3 具有脂溶性，能通过细胞膜自由扩散。但由于小管液的 pH 值较低，故 NH_3 较易向小管液中扩散，与小管细胞分泌的 H^+ 结合生成 NH_4^+，小管液中 NH_3 浓度因此下降，加速 NH_3 向小管液中扩散，NH_4 再与小管液中的 Cl^- 或 SO_4^{2-} 结合成铵盐排出。故 NH_3 的分泌与 H^+ 分泌密切相关，H^+ 分泌增加促使 NH_3 的分泌增多。其次是小管液中的负离子以 Cl^- 最多，但小管液中只有 H^+ 与 Cl^- 结合成 HCl。因为 HCl 为强酸，可使肾小管液 pH 迅速降至 4.5 以下，阻碍肾小管进一步泌 H^+。而 H^+ 与 NH_3 结合形成的 NH_4^+ 再与 Cl^- 结合形

成 NH_4Cl（酸性铵盐），可使肾小管持续分泌 H^+。而且，肾小管泌 H^+ 的同时也有一个新的 HCO_3^- 从肾小管细胞转运至血液，因而促进了 $NaHCO_3$ 的重吸收，维持了血浆中 HCO_3^- 的正常浓度。

正常情况下，内源性固定酸（硫酸、磷酸、有机酸）的排出，2/3 以铵盐形式，1/3 以可滴定酸的形式（NH_2PO_4）。NH_3 的分泌发生在远曲小管和集合管。但在酸中毒时，近曲小管也分泌 NH_3。

4. 影响肾泌 H^+ 保碱的因素

（1）血浆 CO_2 分压：肾小管细胞泌 H^+ 的化学反应始于 CO_2 与 H_2O 结合成 H_2CO_3。上皮细胞中 CO_2 可来自管周毛细血管血浆和细胞内代谢产生，尤其以前者更为重要。因此，血浆 CO_2 分压的升降直接影响到肾小管细胞内的 H_2CO_3 生成及 H^+ 的分泌。任何能提高血浆 CO_2 分压的因素，如降低肺通气量或增加机体代谢率均可增加肾小管分泌。所以，在呼吸性酸中毒时，泌 H^+ 作用增强，$NaHCO_3$ 的重吸收增加。反之亦然。

（2）血 K^+ 浓度：在远曲小管和集合管处存在 Na^+-H^+ 交换和 Na^+-K^+ 交换，两者之间有竞争。高血钾时，Na^+-K^+ 交换加强，排 K^+ 增多，而 Na^+-H^+ 交换减弱，H^+ 浓度增加可造成酸中毒。反之亦然。

（3）血 Cl^- 浓度：在肾小管中，大量的 Na^+ 是与 Cl^- 一起重吸收的。当由于呕吐或胃管引流导致盐酸大量丢失而引起低氯血症时，肾小管中大量 Na^+ 不能与 Cl^- 一起被重吸收，而必须通过 Na^+-H^+ 交换和 Na^+-K^+ 交换来增加重吸收 Na^+，因此造成酸性尿和钾的大量丢失，血浆 $NaHCO_3$ 浓度增高而发生低氯性碱中毒。某些利尿引起低血氯时也会出现同样结果。

（4）盐皮质激素：醛固酮分泌亢进时（如 Cush-ing 综合征和 Conn 综合征），$Na^+ - H^+$ 和 $Na^+ - K^+$ 交换加强，则排 H^+、排 K^+ 增加，Cl^- 也可因 H^+、K^+ 排出增加而以 KCl 或 NH_4Cl 形式排出，引起低血氯。同时，$NaHCO_3$ 重吸收增加，易产生低钾低氯性碱中毒。但如果在醛固酮增加的同时适当补 K^+，则不发生碱中毒，提示醛固酮对酸碱平衡的调节可能通过它对细胞外液量和 K^+ 作用而实现。反之亦然。

（5）甲状旁激素：甲状旁激素可抑制肾小管对 HCO_3^- 的重吸收。

五、肾清除率

清除率是一个抽象概念，是将肾在一定时间内排出某物质的量与同一时间点血浆中该物质浓度比较，从而衡量肾排出某物质的能力。

（一）血浆清除率

1. 血浆清除率的概念与计算

血浆清除率（plasma clearance）是指单位时间（一般用每分钟，min）内能将多少毫升血浆中所含的某物质完全清除出去，这个被完全清除了某物质的血浆毫升数就称为该物质的血浆清除率（ml/min）。其具体计算需要测定三个数值：U（尿中某物质的浓度，mg/100ml），V（平均每分钟尿量，ml/min），

P（血浆中某物质的浓度，mg/100ml）。因为尿中该物质均来自血浆，所以，$U \times V = P \times C$，即 $C = (U \times V) / P$。

根据上式可计算出各种物质的清除率。例如 Na^+ 清除率的计算方式为：尿量 V 为 1ml/min，尿 Na^+ 浓度 U 为 290mmol/L，血浆 Na^+ 浓度 P 为 145mmol/L，则 Na^+ 清除率为 $C = (290 \times 1)/145 = 2ml/min$，表示肾每分钟清除了 2ml 血浆中所含的全部 Na^+。不同物质的清除率不同，通过它可了解肾对各种物质的排泄功能。

同时必须指出的是，血浆清除率是一个推算数值，所谓每分钟被完全清除了某物质的血浆毫升数，并不代表肾将某一毫升血浆中的某物质完全清除掉，可能仅仅清除其中的一部分。但是，肾清除该物质的量可以相当于多少毫升血浆中所含的该物质的量。因此，清除率表示的血浆毫升数是一个当量。

2. 测定血浆清除率的理论意义

（1）测定肾小球滤过率：肾每分钟排出某物质的量（$U \times V$）应为肾小球滤过量与肾小管、集合管的重吸收量和分泌量的代数和。设肾小球滤过率为 F，肾小囊囊腔超滤液中能自由滤过的某物质的浓度为 P（应与血浆浓度相等），重吸收量为 R，分泌量为 E。如果某物质可自由滤过，但既不被重吸收也不被分泌（R 和 E 均为 0），则 $U \times V = F \times P$，$F = (U \times V)/P$。

菊粉（inulin）符合上述条件，它的血浆清除率就是肾小球滤过率。

此外，通过内生肌酐清除率也能较为简便与准确地测得肾小球滤过率。

（2）测定肾血流量：如果血浆中某物质在经过肾循环一周后可以被完全清除掉（通过滤过和分泌），即在肾动脉中该物质有一定浓度，但在肾静脉中其浓度接近于0，则该物质每分钟尿排出的量（U×V）应等于每分钟通过肾的血浆中所含的量。设每分钟肾血浆流量为X，血浆中该物质浓度为P，即U×V＝X×P，则该物质的血浆清除率为每分钟通过肾的血浆量，F＝（U×V）/P＝X。

碘锐特（diodrast）或对氨基马尿酸（PAH）的钠盐在静脉滴注后维持血浆浓度较低（1~3mg%）时，即符合以上条件，计算出的清除率为660ml/min，则肾血浆流量亦为660ml/min。如果红细胞比容为45%，则肾血流量＝660/（100－45）×100＝1200ml/min。

（3）推测肾小管的功能：可自由滤过的物质（如尿素和葡萄糖），其清除率分别为70ml/min与0，均小于125ml/min，表明肾小球部分或完全重吸收了该物质。而肌酐的清除率为175ml/min，高于125ml/min，说明肾小管有分泌。

（二）自由水清除率

自由水清除率（free water clearance，CH_2O）指单位时间内必须从尿中加入或除去多少容积的纯水（即无溶质的水或称自由水）才能使尿液与血浆等渗。故又称为无溶质水清除率（solute-free water clearance），为反映肾排水能力的定量指标。设血浆渗透浓度为Posm，尿液渗透浓度为Uosm，渗透物质清除率为Cosm（指单位时间内由尿排出等量渗透活性溶质的相当血浆毫升数），每分钟尿量为V，则Cosm＝（Uosm×V）/Posm，

而 CH_2O 为排尿量与渗透物质清除率的差值，$CH_2O = V - Cosm = V(1 - Vosm/Posm)$。

例如某人进水受限，尿量降至 0.5ml/min，尿液的渗透浓度为 1200mOsm/kgH_2O。假定血浆渗透浓度仍为 300mOsm/kgH_2O，则 $Cosm = (1200 \times 0.5)/300 = 2.0ml/min$，$CH_2O = 0.5 - 2.0 = -1.5ml/min$。表明 2.0ml 血浆中渗透活性溶质浓缩地排至 0.5ml 尿中，即通过肾的尿浓缩功能将 1.5ml 纯水净重吸收入血中，以保证细胞外液渗透浓度正常。

若某人大量进水，使尿量增至 10ml/min，尿液渗透浓度为 63mOsm/kgH_2O，假定血浆渗透浓度为 300mOsm/kgH_2O，则 $Cosm = (6.3 \times 10)/300 = 0.21ml/min$，$CH_2O = 10 - 0.21 = 9.79ml/min$。表明 2.1ml 血浆中渗透活性溶质稀释地排至 10ml 尿中，通过肾的尿稀释功能将 7.9ml 纯水从体内净排出，保证细胞外液渗透浓度正常。

在等渗尿时，$Uosm = Posm$，$CH_2O = 0$，表示无自由水清除，肾既不浓缩也不稀释。

同样需要指出的是，血浆中并无真正的自由水存在，CH_2O 只是计算的推论数值，但它仍可较好地定量肾的排水能力。

六、肾脏的分泌功能

肾不仅是生成与排泄尿液的器官，同时也能产生多种激素而具有出内分泌功能。以下仅简述其中的几种。

新生儿的肾已具有内分泌功能，其血浆肾素、血管紧张素和醛固酮均等于或高于成人，生后数周内逐渐降低。新生儿因肾血流量低故前列腺素合成的速率也较低。胎儿时期，促红细胞生成素合成较多，生后由于血氧分压的增高，促红细胞生成素合成减少。婴儿血清 $1,25(OH)_2D_3$ 水平高于儿童期。

(一) 促红细胞生成素

促红细胞生成素 (erythropoietin，EPO) 是一种稳定 (80℃) 的糖蛋白，分子量为34000。$T_{1/2}$：动物 3~6h，人 1~2d，主要在肝脏灭活。当组织中氧分压降低时，肾氧感受器兴奋，生成 EPO 增多。EPO 能促进红系细胞向前体细胞分化，又加速这些细胞的增殖，结果使骨髓中能合成血红蛋白的幼红细胞数增加，网织红细胞加速从骨髓释放。EPO 主要由肾产生，但肾外如肝、胃也能产生少量。如前所述，EPO 的分泌主要受组织氧的供求比例来调节，故氧供减少或组织耗氧增加均可促进 EPO 的生成。肾上腺皮质激素、甲状腺激素、生长激素、雄激素等可促进组织氧的利用，增加 EPO 的释放。

近年来有人发现慢性肾疾病引起的贫血除与 EPO 产生能力降低有关外，还与其血清中存在由肾产生的红细胞生成抑制因子对抗 EPO 的作用有关。进一步研究表明，这种红细胞生成抑制因子在新生儿生后 4d 血中浓度最高，这可能是新生儿溶血的重要原因之一。

(二) 肾素

人循环肾素 (renin) 主要来源于肾，是由近球小体中的颗粒细胞合成与释放的。其作用是催化血浆中血管紧张素原生成血管紧张素Ⅰ，启动肾素－血管紧张素－醛固酮系统。由于肾素的本质为特异性蛋白水解酶，故有人认为肾素应属酶，而非激素。

肾素的分泌受多方面因素的调节。肾内有两种感受器与肾素分泌的调节有关，即入球小动脉处的牵张感受器和致密斑感受器。当动脉血压下降，循环血量减少时，肾内入球小动脉的压力下降，血流量减少，于是对小动脉壁的牵张刺激减弱，从而激活了牵张感受器，肾素释放量增加。同时，肾小球滤过的Na量减少，以致到达致密斑的Na量也减少，从而激活致密斑感受器，肾素分泌增加。

此外，交感神经兴奋以及血中肾上腺素和去甲肾上腺素亦促进肾素的分泌。肾素的分泌还受多种药物的影响。

（三）肾利钠肽

肾合成的利钠肽（natriuretic peptide）与心房利钠肽（atrial natriuretic polypeptide，ANP）很相似，由32个氨基酸组成，与心房利钠肽（28肽）相比，其N末端增加了4个氨基酸。肾利钠肽对肾的排钠利尿作用比呋塞米强，且起效快，持续时间短。妊娠早期胎儿组织与血浆中出现高浓度的肾利钠肽，表明它可能对子宫的稳定性血液供应有重要意义。此外，肾素还能分泌前列腺素、内皮衍生的血管活性物质、激肽、激肽释放酶等，并参与25（OH）VitD$_3$1位上的羟化，具有广泛的生理作用。

第三节　常见肾脏疾病症状及护理

一、肾性水肿

水肿是指过多的液体在人体组织间隙或体腔中积聚。因肾脏疾病引起的水肿称肾性水肿。肾性水肿是某些肾脏疾病的重要特征，轻者仅体重增加（隐性水肿）或晨起眼睑水肿，重者可全身肿胀，甚至腹（胸）腔大量积液。

（一）发病机制

肾性水肿的发病机制因病而异，但大致可归纳为以下两方面。

1. 体内外液体交换失衡

肾脏是机体水、钠排泄的主要脏器，肾患病时，排泄水、钠能力降低，导致体内水钠潴留。

（1）肾小球滤过率下降：在急性肾损伤（如急性或急进性肾小球肾炎）时，炎性渗出物和内皮细胞肿胀或新月体挤压，导致肾小球毛细血管管腔变窄甚至闭塞，肾小球血流量减少，滤过减低。CKD 时由于大量肾小球纤维化丧失功能，使肾小球滤过面积减少而影响其滤过率，这是肾性水肿产生的主要机制。

（2）肾小管重吸收功能增强：①肾损伤时，小球滤过功能下降，肾血流量重分布利于小管重吸收，球管失衡；②支配肾血管（尤其是出、入球小动脉）、小管的交感神经活性增强；

③抗利尿激素生成增多；④肾素－血管紧张素－醛固酮系统功能失调；⑤利钠肽分泌减少。上述诸多神经体液因素的变化导致肾小管重吸收增多，体内水钠潴留。

（3）心功能不全：肾脏疾病若同时伴有高血压、贫血、代谢产物潴留、电解质及酸碱失衡以及免疫反应损害等因素，可引起心功能不全，从而加重水肿。

2. 血管内外液体交换失衡

多余的水分主要是细胞外液，分布在血管内及组织间隙中。血容量受到严密监控以维持相对稳定，组织间隙压力低，并能通过血浆－组织液交换，作为大部分多余细胞外液的缓冲地带。

（1）全身毛细血管通透性增强：一方面，致肾损伤因素能造成肾外毛细血管损伤，使血管水通透性增强；另一方面，免疫损伤激活补体产生过敏毒素，使全身毛细血管通透性增加，导致大量水分和血浆蛋白渗入组织间隙而产生水肿。

（2）血浆胶体渗透压降低：肾病综合征时，由于大量蛋白尿导致低白蛋白血症，血浆胶体渗透压降低，液体从血浆渗入组织间产生水肿。

需要警惕的是，少数微小病变型肾病综合征患儿，急性期短时间内丢失大量蛋白形成严重低蛋白血症（$<2.5g/dl$），可能存在血容量不足。

（二）病因与临床分类

1. 肾炎性水肿（非凹陷性水肿）

主要见于急性肾小球肾炎，大部分患儿蛋白尿多不明显，以水钠潴留为主,水肿较轻,压之有一定弹性(因组织间隙液中含蛋白质较多)。临床上多伴有少尿、血尿、高血压和肌酐清除率降低等。

2. 肾病性水肿(凹陷性水肿)

主要因肾小球基底膜通透性增加,大量蛋白从尿中丢失,以致血浆蛋白及胶体渗透压降低而引起水肿,多见于肾病综合征。水肿较重,呈明显凹陷性(因组织间隙液中含蛋白质较少)。临床上可有大量蛋白尿、低蛋白血症和高脂血症。甚者可伴发胸水、腹水及会阴水肿等。

3. 小管—间质疾病性水肿

肾缺血、中毒、肾毒性药物、过敏等因素造成肾脏小管间质损害为主,此类患儿蛋白尿较少。初期水肿多较轻,但严重少尿时,水肿严重。

此外,肾盂肾炎、肾动脉硬化及其他肾脏病发展至肾衰竭时,均可出现肾性水肿。

(三)护理措施

1. 护理评估

(1)病史:询问水肿发生的初始部位、时间、诱因及原因;有无尿量减少、头晕、乏力、呼吸困难、心跳加快、腹胀等伴随症状;水肿的治疗经过,尤其用药情况,应详细了解所用药物的种类、剂量、用法、疗程及其效果等;输液量、尿量及透析量;有无精神紧张、焦虑、抑郁等不良情绪。

(2)身体评估:评估患儿的精神状况、生命体征、尿量及体重的改变；检查水肿的范围、程度、特点以及皮肤的完整性；注意有无肺部啰音、胸腔积液；有无腹部膨隆和移动性浊音。评估患儿营养状况，了解患儿饮食、饮水习惯，目前饮水量、进食量、钠盐摄入情况。

（3）实验室及其他检查：了解尿常规、尿蛋白定性和定量检查、血清电解质、肾功能指标（如 CCR、血尿素氮、血肌酐）、尿浓缩稀释试验等有无异常。了解患儿有无做过静脉尿路造影、B 超、尿路平片、肾组织活检及其检查结果等。

2. 病情观察

（1）记录 24h 出入液量，监测尿量变化。

（2）定期测量患儿体重，观察水肿情况。

（3）观察有无胸腔、腹腔和心包积液。

（4）监测生命体征，尤其是血压的变化。

（5）密切监测实验室检查结果，包括尿常规、肾小球滤过率、血尿素氮、血肌酐、血浆蛋白、血清电解质等。

3. 皮肤护理

（1）患儿应着柔软、宽松、棉质内衣。双下肢水肿者可抬高双下肢，以增加静脉回流，减轻水肿。阴囊水肿者可用吊带托起。长期卧床者，嘱其经常变换体位，防止发生压疮。水肿较重者，可协助其翻身或用软垫支撑受压部位。

（2）水肿患儿皮肤菲薄，易发生破损而致感染，故需协助家长做好生活护理，清洗时勿过分用力，避免损伤皮肤。

（3）肌肉注射时，应先将水肿皮肤推向一侧后注射，拔针后用无菌干棉球按压穿刺部位，以防针口渗液而发生感染。严重水肿者应避免肌注，可采用静脉途径保证药物准确及时输入，并注意观察皮肤有无水肿、破损和感染等情况发生。

4. 健康指导

（1）告知患儿及家长发生水肿的原因，水肿与水钠潴留的关系。

（2）指导家长根据病情合理安排每天食物的含盐量和饮水量。

（3）避免进食腌制食品、罐头食品、汽水、味精、豆腐干等含钠丰富的食物，可食用无钠盐、醋和柠檬等增进食欲。

（4）指导家长正确测量体重及记录24h出入量的方法，及时评估水肿的变化。

（5）向患儿及家长详细介绍有关药物的名称、用法、剂量、作用和不良反应，并告知其不可擅自加量、减量或停药，尤其是糖皮质激素和免疫抑制剂类药物，需严格遵医嘱服用。

二、肾性高血压

肾性高血压包括肾血管性高血压和肾实质性高血压。肾血管性高血压主要是指各种原因引起的单侧或双侧肾动脉入口、主干或其主要分支狭窄或完全闭塞引起肾实质缺血所产生的继发性高血压。肾实质性高血压主要指由肾实质病变所致的高血压，一般所称的肾性高血压即指此类。虽然两者的疾病性质不同，引起高血压的始动原因各不同，但均属由肾脏疾病所致的高血压，故统称为肾性高血压。

（一）发病机制

肾性高血压的发病机制复杂，包括多方面原因，而且各个原因之间有相互关联。肾性高血压发生的机制主要与肾脏对细胞外液容量调节障碍和肾素－血管紧张素－醛固酮系统功能失调有关。

1. 细胞外液容量的增加

肾实质病变时，由于肾小球滤过率下降，致水、钠滤过减少；肾小管功能损害，水、钠转运失常；再由于肾缺血、肾实质损伤等因素导致肾素增多、舒张血管物质减少、交感神经兴奋，使肾小管重吸收水、钠增加，引起体内水钠潴留，从而使血容量和细胞外液增加，心搏出量增多，故产生高血压。

2. 肾素分泌增加

肾脏疾患时，可引起肾血流灌注不足，导致肾组织缺氧并促使球旁细胞增加肾素分泌。通过肾素－血管紧张素的作用，使全身小动脉收缩，总外周血管阻力增加而引起高血压。

3. 肾脏分泌降压物质减少

肾脏不仅是排泄器官，更是一个重要的内分泌器官。分泌的降压物质有前列腺素、激肽及肾髓质中脂质等。当肾患病时，肾髓质分泌降压物质减少导致血压调节障碍，产生高血压。

4. 交感神经系统失调

交感兴奋直接增加心排血量和外周血管阻力，并可通过肾上腺素能受体介导刺激 RAS，间接增加外周血管阻力。此外，交感神经兴奋可直接增加促进近端小管对钠重吸收，降低肾小球滤过率和肾血流量，从而促进肾素分泌。

5. 其他内分泌激素的作用

其他激素如皮质类固醇、甲状旁腺素、血管加压素等，都可直接或间接通过中枢神经系统、交感神经系统或容量因素等参与高血压的发生。

（二）病因与临床分类

1. 肾实质性高血压

见于各型肾小球肾炎、慢性肾盂肾炎、肾发育不良、肾肿瘤、放射性肾炎、肾外伤、肾积水、多囊肾、结节性多动脉炎、糖尿病肾病、肾硬化等。

2. 肾血管性高血压

常见于肾动脉肌纤维发育异常，如肾动脉壁中层肌肉及纤维组织增生、弹力层纤维化、肾动脉粥样硬化、内膜纤维化、血栓形成及动静脉瘘、肾静脉血栓形成、血管瘤、肾蒂扭转等。此外，肾周围血管病变，如肾周围炎症、新生物、脓肿、囊肿、出血及外伤等造成的压迫所致肾动脉狭窄也可引起肾血管性高血压。

（三）护理措施

1. 护理评估

（1）病史：询问高血压的程度、特点及其与原发病的关系，了解患儿有无急性肾小球肾炎、慢性肾小球肾炎、慢性肾盂肾炎、慢性肾衰竭等肾实质性疾病。

（2）身体评估：评估患儿是否有头昏、头痛、失眠、记忆力下降等症状，有无水肿、排尿异常、肾功能减退，评估高血压对其他重要脏器（如心脑血管等）的损害情况，对不同降压药的使用效果等。

2. 病情观察

（1）密切观察神志意识变化，若出现意识模糊、烦躁、头痛、恶心呕吐、视力模糊、抽搐、血压急剧升高等症状时，提示高血压脑病和高血压危象，通知医生及时处理。

（2）观察患儿呼吸变化，若出现呼吸困难、心率增快、咯粉红色泡沫痰、肺底湿鸣音，提示左心衰，配合医生及时抢救。

（3）密切观察血压的变化并做好记录，选择合适尺寸袖带对准确测量儿童血压至关重要，多数≥12 岁儿童可使用成人袖带（详见表 1 - 2）。

表 1 - 2   儿童血压计袖带型号、上臂围及年龄参照表

袖带型号	上臂围（cm）	年龄段（岁）
SS	12 ~ 18	3 ~ 5
S	18 ~ 22	6 ~ 11
M	22 ~ 32	≥12
L	32 ~ 42	—
XL	42 ~ 50	—

2017 年美国儿科学会《儿童青少年高血压筛查和管理的临床实践指南》制定了一个简化表格，用于筛查需进一步评估血

压的青少年儿童（见表1-3）。这个简化表格是一种筛查工具，仅用于识别需要重复测量血压以进一步评估其血压情况的青少年儿童，不能单独用来诊断血压升高或高血压，但其可以让护理人员快速识别可能需要临床医生进一步评估血压的青少年儿童。

表1-3 需进一步评估血压的青少年儿童简化表格

年龄（岁）	血压（mmHg）			
	男童		女童	
	收缩压	舒张压	收缩压	舒张压
1	98	52	98	54
2	100	55	101	58
3	101	58	102	60
4	102	60	103	62
5	103	63	104	64
6	105	66	105	67
7	106	68	106	68
8	107	69	107	69
9	107	70	108	71
10	108	72	109	72
11	110	74	111	74
12	113	75	114	75
≥13	120	80	120	80

（4）记录24h出入液量，监测尿量变化，观察水肿进展情况。

3. 用药护理

（1）遵医嘱正确使用利尿剂和降压药物，观察用药的剂量、方法、途径，并观察患儿尿量及血压变化，以便判断药物疗效。

（2）少尿时应慎用保钾利尿剂和血管紧张素转换酶抑制剂，以免诱发高血钾。

（3）嘱患儿在服药期间注意缓慢坐起和站立，避免迅速改变体位，防止因血压下降而造成意外受伤。

4. 健康指导

（1）了解肾性高血压的诱因、症状、危害及控制高血压的重要性。

（2）掌握服药的名称、作用、副作用及按时服药的重要性。

（3）指导合理饮食、休息及活动的注意事项。

（4）告知家长若患儿出现水肿、血压升高应及时就诊。

三、血尿

血尿是指清洁中段尿尿沉渣中每高倍视野（HPF）下有 3 个以上红细胞，Addis 红细胞计数（RBC）超过 50 万。仅在显微镜下发现红细胞者称为镜下血尿；肉眼即能见尿呈洗肉水色或血样甚至有凝块者称为"肉眼血尿"。肉眼血尿的颜色与尿液的酸碱度有关，中性或弱碱性尿颜色鲜红或呈洗肉水样，酸性尿呈浓茶样或烟灰水样。

（一）发病机制

1. 致病因素的直接损害

肾脏有丰富的血管分布，很多疾病可使其血管完整性遭到破坏，如肾结石和肿瘤引起的溃疡、浸润。

2. 免疫反应损伤

由于抗原抗体反应形成的免疫复合物沉着于肾小球基膜，激活补体造成基膜破坏、断裂。

3. 肾小球缺血缺氧

因肾血管病变（如肾小动脉硬化、肾静脉血栓形成），造成肾小球缺血缺氧，使肾小球滤过膜的通透性增加。

4. 凝血机制障碍

可造成包括血尿在内的全身广泛性出血。

（二）病因与临床分类

1. 肾脏疾病

（1）各种肾炎：急性肾小球炎、急进性肾小球肾炎、慢性肾小球肾炎、局灶性肾炎、病毒性肾炎、遗传性肾炎、伤寒肾炎、肺出血-肾炎综合征、再发性血尿、IgA 肾病等。

（2）感染：肾结核、肾盂肾炎。

（3）畸形：肾血管畸形、先天性多囊肾、游走肾、肾下垂、肾盂积水等。

（4）肿瘤：肾胚胎瘤、肾盏血管肿瘤等。

（5）肾血管病变：肾静脉血栓形成、左肾静脉压迫综合征

（胡桃夹现象）。

（6）损伤：肾区挫伤及其他损伤。

（7）药物：肾毒性药物（如卡那霉素、庆大霉素、杆菌肽、水杨酸制剂、磺胺类、苯妥英钠、环磷酰胺、乌洛托品、松节油、汞剂、砷剂、盐酸氯胍等）均可引起肾损害产生血尿。

2. 尿路疾病

（1）感染：膀胱炎、尿道炎、结核。

（2）结石：输尿管结石、膀胱结石。

（3）肿瘤：息肉、憩室、异物等。

3. 全身性疾病

（1）出血性疾病：弥散性血管内凝血、血小板减少性紫癜、血友病、新生儿自然出血症、再生障碍性贫血、白血病等。

（2）心血管疾病：充血性心力衰竭、细菌性心内膜炎。

（3）感染性疾病：猩红热、钩端螺旋体、流行性出血热、传染性单核细胞增多症、暴发型流脑等。

（4）结缔组织病：系统性红斑狼疮、结节性多动脉炎、风湿性肾炎。

（5）营养性疾病：维生素 C 缺乏症、维生素 K 缺乏症。

（6）过敏性疾病：过敏性紫癜、饮食过敏（如牛奶或菠萝过敏）。

（7）其他疾病：如遗传性毛细血管扩张症、剧烈运动引起的一时性血尿、特发性高钙尿症等。

（三）护理措施

1. 护理评估

（1）病史：了解血尿的量、颜色及其性质，注意血尿伴随症状（如膀胱刺激征、腰腹痛、水肿、高血压和蛋白尿等）。

（2）身体评估：评估患儿全身营养状况，有无消瘦、贫血，评估患儿精神和意识情况，有无紧张、恐惧、焦虑等心理反应。

2. 病情观察

（1）密切观察生命体征、面色等变化。

（2）观察患儿出血性质及排尿情况，并做好记录。

（3）血尿严重时应每天定时监测血压。

（4）及时准确留取血尿标本，进行常规和细胞学检查。

3. 健康指导

（1）告知患儿家长正确留取尿标本的重要性，注意休息，避免剧烈运动。

（2）合理安排生活起居，平时养成多饮水的习惯。

（3）指导少食刺激性食物，忌辛辣、虾蟹、香菜、蒜、生葱等。

四、蛋白尿

人类正常尿液中有少量蛋白质排出，用一般的定性方法很难测定。尿中蛋白质含量超过正常范围称为蛋白尿。儿童期24h尿蛋白的正常排泄与年龄有关：2～12个月 <155mg，1～4

岁 <140mg，4~10 岁 <190mg，10~16 岁 <250mg。无论婴儿或儿童，若尿蛋白浓度 >200~300mg/L 或 24h 尿蛋白定量 >150~200mg 可以初诊为蛋白尿。

（一）发病机制

蛋白尿的发生主要与肾小球滤过和肾小管的重吸收有关。正常情况下，肾小球基底膜可阻止高分子蛋白（指分子量 >15万，如 IgM、α_2 - 糖蛋白）通过。上皮细胞裂膜可阻止中分子蛋白（分子量在 5 万~15 万之间，如白蛋白、转铁蛋白）通过，对低分子蛋白两者均无屏障作用。漏出的低分子蛋白常由肾小管重吸收或分解。正常儿童肾小球滤出的蛋白质 99% 在肾小管远端被重吸收。当肾小球的滤过功能和肾小管的再吸收功能障碍时，便可产生蛋白尿。

1. 肾小球滤过增加

（1）肾小球基底膜（滤过膜）的通透性增加：当肾小球疾病时，由于抗原抗体反应产生的免疫复合物沉积于基底膜上，激活补体，而使肾小球基底膜受损害，孔隙变大，此时不但白蛋白滤过增多，同时有大分子的球蛋白漏出。当滤出超过肾小管再吸收能力的限度时（3000mg/L），即产生肾小球性蛋白尿。仅白蛋白及小分子蛋白（分子量 ≤150000）漏出者称选择性蛋白尿，大分子球蛋白（分子量 >150000）也漏出者为非选择性蛋白尿。

（2）肾小球滤过膜静电屏障作用削弱：肾小球滤过膜微孔壁正常带有负电荷（如涎蛋白多聚阴离子），它与带有静电的蛋白质分子之间相斥作用构成了约束蛋白质分子滤过的作用。当肾小球疾病时，肾小球毛细血管壁上的固定阴电荷减少，削弱了滤过膜的静电屏障作用，使血液中的中等大小多阴离子（如白蛋白）通过滤过膜进入球囊腔，超过肾小管重吸收能力而形成蛋白尿。

（3）某些肾脏疾病时，肾脏血流动力学发生改变，如肾血流量的减少和血液在肾小球内的重新分布，增加了肾小球毛细血管内蛋白质的浓度和渗透压，或使有效滤过面积增加等均可使血浆蛋白质通过肾小球的滤过增加。

2. 肾小管对蛋白质的重吸收减少

肾小管对肾小球滤出的蛋白质有很强的吸收能力，几乎可将滤液中的低分子蛋白全部重吸收。当先天性酶代谢缺陷或后天性病变时，出现肾小管功能不全，对正常由肾小球滤过的低分子蛋白质不能重吸收，而产生肾小管性蛋白尿。

（二）病因与临床分类

蛋白尿有生理性与病理性蛋白尿之分。

1. 生理性蛋白尿

分功能性蛋白尿与直立性蛋白尿。

（1）功能性蛋白尿：是指通过正常肾脏排出的暂时、轻度、良性的蛋白尿，也称为一过性蛋白尿，主要见于新生儿期、急性热病、脱水、心力衰竭、剧烈运动和冷水浴后等。

①热性蛋白尿：多见于急性热病早期，随发热减退而消失，小儿常见。除尿蛋白外，尿中还可有少许白细胞、上皮细

胞和管型，但红细胞少见。尿蛋白含量较低，多认为属肾小管性蛋白尿，与发热本身有关。

②运动性蛋白尿：在剧烈运动后可出现一过性蛋白尿，随运动后的休息而消失。有时可伴有轻度的血尿和管型尿。轻运动量时尿蛋白以白蛋白为主，激烈运动时球蛋白比例增加。这种蛋白尿的产生可能与肾缺血有关，但一般无肾实质损害。

（2）直立性蛋白尿：本病主要表现为直立体位时出现蛋白尿，卧床后即消失，当采取脊柱前突姿势时蛋白尿加剧。诊断依据：①既往无肾脏病史及其他与肾脏病有关的全身性疾病；②无临床肾脏病症状（如水肿、高血压和血尿）；③尿沉渣检查无异常，尿 Addis 计数正常；④24h 尿蛋白定量 <1g（但 >150mg），卧位 12h 尿蛋白 <75mg；⑤血生化和肾功能检查正常，静脉肾盂造影正常；⑥直立性尿蛋白试验阳性。

2. 病理性蛋白尿

按其发病机制可分为五类。

（1）肾小球性蛋白尿：由于肾小球滤过膜的改变，使血浆蛋白滤出增加，或大分子蛋白质也漏出，超过了肾小管重吸收能力所产生的蛋白尿，称为肾小球性蛋白尿。其特征为：①每天尿蛋白的排泄量不一，排出范围 0.2~20g/d，但一般而言，除肾小球疾病外，其他疾病所致的蛋白尿很少 >3.0g/d；②尿蛋白的分子量介于 5 万~100 万之间，大部分为白蛋白（分子量 6.9 万）。肾小球性蛋白尿临床所见主要包括各种原发性和继发性肾小球肾炎和肾病、体位性蛋白尿和无症状性蛋白尿。

（2）肾小管性蛋白尿：由于肾小管的功能损害，使肾小球滤出的蛋白质再吸收障碍所产生的蛋白尿，称为肾小管性蛋白尿。其特征为：①尿蛋白的排出量不多，大多数情况下 <1g/d；②尿蛋白绝大部分的分子量在 1500～40000，其中溶菌酶（分子量 1.5 万）、β_2 - 微球蛋白（分子量 1.15 万）及视网膜结合蛋白为肾小管蛋白尿所特有。肾小管性蛋白尿临床见于急性缺血性肾病、慢性非梗阻性间质性肾炎、肾小管酸中毒、胱氨酸累积症、Fanconi 综合征、半乳酸血症、糖原累积症、草酸盐沉积症、慢性镉中毒及某些药物引起的肾中毒。

（3）溢出性蛋白尿：由于血浆中某些蛋白质成分异常增多，导致经由肾小球滤过的蛋白质远远超过肾小管的重吸收能力而产生的蛋白尿，称为溢出性蛋白尿，又称肾前性蛋白尿。血浆中异常增多的蛋白质可以是轻链或重链、肌红蛋白、血红蛋白、溶菌酶等。临床所见如骨髓瘤时的凝溶蛋白尿，髓性白血病时尿中溶菌酶含量增多，DIC 时尿中 FDP 增多等。

（4）分泌性蛋白尿：尿中所含蛋白质是由肾脏组织本身分泌及生成的。例如 Tamm-Horsfall 蛋白（简称 T - H 蛋白）是一种尿液糖蛋白，为构成肾小管管型的重要基质，肾小管损伤时 T - H 蛋白排泄增加。另一种常见的分泌型蛋白质是 IgA，在类脂性小管间质性疾病时其分泌增加。

（5）组织性蛋白尿：指肾脏或其他组织结构成分从尿中丢失引起的蛋白尿。在某些疾病情况下，尿中可溶性组织分解代谢产物排泄量增加，属于小分子量蛋白或肽。

临床上所见的病理性蛋白尿可以分属于上述五类中的某一类型，也可以同时有两种或两种以上，例如肾小球肾炎后期往往兼有小球性和小管性两种蛋白尿。

（三）护理措施

1. 护理评估

（1）病史：评估患儿有无引起蛋白尿的病因，包括原发性和继发性肾小球疾病。有无尿量减少，水肿、头晕等伴随症状。

（2）身体评估：评估患儿对疾病的认知程度和心理状态，了解患儿的精神状况、生命体征、尿量及体重的改变。

2. 病情观察

（1）密切观察生命体征、面色、血压等变化。

（2）患儿由于低蛋白血症而导致血容量降低和低钠血症，容易出现直立性低血压甚至晕厥，下床活动和如厕时需有家长陪同，防止跌倒坠床的发生。

（3）定期进行尿蛋白检查。

3. 健康指导

（1）告知疾病相关知识，以便于配合治疗。

（2）向患儿及家长讲解饮食治疗的重要性，给予低盐低脂优蛋白饮食，饮食中的蛋白供给量要根据肾功能状况而定，避免食用动物内脏、蛋黄、咸菜等食物。

（3）定期复诊。

五、脓尿

尿液中含有脓液或新鲜清洁中段尿离心沉淀检查每高倍视

野出现 5 个以上白细胞时称为脓尿。脓尿的程度依尿中含白细胞的数量而定，仅于镜下发现白细胞增多者，称为镜下脓尿。如含有大量白细胞和脓球，肉眼见尿液浑浊或乳白色者，称为肉眼脓尿。另外，尿中白细胞的多少，还与尿液酸碱度有关，若尿 pH > 8.4 时，白细胞可在数分钟内溶解，故尿检时应予注意。

（一）发病机制

脓尿一般提示感染，但无感染时也可出现脓尿。感染导致脓尿的产生主要是由于泌尿系统或邻近组织器官对致病菌的炎症反应，导致炎性细胞浸润，组织坏死所致。常见的致病菌有细菌（如大肠埃希菌、副大肠埃希菌、变形杆菌、葡萄球菌）、结核分枝杆菌、病毒、真菌以及淋球菌、梅毒螺旋体、寄生虫等。另外，非感染性病变，如肾小球肾炎、过敏性间质性肾炎等可通过免疫系统介导基底膜损伤；而剧烈运动、发热性疾病等则可通过肾脏血管平滑肌收缩、减少肾脏血流量、肾内血氧含量减少等多种因素导致肾小球滤过膜通透性增加，从而使尿白细胞排泄过多而产生脓尿。

（二）病因与临床分类

1. 肾脏与尿路疾病

（1）感染性炎症：肾盂肾炎、肾坏死性乳头炎、肾脓肿、肾结核、肾包虫病、膀胱炎、尿道炎等。

（2）继发性感染：肾与尿路结石、肿瘤、梗阻、外伤、畸形、异物及膀胱憩室等并发感染。

（3）免疫性疾病：肾小球肾炎、SLE 肾炎、过敏性间质性肾炎、移植肾排异反应等。

2. 肾脏输尿管邻近器官或组织感染

肾周围炎、肾周围脓肿、输尿管周围炎或脓肿、阑尾周围炎症或脓肿等。

（三）护理措施

1. 护理评估

（1）病史：询问患儿的排尿情况，即每天排尿的次数，有无其他伴随症状等，起病前有无明显诱因，有无泌尿系统畸形、炎症等。

（2）身体评估：评估患儿身体营养状况，有无体温升高，尿道口有无红肿等。

（3）实验室及其他检查：了解尿常规检查、中段尿培养结果，是否为有意义的细菌尿。

2. 病情观察

（1）密切观察体温、脉搏、呼吸、血压、尿量、尿色等变化。

（2）观察有无尿路刺激征、腰痛情况，有无伴随症状。

（3）观察有无高热持续不退、腰疼加剧等症状，一旦出现常提示肾周脓肿、肾乳头坏死等并发症，应及时报告医师并协助处理。

3. 生活护理

（1）急性期卧床休息，待体温及尿检恢复正常可逐渐下床活动。

（2）给予高蛋白、高维生素和易消化的清淡饮食，鼓励患儿多饮水，增加尿量，以冲洗膀胱、尿道，促进细菌和炎性分泌物排出，减轻尿路刺激症状。

（3）指导正确留取尿标本，避免污染。

4. 健康指导

（1）指导患儿及家长保持良好的生活习惯，学会正确清洁外阴的方法，注意劳逸结合，饮食营养均衡，增强机体抵抗力。

（2）指导患儿及家长按医嘱正确服药，学会观察药效和不良反应，不随意停药或减量，避免复发，定期做尿常规检查和细菌培养。

（3）定期复查，如再次出现尿频、尿急、尿痛、血尿等症状应及时到医院就诊。

六、少尿

尿量与液体入量、活动量及周围环境（气温、湿度）等因素有关。正常小儿的尿量个体差异较大，一般认为每天尿量少于250ml每平方米体表面积为少尿，或每天排尿量学龄儿童少于400ml、学龄前儿童少于300ml、婴幼儿少于200ml均为少尿。

（一）发病机制

少尿的发生与尿液生成过程具有密切的关系。尿液的生成过程较为复杂，主要包括肾小球滤过与肾小管重吸收及分泌。

1. 肾小球滤过决定因素

①肾小球滤过膜的通透性和总的滤过面积；②有效滤过压；③肾血流量。上述三个因素的异常均可影响肾小球滤过率，从而影响尿的形成，导致少尿。如急性肾小球肾炎时，肾小球毛细血管管腔狭窄或完全阻断，有效滤过面积显著缩小，肾小球滤过率下降，易出现少尿乃至无尿。又如大出血或严重失水，机体血容量不足，血压显著降低时，肾小球毛细血管血压下降，有效滤过压过低，也易引起少尿。

2. 影响肾小管重吸收功能的原因

①肾小管本身的完整性；②抗利尿激素和醛固酮的作用；③肾小管管液溶质的浓度；④肾小管阻塞（如尿酸结晶、炎症分泌物、色素管型等）。这些因素发生异常，皆可导致少尿发生。如急性肾小管坏死，管腔内滤液可回漏入肾小管管壁内，同样是引起少尿的因素之一。又如剧烈疼痛和情绪紧张可增加抗利尿激素释放，促使水在集合管大量重吸收，造成少尿。

（二）病因和临床分类

少尿按其病因可分为肾前性、肾性和肾后性三种。

1. 肾前性少尿

常见于各种原因所致的大出血、严重失水、灼伤、心力衰竭、重度低蛋白血症、重症肝病等血容量或有效血容量不足。

2. 肾性少尿

各种肾脏疾病均可引起少尿，较常见的有急性肾小球炎症（包括原发性和继发性肾小球疾病、溶血性尿毒综合征、血栓性血小板减少性紫癜等）、慢性肾小球肾炎、急性肾小管坏死、急性肾小管–间质炎症（包括重症急性肾盂肾炎、肾乳头坏死、急性肾间质性肾炎）、恶性肾硬化等。

3. 肾后性少尿

肾后性少尿的原因有肾盂出口及输尿管梗阻，如结石、血块、坏死组织、瘢痕回缩、外部压迫、肾下垂、肾扭转以及输尿管炎症、肿瘤等均可引起梗阻而少尿。此外，特发性腹膜后纤维增殖症（阻塞性输尿管周围炎）也是肾后性少尿的病因之一。

（三）护理措施

1. 护理评估

（1）了解患儿饮食饮水习惯，目前饮水量及进食量。

（2）评估患儿排尿情况，了解尿量、尿色、性状、排尿特点等。

（3）评估肾功能情况，了解患儿血液、尿液检查结果。

2. 病情观察

（1）准确记录24h出入量或尿量，监测体重变化。

（2）观察有无水肿及水肿部位、严重程度，水肿严重者注意保护皮肤。

（3）观察有无心力衰竭表现（气促、胸闷、憋气、咳粉红色泡沫痰、端坐卧位等），电解质紊乱表现（高血钾、高血钠等），肾衰竭表现（氮质血症、血肌酐升高等），如有异常及时通知医生处理。

3. 用药护理

水肿者使用利尿剂时观察药物疗效及不良反应，有无水、电解质紊乱表现（低血钾、低血钠等），如有异常症状及时通知医生给予对症处理。

4. 健康指导

（1）告知患儿及家长不可过多摄入含水量多的食物，如果汁、饮料、多汁蔬菜水果、牛奶、汤等；告知家长控制入量的方法，如感到口渴时，用棉棒湿润嘴唇或漱口。

（2）伴有严重水肿或高血压时需卧床休息，以减轻心脏和肾脏的负担。长期卧床者应协助经常变换体位，防止发生压疮。

（3）告知家长正确记录尿量和出入量的方法和重要性。

七、尿路刺激征

正常小儿生后头几天内每天排尿 4~5 次，1 周后排尿可增至 20~25 次，1 岁时每天排尿 15~16 次，到学龄期每天 6~7 次。单位时间内排尿次数明显超过正常范围称为尿频；年长儿一有尿意即迫不及待地要排尿的症状称为尿急；排尿时会阴、耻骨上或尿道内感到挛缩样疼痛或烧灼样感称为尿痛。尿频伴尿急、尿痛及排尿不尽感，则称为尿路刺激征或膀胱刺激征。

（一）发病机制

病理性尿频、尿急、尿痛的原因很多，但主要是肾脏、膀胱及尿道疾病。其发生机制大致可分为肾脏排泄尿量的增加和膀胱储尿功能减少两类。后者又有下列三种病理基础：①膀胱受激惹：如膀胱、尿道的炎症、结石、肿瘤、异物等刺激膀胱、兴奋尿意中枢，少量尿即对膀胱形成刺激，引起膀胱收缩，出现反射性尿频；②膀胱容量减少：如膀胱有占位性病变，或膀胱壁由于肿瘤、结核浸润以及炎症后瘢痕形成等情况，使膀胱壁失去舒张能力，膀胱绝对容量减少而发生尿频；膀胱如被一定量的残余尿所占，膀胱有效容量减少也可致尿频；③膀胱神经功能调节失常：如精神紧张、癔症及各种引起膀胱调节功能障碍的周围或中枢神经疾病，均可使膀胱排尿功能障碍而致尿频。尿急伴有尿痛者多由于膀胱三角区、后尿道等部位急性炎症或膀胱容量显著缩小所致，或因尿液成分的明显改变、脓尿、结石等刺激膀胱，引起收缩而发生。

（二）病因与临床分类

按病因不同可将尿频分为以下几类。

1. 尿量增多（多尿性尿频）

常由于内分泌病、肾脏病、精神及神经性疾患所引起。

2. 膀胱壁受刺激（刺激性尿频）

（1）感染性多见于：①急、慢性尿道炎；②急、慢性膀胱炎；③继发于肾脏感染，如肾结核、肾盂肾炎、肾积脓等；④邻近器官感染影响，如阑尾炎、阴道炎等。

（2）非感染性见于：①尿路疾病，如膀胱结石、异物、肿瘤等；②化学性，如环磷酰胺等药物。

3. 膀胱容量减少（容量性尿频）

常见于下尿路梗阻，如尿道狭窄、尿道结石、尿道肉阜、针孔包茎等，或膀胱颈挛缩、结核性小膀胱、先天性病变、部分膀胱切除术后、外在压迫（腹疝）等。

4. 神经源性（神经性尿频）

见于脑、脊髓损伤或病变所引起的神经性膀胱功能障碍。

（三）护理措施

1. 护理评估

（1）病史：询问排尿情况，包括每天排尿的次数、尿量，有无尿急、尿痛及其严重程度；询问尿频、尿急、尿痛的起始时间，有无发热、腰痛等伴随症状；有无导尿、尿路器械检查等明显诱因；有无泌尿系统畸形等相关疾病病史；询问患病以来的治疗经过、药物使用情况，包括曾用药物的名称、剂量、用法、疗程及其疗效，有无不良反应；评估患儿有无紧张、焦虑等不良心理反应。

（2）身体评估：评估患儿精神、营养状况、体温有无升高；肾区有无压痛、叩击痛；尿道口有无红肿等。

（3）实验室及其他检查：通过尿液检查了解有无白细胞（脓尿）、血尿，24h 尿量有无异常，有无夜尿增多和尿比重降低。通过影像学检查了解肾脏大小、外形有无异常，尿路有无畸形或梗阻。

2. 病情观察

（1）密切观察体温、脉搏、呼吸、血压、尿量、尿液性状等变化，尤其注意体温的波动。

（2）观察尿路刺激征、腰痛的情况，有无伴随症状。

（3）观察有无高热持续不退或体温升高、伴腰疼加剧等，发现异常应及时报告医师协助处理。

3. 皮肤护理

（1）加强个人卫生，男童翻起包皮清洗，勤换内衣，不穿紧身裤，以棉质为佳。

（2）增加会阴清洗次数，减少肠道细菌侵入尿路而发生感染。

（3）发热的患儿及时更换汗湿的内衣内裤，擦干汗液，保持皮肤清洁。

4. 用药护理

遵医嘱给予抗菌药物和口服碳酸氢钠，注意观察药物的疗效及不良反应。碳酸氢钠可碱化尿液，减轻尿路刺激症状。

5. 健康指导

（1）指导家长进行膀胱区热敷或按摩，以缓解局部肌肉痉挛，减轻疼痛。

（2）保持良好的生活习惯，学会正确清洁外阴的方法，注意劳逸结合，饮食营养均衡，增强机体抵抗力。

（3）指导患儿多饮水，不要憋尿，防止尿路感染复发。

第二章 尿标本的留取及检查方法

尿液是通过肾小球滤过，肾小管和集合管的重吸收及排泄产生的终末代谢产物。尿液的组成和性状可反映机体的代谢状况，且受机体各系统功能状态的影响，尤其与泌尿系统直接相关。因此尿液的变化，不仅反映泌尿系统的疾病，而且对其他系统疾病的诊断、治疗及预后均有重要意义。

尿液理学和化学检验是尿液检验的主要内容之一，尿液理学检验包括尿量、颜色和透明度、气味、比重、渗透压等。虽然这些检验项目的检验方法简单易行，但其结果对临床筛检诊断有重要意义。尿液常见的化学检验包括酸碱度、蛋白质、葡萄糖、酮体等的检验，其检验结果对疾病的诊断、疗效观察和预后判断有重要价值。

通过检验尿液有形成分可以了解泌尿系统变化，对泌尿系统疾病的诊断、鉴别诊断、治疗以及病情观察有重要的参考意义，是临床最常见的检验项目。

第一节 尿液理学检验

一、尿量

尿量是指 24h 内人体排出体外的尿液总量。尿量主要取决于肾脏功能，也受精神因素、饮水量、活动量、年龄、药物应用和环境温度等因素的影响。因此，即使是健康人 24h 尿量的变化也较大。小儿尿量按 ml/kg 体重计算。新生儿 24h 平均排尿量 <400ml，婴儿 400～500ml，幼儿 500～600ml，学龄前儿童 600～800ml，学龄儿童 800～1400ml。当 24h 尿量 <400ml，学龄前儿童 <300ml，婴幼儿 <200ml 时，为少尿；当 <30～50ml 时，为无尿。

二、颜色和透明度

健康人尿液因含有尿色素、尿胆素、尿胆原及卟啉等物质，肉眼观察时多呈淡黄色或橘黄色，病理情况下可呈不同颜色。尿液颜色改变也受食物、药物和尿量的影响。

正常尿液清晰透明。由于含有少量上皮细胞、核蛋白和黏蛋白等物质，尿液放置后可见微量絮状沉淀。尿液浑浊度与某些盐类结晶、尿液酸碱度、温度改变有关，还与所含混悬物质的种类和数量有关。

三、气味

正常尿液含有挥发性酸的气味，久置后因尿素分解而出氨臭味。如新排出的尿液即有氨臭味，则提示有慢性膀胱炎并尿潴留。糖尿病酮症酸中毒时，尿液呈烂苹果味。某些食物、药物可使尿液有特殊气味。

四、泡沫

正常尿液中没有泡沫。若尿液中蛋白质含量增多，由于表面张力的改变，排出的尿液表面即漂浮一层细小泡沫且不易消失。婴幼儿先天性畸形尿道瘘以及产气菌引起的尿路感染等均可引起气泡尿。

五、比重

尿液比重是指在4℃条件下尿液与同体积纯水的重量之比，是尿液中所含溶质浓度的指标。尿液比重与尿液中水分、盐类及有机物含量和溶解度有关，与尿液溶质的浓度成正比。尿液比重受年龄、饮食和尿量等影响，在病理情况下，则受尿糖、尿蛋白及细胞、管型等成分影响。尿液比重在一定程度上反映了肾脏的浓缩和稀释功能，影响尿液比重的因素较多，因此，24h连续多次检测尿液比重较一次检测更有价值。

六、尿渗量

尿渗量又称尿渗透量，是指尿液中具有渗透活性的全部溶质颗粒（分子和离子等）的总数量。尿渗量与尿液粒子大小及所带电荷无关，它反映了溶质和水的排泄速度，用质量毫渗摩尔浓度（$mOsm/kgH_2O$）表示。尿渗量确切地反映了肾脏浓缩和稀释功能，是评价肾脏浓缩功能较好的指标。

尿渗量：$600 \sim 1000mOsm/kgH_2O$（相当于 $SG1.015 \sim 1.025$）。禁饮时尿渗透压在 $300mOsm/kgH_2O$，与正常血渗透压相等，为等渗尿；尿渗透压高于血渗透压表示尿浓缩，为高渗尿；反之则表示尿已稀释，为低渗尿。当尿渗透压下降，反映远端肾小管的浓缩功能减退，见于慢性肾盂肾炎、各种原因所致的急慢性间质性病变及慢性肾衰竭等。

第二节　尿液常见化学检验

一、酸碱度

正常新鲜尿液常为弱酸性。其酸碱度主要受肾小管分泌 H^+、NH_3 和铵盐的形成、HCO_3^- 的重吸收、饮食种类等因素影响，使 pH 波动在 $5.4 \sim 8.0$ 之间。检测尿液酸碱度，可以间接反映肾小管的功能。

二、蛋白质

正常健康小儿尿液中含有微量的白蛋白、糖蛋白、脂蛋白、$β_2$ – 微球蛋白等，其中约有一半来自血浆，其余为脱落的上皮细胞、细菌、腺体分泌物及肾小管分泌的 T – H 粘蛋白，正常排泄量约为 30 ~ 100mg/d，当尿液蛋白质含量大于 100mg/L 或 150mg/24h，蛋白质定性试验呈阳性反应，称为蛋白尿。

（一）尿蛋白定性

试纸法较为简便、迅速，目前在临床上应用较为广泛。主要有单项及多联两种试纸。其原理是利用指示剂四溴酚蓝或四溴苯酚肽乙酯的羟基与蛋白质氨基置换，使四溴酚蓝由黄色变成黄绿色及绿蓝色，颜色越深表示蛋白质含量越高，此反应对白蛋白较敏感，而对球蛋白敏感性较差。另外，碱性尿可出现假阳性反应，故试验时应注意 pH（pH < 8.0）。

尿蛋白定性试验受试验方法的敏感性与尿量的影响，正常人若饮水量少可出现假阳性反应。肾脏病患儿由于肾脏浓缩功能的影响或饮水过多可出现假阴性结果，故在做蛋白定性时可考虑同时测尿比重、尿渗量。

（二）尿蛋白定量

收集 24h 尿液作定量检查，直接反映蛋白尿程度，且干扰因素较小，能准确地反映每天排泄的蛋白尿。可分为功能性、体位性、病理性蛋白尿。病理性蛋白尿增高见于肾病综合征、各种原发性、继发性肾小球肾炎等。

（三）尿蛋白/尿肌酐比值

目前临床上常采用尿蛋白/尿肌酐浓度比值，代替24h尿蛋白定量。可以避免小儿收集24h尿液的困难及尿量与肾脏浓缩、稀释功能的影响。

三、葡萄糖

尿糖一般是指尿液中的葡萄糖，也有微量乳糖、半乳糖、果糖、核糖、戊糖和蔗糖等。健康人尿液有微量葡萄糖，定性试验为阴性。当血糖浓度超过 8.88mmol/L 时，尿液中即开始出现葡萄糖。尿糖是糖尿病筛检的指标，还应同时检测血糖，以诊断糖尿病。

四、酮体

在健康人体中，少量的酮体以78%的 β – 羟丁酸、20%的乙酰乙酸和2%的丙酮的比例存在于血液中。当肝脏内酮体产生的速度超过肝外组织利用速度时，血液酮体增加，可出现酮血症，过多的酮体从尿液排出形成酮尿。尿液酮体检验主要用于糖代谢障碍和脂肪不完全氧化的判断和评价。

第三节 尿液有形成分检验

一、红细胞

尿液中未染色的红细胞为双凹圆盘状，浅黄色，直径大约

7～8μm。其形态与尿液渗透量、pH、在体外放置的时间等有关。尿液外观无血色，而显微镜下红细胞大于3个/HPF，称为镜下血尿。根据尿液红细胞的形态可将血尿分为三种。

（一）非均一性红细胞血尿

多为肾小球性血尿（图2-1），即变形红细胞性血尿。其形态大小不一，体积可相差3～4倍，呈2种以上的形态变化，非均一性红细胞血尿的红细胞形态变化与病理改变的肾小球基底膜对红细胞的挤压损伤、不同的pH和不断变化的渗透压的影响、介质张力、各种代谢产物对红细胞的作用有关。常伴有尿蛋白质增多和颗粒管型、红细胞管型、肾小管上皮细胞等，见于急性和慢性肾小球肾炎、肾盂肾炎、红斑狼疮性肾炎和肾病综合征等。

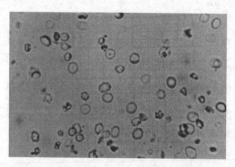

图2-1　肾小球性血尿红细胞

（二）均一性红细胞血尿

多为非肾小球性血尿（图2-2）。红细胞外形及大小正常较一致。均一性红细胞血尿主要是肾小球以下部位和泌尿道毛细血管破裂出血，红细胞未通过肾小球基底膜受到挤压损伤，因而其形态正常。尿液蛋白质不增多或增多不明显，以红细胞增多为主，见于健康人运动后暂时性镜下血尿、泌尿系炎症、肿瘤、结核、结石创伤、先天性畸形、前列腺炎等。

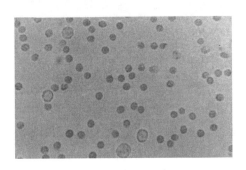

图 2 - 2　非肾小球性血尿红细胞

（三）混合性血尿

尿液中含有均一性红细胞和非均一性红细胞。

二、白细胞

尿液白细胞呈圆球形（图 2 - 3），直径 10～14μm，较红细胞大，脓细胞是由炎症过程中被破坏、变性或死亡的中性粒细胞形成，常聚集成团，边界不清，脓细胞与白细胞并无本质上的区别，尿液白细胞大于 5 个/HPF，称为镜下脓尿。尿液白细胞增多见于肾盂肾炎、膀胱炎、尿道炎、前列腺炎、肾移植术后、慢性炎症、过敏性炎症、女性生殖系统炎症等。

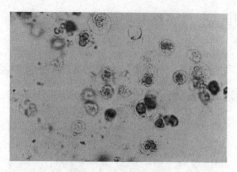

图2-3 尿液白细胞

三、管型

管型是蛋白质、细胞及其崩解产物在肾小管、集合管内凝固而成的圆柱形聚体。管型是尿液有形成分中最有诊断价值的病理性成分。尿液中可见到形态各异的管型，管型类别、性质对各种肾炎的判断有重要的参考意义（图2-4至图2-7）。管型的体积越大、越宽，表明肾脏损伤越严重。但是当肾脏疾病发展到后期，可供交替使用的肾单位、肾小管和集合管的浓缩稀释功能完全丧失后，管型则不能形成。

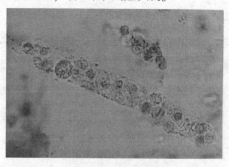

图2-4 白细胞管型

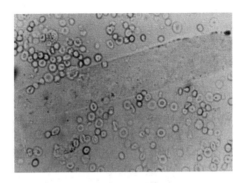

图 2 – 5　透明管型

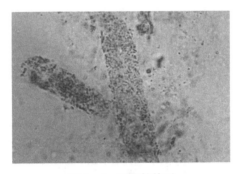

图 2 – 6　粗颗粒管型

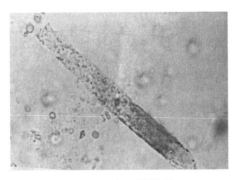

图 2 – 7　细颗粒管型

四、结晶

尿液有结晶析出，与尿液中该物质的浓度、饱和度、尿液pH、温度和保护性胶体物质的浓度有关。结晶是机体进食各种食物及代谢过程中产生各种酸性产物与钙、镁、铵等离子结合生成各种无机盐及有机盐，再通过肾小球滤过、肾小球重吸收及分泌，排入尿液中的物质（图2-8至图2-11）。生理性结晶多来自食物及机体正常代谢，但生理性结晶大量持续出现时可能提示尿路结石。

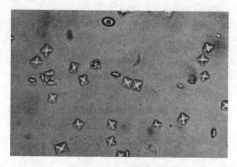

图2-8　草酸钙结晶

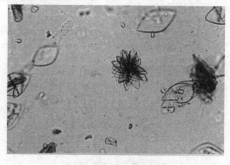

图2-9　尿酸结晶

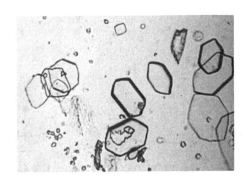

图 2 – 10 胱氨酸结晶

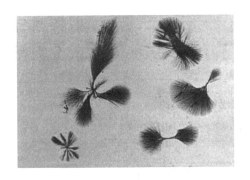

图 2 – 11 磺胺药物结晶

五、尿沉渣定量

尿沉渣定量检查有传统的艾迪计数法以及 1h 计数法、尿沉渣计数板法和仪器计数法。

（一）尿标本采集时间

上午 6 ~ 9 时，开始留尿时先排尿弃去。收集 3h 内全部尿。

（二）参考值

红细胞：男 <3 万/h，女 <4 万/h；白细胞：男 <7 万/h，女 <14 万/h。

（三）临床意义

直接涂片镜检比随机性尿沉渣能更准确反映泌尿系统疾病情况，并可动态观察、比较肾病变的程度及评价治疗效果及预后。

第四节　尿液其他成分检验

一、尿特种蛋白检查

（一）尿 α1-微球蛋白测定（α1-MG）

1. 方法

新鲜尿，以晨尿为宜。

2. 正常值

<12mg/L。

3. 临床意义

早期肾小管损伤标志蛋白，尿 α1-MG 增高，反映肾小管重吸收下降，肾小管功能受损，见于肾小管 – 间质性疾病、药物及毒物所致早期肾小管损伤、肾移植后急性排斥反应早期。

（二）尿胱抑素 C 测定（Cys - C）

1. 方法

新鲜尿，以晨尿为宜。

2. 正常值

0.7mg/L ~ 1.15mg/L。

3. 临床意义

尿 Cys - C 水平增高，反映急性肾损伤患儿病情的加重。在提示机体处于高凝及纤溶亢进状态中起着重要作用，在评估肾病患儿血栓形成风险及肾脏损害程度的判断中有临床价值，可提示急性肾损伤患儿病情的加重，为 IgA 肾病临床肾功能评估和治疗方案提供更可靠的诊疗依据。

（三）尿 N - 乙酰 - β - D - 氨基葡萄糖苷酶测定（NAG）

1. 方法

新鲜尿，以晨尿为宜。

2. 正常值

<11.5U/L。

3. 临床意义

NAG 为早期肾损伤，尤其肾小管间质损伤的敏感指标；大量蛋白尿时，肾小管重吸收蛋白增多，肾小管上皮细胞吞饮功能增强可引起尿中 NAG 增高；也可用于有尿路感染病例的筛选检查。当尿 NAG 活性升高，再结合其他临床征象，高度提示上尿路感染可能。

（四）尿免疫球蛋白 G 测定（IgG）

1. 方法

新鲜尿，以晨尿为宜。

2. 正常值

<17.5mg/L。

3. 临床意义

是肾小球功能判断指标，尿免疫球蛋白 G 是一种大分子免疫球蛋白，尿中免疫球蛋白 G 含量增多见于肾小球基底膜损伤较严重。

（五）尿纤维蛋白（原）降解产物测定（FDP）

1. 方法

新鲜尿，以晨尿为宜。

2. 正常值

<5ug/ml。

3. 临床意义

尿 FDP 增加，提示肾小管病变。纤维蛋白在肾小管沉积，降解后从尿液中排出，提示肾小球基膜通透性增高。血液中纤维蛋白原经渗透性增加的肾小球基膜滤出，在尿液中经纤溶系统作用降解，提示体内或内脏局部发生血管内凝血、纤溶异常；提示膀胱癌术后复发。是一个较理想的用于膀胱癌术后复发监测的肿瘤标记物。

（六）尿转铁蛋白测定（TRU）

1. 方法

新鲜尿，以晨尿为宜。

2. 正常值

<2mg/L。

3. 临床意义

属小分子量蛋白。转铁蛋白受非酶促糖基化作用的影响较小，故其电荷改变不大，较白蛋白更易滤过，是肾损伤的早期标志。

（七）尿微量白蛋白（MAlb）

1. 方法

新鲜尿，以晨尿为宜。

2. 正常值

<15mg/L。

3. 临床意义

是早期肾小球损伤的标志蛋白，是高血压性肾损伤的早期标志，对糖尿病性肾病的早期诊断有重要意义。

二、钙负荷试验

确诊为高钙尿症者，做钙负荷试验以区别肠吸收型和肾漏型。

（一）方法

试验前给低钙饮食 5d，并注意停服影响尿钙的药物，如钙剂、维生素 D、利尿剂和肾上腺皮质激素。低钙饮食要求停食牛奶及奶制品、豆制品、芝麻及其制品、海带等。试验前一天晚餐后开始禁食，但不禁白开水，于晚 9 时、晚 11 时及次日晨 7 时各饮水 5～10ml/kg（或 240ml），次日晨 7 时排尿弃去，饮水，收集上午 7～9 时 2h 尿，测定服钙前尿 Ca/Cr 比值。上午 9 时口服 10% 氯化钙 0.55～0.72ml/kg 或者 10% 葡萄糖酸钙 1.6～2.1ml/kg，并同时进早餐正常饮食，收集上午 9 时至下午 1 时共 4h 尿，再测定服钙后 Ca/Cr 比值。

（二）正常值

Ca/Cr 比值 <0.21。

（三）临床意义

负荷前尿正常而负荷后尿增高见于吸收型高钙尿症，负荷前后尿均增高见于肾漏型高钙尿症。

三、直立试验

脊柱前凸试验又称直立试验，多用于体型瘦长的年长儿及青春发育期快速长高的青少年。

（一）方法

睡眠前将尿排空，次日晨第一次尿送检。次日晨嘱患儿排尿后背靠墙站立，足跟离墙 15cm，头枕部紧贴墙壁，使脊柱前突 15 ~ 20min，试验后 1h 排尿送检。（无须禁食，试验中暂停输液，限水）

（二）临床意义

试验前尿蛋白阴性，试验后尿蛋白 > + + 则为阳性。诊断为直立性蛋白尿或体位性蛋白尿，预后良好无须特殊治疗。

四、禁水加压素试验

禁水加压素试验（分两步进行）。

（一）第一步

于前一天晚上 8 时开始禁水，症状重者于清晨 6 时后开始禁水，于晨 8 时排尿后测体重，采尿样和静脉采血，测血、尿渗透压和血钠浓度，以后每小时留尿一次，记录尿量测尿比重和尿渗透压，同时测体重、血压，直至出现下列一情况时即进行第二步试验。

1. 尿渗透压达到或超过 800mOsm/kgH$_2$O。

2. 体重下降达 5%。

3. 尿渗透压稳定，相邻两次尿渗透压之差连续两次 < 30mOsm/kgH$_2$O。

（二）第二步

采静脉血，测血渗透压和血钠，同时皮下注射垂体后叶素溶液 5U，注射后根据具体情况每 0.5 ~ 1h 留尿一次，记录尿量

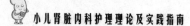

测尿比重和尿渗透压，同时测体重、血压，共两次。

1. 注意事项

本试验中需严密观察，防止高钠血症，当患儿有脱水、体重下降5%时必须终止试验。

2. 临床意义

（1）中枢性尿崩症：禁水后最大尿渗透压小于血渗透压，注射垂体后叶素后尿渗透压较注射前增高≥50%。

（2）部分性尿崩症：禁水后最大尿渗透压大于血渗透压，注射垂体后叶素后尿渗透压较注射前增高9%~50%。

（3）肾性尿崩症：禁水后最大尿渗透压小于血渗透压，注射垂体后叶素后尿渗透压较注射前增高≤9%。

（4）精神性烦渴：禁水后最大尿渗透压大于血渗透压，注射垂体后叶素后尿渗透压较注射前增高≤5%。

第五节　尿液标本采集与处理

一、尿液标本采集

（一）标本容器的准备

1. 容器材料

标本容器应由透明、不渗漏、不与尿液发生反应的惰性环保材料制成。

2. 容器的清洁度

容器应清洁、干燥、无污染。

（二）尿液标本的采集与运送

1. 标本的采集

（1）留尿指导：留取尿标本之前，务必用肥皂洗手，清洁尿道口及其周围皮肤。

（2）避免污染：成年妇女应避开月经期；不能从尿布或便盆内采集尿液标本。

（3）特殊标本的要求：收集用于细菌培养的尿更要谨慎，先清洗外阴，并消毒尿道口，用无菌试管留取中段尿送检；尿三杯试验在留尿时要分段明确，做好标记；导尿和耻骨上穿刺留取尿液标本，必须在医生或护士的协作下完成。

2. 标本的标记

容器必须有标记，包括病人姓名、特定编码、标本采集时间等，标签不可贴在容器盖上，应贴在容器壁上，且牢固、防潮。

3. 标本的种类

（1）晨尿：清晨起床后，在未进早餐和做其他活动之前采集的第一次尿液标本。浓缩和酸化程度高；血细胞、上皮细胞及管型等有形成分相对集中且保存较好；适用于尿液形态学和化学成分的分析，也可用于肾脏浓缩能力评价。

（2）随机尿：无须病人做任何准备，随时排出的尿液。不受时间限制，采集方便、标本新鲜、易得；适用于门诊、急诊病人的尿液筛检试验；易受饮食、运动、用药、情绪和体位等影响；采集标本仅反映病人某一时段的状况，容易造成临床结果对比的不一致。

（3）计时尿

①餐后尿：午餐后 2h 的尿液标本。适用于尿糖、尿蛋白和尿胆原等检查，有助于肝胆疾病、肾脏疾病、糖尿病和溶血性疾病等的诊断。

②3h 尿：采集 6：00～9：00 时间段内的尿液，即 6：00 排空膀胱并弃去此次的尿液后，留取至 9：00 最后一次排出的全部尿液。适用于尿液有形成分检查。

③24h 尿：病人 9：00 排空膀胱，弃去此次的尿液后，从此时间开始计时，第 2 次开始采集尿液时，应立即加入防腐剂于尿液中，然后采集至次日 9：00 最后一次排的全部尿液，即为 24h 尿。适用于化学成分的定量，如总蛋白、肌酐、尿素、电解质、儿茶酚胺、17 - 酮类固醇、17 - 羟皮质类固醇等。

二、尿液标本保存

为了避免采集的尿液标本中有细菌繁殖及有形成分的破坏，一般应在 2h 内完成检验，最好在 30min 完成。如果 2h 内无法完成分析，可冷藏于 2℃～8℃环境下，或根据不同的检查目的加入不同类型的防腐剂予以防腐。

（一）冷藏法

尿液标本置于 4℃冰箱中冷藏可防止一般细菌生长及维持

较恒定的弱酸性，可以保持尿液某些成分的生物活性及有形成分形态基本不变。

（二）化学防腐剂

如不及时检验或需要规定时间检验的尿液标本，一般可加入化学防腐剂以保存尿液标本。大多数化学防腐剂的作用是抑制细菌生长和维持其酸性。

1. 甲醛

又称福尔马林。对尿细胞、管型等有形成分的形态结构有较好地固定作用。

2. 甲苯

可在尿标本表面形成一层薄膜，阻止尿中化学成分与空气接触。常用于尿糖、尿蛋白等化学成分的定性或定量检查。

3. 硼酸

可抑制细菌生长，保护蛋白质和有形成分。多用于蛋白质、尿酸的检查。

4. 麝香草酚

可抑制细菌生长，保存尿有形成分。多用于尿显微镜检查、尿浓缩结核杆菌检查，以及化学成分保存。

5. 浓盐酸

多用于尿 17 – 酮皮质类固醇、17 – 羟皮质类固醇、肾上腺素、儿茶酚胺等标本的防腐。

6. 其他

冰乙酸、戊二醛等。

第三章　常用药物及护理

第一节　糖皮质激素

糖皮质激素属于类醇激素，生理剂量糖皮质激素在体内作用广泛，不仅为糖、蛋白质、脂肪代谢的调控所必须，且具有调节钾、钠和水代谢的作用，对维持机体内外环境平衡起重要作用，药物剂量糖皮质激素主要有抗炎、免疫抑制、抗毒和抗休克等作用。

一、醋酸泼尼松片（强的松）

（一）药理作用

该药具有抗炎及抗过敏作用，能抑制结缔组织的增生，降低毛细血管壁和细胞膜的通透性，减少炎性渗出，并能抑制组胺及其他毒性物质的形成与释放。本品还能促进蛋白质分解转变为糖，减少葡萄糖的利用。因而使血糖及肝糖原都增加，可出现糖尿，同时增加胃液分泌，增进食欲。当严重中毒性感染时，与大量抗菌药物配合使用，可有良好的降温、抗毒、抗炎、抗休克及促进症状缓解作用。其水钠潴留及排钾作用比可的松小，抗炎及抗过敏作用较强，副作用较少，故比较常用。

（二）临床应用和用法用量

临床上可用于各种急性严重细菌感染、严重的过敏性疾病、胶原性疾病（红斑狼疮、结节性动脉周围炎等）、风湿病、肾病综合征、严重的支气管哮喘、血小板减少性紫癜、粒细胞减少症、急性淋巴性白血病、各种肾上腺皮质功能不足症、神经性皮炎、湿疹等。

1. 对于系统性红斑狼疮、肾病综合征、溃疡性结肠炎、自身免疫性溶血性贫血等自身免疫性疾病，可给每日 40～60mg，病情稳定后逐渐减量。

2. 对药物性皮炎、荨麻疹、支气管哮喘等过敏性疾病，可每日 20～40mg，症状减轻后减量，每隔 1～2 日减少 5mg。

3. 防止器官移植排异反应，一般在术前 1～2 日开始每日 100mg；术后一周改为每日 60mg，以后逐渐减量。

4. 治疗急性白血病、恶性肿瘤，每日口服 60～80mg，症状缓解后减量。

（三）用药指导

1. 对醋酸泼尼松片及肾上腺皮质激素类药物有过敏史患者禁用。高血压、血栓症、胃与十二指肠溃疡、精神病、电解质代谢异常、心肌梗塞、内脏手术、青光眼等患者一般不宜使用。

2. 结核病、急性细菌性或病毒性感染、糖尿病、骨质疏松症、肝硬化、肾功能不良、甲状腺功能低下患者慎用。

3. 应用激素治疗时，应注意观察有无消化道出血、感染及骨质疏松等症状，遵医嘱用药剂量准确，不可随便中断，以防激素反跳现象。（反跳现象是指在长期使用糖皮质激素时，减量过快或突然停用可使原发病复发或加重，应恢复糖皮质激素治疗并常需加大剂量，稳定后再慢慢减量）

4. 由于长期使用激素，患儿会出现满月脸、水牛背、向心性肥胖、毛发增多、易激动，影响儿童生长发育，应告知家长以上症状会随着药物的减量而消失。

5. 有诱发或加重细菌、病毒、真菌等各种感染的可能，应预防感染。

6. 用药期间禁止预防接种。

二、醋酸泼尼松龙（强的松龙）

泼尼松和泼尼松龙是同一种药物的不同表现形式，泼尼松是前体药，进入人体内后需要肝脏代谢为泼尼松龙才能发挥生物活性。因此，有严重肝功能受损者，应选用泼尼松龙或甲基泼尼松龙（美卓乐）。

（一）药理作用

作用和疗效与泼尼松相当，抗炎作用较强，水盐代谢作用弱。

（二）临床应用和用法用量

同醋酸泼尼松片。

（三）用药指导

同醋酸泼尼松片。

三、注射用甲泼尼龙琥珀酸钠（甲基强的松龙）

（一）药理作用

本药为供肌注和静脉注用的甲基强的松龙，属于合成的糖皮质激素，其高浓度的溶液特别适合治疗一些需要强效并具有快速激素作用的病变。

甲基强的松龙具有强力抗炎作用、免疫抑制作用及抗过敏作用。皮质类固醇能扩散透过细胞膜，并与特殊的细胞内受体相结合，此结合体能进入细胞核内，与 DNA（染色体）结合，并启动 mRNA 的转译，继而合成各种酶蛋白，糖皮质激素依靠这些酶来发挥其多种全身作用。皮质类固醇不单主要影响炎症及免疫过程，亦影响碳水化合物、蛋白及脂肪代谢。其抗炎作用、免疫抑制作用及抗过敏作用被临床广泛应用。

（二）临床应用和用法用量

甲基强的松龙常规疗法：适用于肾病综合征、急进性肾小球肾炎、狼疮性肾炎、系统性血管炎、肝功能异常、严重水肿（包括胃肠道水肿）、强的松不能吸收和口服的患者。

甲基强的松龙冲击治疗法：甲基强的松龙 10～15mg/kg ＋

5% GS 250ml 静滴（＞1h）qd×3d，根据病情需要再予以第2~3疗程，往往配合环磷酰胺冲击治疗。

1. 适用于急进性肾小球肾炎（RPGN）Ⅱ型和Ⅲ型。

2. 重症狼疮活动：狼疮性肾炎肾功能急剧转坏（新月体、ATN），血小板明显减少有出血倾向，心脏受累、心律失常或重度左心衰等。

3. 重症 ANCA 相关性小血管炎：肾功能急剧转坏或咯血。

4. 难治性肾病综合征：中、重度系膜增生性肾小球肾炎、局灶节段性肾小球硬化、Ⅱ期以上膜性肾病、IgA 肾病Ⅳ型。

5. 肾移植术后及排斥反应。

6. 重症紫癜性肾炎：表现为 RPGN，新月体数＞50%。

（三）用药指导

1. 在治疗过程中，除了激素常见的副作用外，甲基强的松龙比较突出表现为：面红、恶心、呕吐、味觉改变、烦躁不安、手足震颤、血压增高、消化性溃疡、高凝状态和心功能不全等。

2. 大剂量应用甲泼尼龙冲击治疗可引起水钠潴留、低钾、低钙等水电解质和酸碱平衡紊乱，造成生命体征、精神状态等的改变。因此，使用时应密切观察，加强巡视，尤其需监测血压的变化。

3. 有些儿童在甲泼尼龙冲击治疗后可表现为面色潮红、心率增快，这是因为甲泼尼龙可引起机体代谢增高、容量负荷增加、心脏负荷及交感神经兴奋性增加。所以治疗期间应注意卧床休息，降低代谢率，减少心脏负荷，防止心功能不全的发生。

第二节 免疫抑制剂药

一、吗替麦考酚酯（Mycophenolate mofetil，MMF）

（一）药理作用

在体内脱酯化后形成具有免疫抑制活性的代谢产物霉酚酸，后者通过抑制鸟嘌呤合成，选择性阻断 T 和 B 细胞增殖，对移植排异和自身免疫病均有显著疗效，且不良反应较少。

（二）临床应用和用法用量

主要用于肝、肾移植患者的排斥反应，亦可用于 SLE、幼年型皮肌炎、硬皮病等自身免疫性疾病的治疗，特别是对不能耐受其他免疫抑制药或有严重器官损害的结缔组织病患者的治疗。口服：10～30mg/（kg·d），分 2 次口服。肾移植患者 1～1.5g/次，1 日 2 次，于移植 72h 内开始服用。

（三）用药指导

1. 可见畏食、腹泻、食管炎、胃炎、胃肠道出血、干咳、呼吸困难。偶见血小板减少、贫血及中性粒细胞减少，以及发热、皮疹、腿痛、骨痛、乏力及头痛等。

2. 主要由尿排出，不可与抑制肾功能的药物同用。

3. 用药期间注意监测，如果发生中性粒细胞减少，应密切观察，必要时停止或减量使用本药。

二、环孢素 A（Cyclosporin A，CsA）

（一）药理作用

为一新型的 T 淋巴细胞调节剂。能特异性地抑制辅助 T 淋巴细胞的活性；亦可抑制 B 淋巴细胞的活性；还能选择性抑制 T 淋巴细胞所分泌的 IL－2、IFN－γ，亦能抑制单核、吞噬细胞所分泌的 IL－1。在明显抑制宿主细胞免疫的同时，对体液免疫亦有抑制作用。能抑制体内抗移植物抗体的产生，因而具有抗排斥的作用。

（二）临床应用和用法用量

常与糖皮质激素等免疫抑制药合用，治疗难治性肾病综合征与狼疮性肾炎等。口服：初始量 4～6mg/（kg·d）；维持量 2～3 mg/（kg·d），1 日 2 次，空腹服用。总疗程 3～6 月以上，治疗 3 个月无效时应停药。

（三）用药指导

1. 较常见的不良反应有恶心、呕吐等胃肠道反应，牙龈增生伴出血、疼痛，约 1/3 的用药者有肾毒性。牙龈增生一般可在停药 6 个月后消失。慢性、进行性肾中毒多于治疗后约 12 个月发生。

2. 一般空腹口服，如发生胃部不适可分次或与食物一起服用。

3. 与能引起肾毒性的药物合用，可增加对肾脏的毒性。

4. 使用期间应定期查血常规和肝、肾功能并检测血药浓度。

5. 使用环孢素治疗期间可能降低疫苗接种的效果，应避免使用减毒活疫苗。

三、他克莫司（Tacrolimus）

（一）药理作用

与环孢素相似，本品能够抑制 T 细胞活性，其免疫抑制作用是环孢素的 10～100 倍。此外，还能抑制嗜碱性粒细胞及肥大细胞释放组胺，阻止前列腺素 D_2 的合成，抑制 5 – HT 及白三烯的生成，因而具有良好的抗炎作用。

（二）临床应用和用法用量

全身用药适用于严重银屑病、白塞病、坏疽性脓皮症、移植物抗宿主病、类风湿关节炎等；局部用药用于遗传过敏性皮炎（异位性皮炎）、银屑病、坏疽性脓皮症等。近年大量研究表明，他克莫司治疗肾脏疾病具有较好的疗效及安全性。

口服：$0.05～0.3mg/（kg·d）$，分 2～3 次口服，根据病种及病情轻重调整剂量，一般疗程为数周到数月；外用：$0.03\%～0.4\%$ 软膏每天 2 次；如果不能口服给药时，应该给予连续 24h 的静脉输注，对肝脏移植的儿童为 $0.05mg/（kg·d）$，而对肾脏移植的儿童为 $0.1mg/（kg·d）$。

（三）用药指导

1. 长期应用有肾毒性，可减少肾小球滤过率，损伤肾小管，血清肌酐升高，引起高钾血症、低镁血症等。其他不良反应有高血压、血胆固醇及甘油三酯升高。

2. 服用他克莫司期间应避免同时服用含贯叶连翘的草药制剂或其他草药制剂，相互作用的风险可能导致他克莫司血浓度的下降和临床疗效的降低。

3. 服药期间，需定期复查血药浓度。腹泻时他克莫司的血浓度可能发生显著的改变，推荐在腹泻发作期间应严密监测他克莫司的血浓度。

4. 使用免疫抑制剂的患者发生细菌、病毒、真菌和原虫感染的风险增加，包括机会感染，这些感染可导致严重结果。由于免疫系统过度抑制的危险，增加了感染的易感性，联合免疫抑制剂治疗应谨慎。

第三节　细胞毒素类药物

一、环磷酰胺药理作用

该药在体外无活性，进入体内被肝脏或肿瘤内存在的过量的磷酰胺酶或磷酸酶水解，变为活化作用型的磷酰胺氮芥而起作用。其作用机制与氮芥相似，与 DNA 发生交叉连接，抑制 DNA 的合成，也可干扰 RNA 的功能，属细胞周期非特异性药物。其抗瘤谱广，对多种肿瘤有抑制作用。可用于各种自身免疫性疾病，治疗严重类风湿关节炎、活动性系统性红斑狼疮、狼疮肾炎、某些类型的肾小球肾炎（如伴肾病综合征）、精神神经性狼疮、系统性血管炎疗效显著。

二、临床应用和用法用量

1. 大剂量环磷酰胺静脉冲击疗法有两种。第一种：环磷酰胺剂量 $8 \sim 12mg/(kg \cdot d)$，置于生理盐水静脉滴注，维持 $1 \sim 2h$，连用 $2d$，每 2 周重复 1 次。第二种：环磷酰胺剂量 $500 \sim 750mg/(m^2 \cdot 次)$，置于生理盐水中缓慢静脉滴注，维持 $1 \sim 2h$，每月 1 次。以上两种疗法达到累积量停药，用药期间需水化碱化治疗（用 $1/4 \sim 1/5$ 张力液 $30 \sim 50ml/kg$，液体量控制在 $1000ml/m^2$，以维持足够尿量，防止出血性膀胱炎），应注意多饮水。

2. 口服环磷酰胺：剂量 $2 \sim 3mg/(kg \cdot d)$，分次口服，疗程 $8 \sim 12$ 周，总体疗效较差。

三、用药指导

1. 环磷酰胺的代谢产物主要是通过肾脏排泄，可刺激尿道导致出血性膀胱炎。因此，在治疗期间，应观察患儿尿液的颜色、性状和量，监测尿常规，注意有无血尿发生。在病情允许的情况下鼓励患儿多饮水，同时遵医嘱予水化、碱化尿液治疗；还应该注意大剂量应用本药时可能会引起出血性心肌坏死，甚至在停药后 2 周仍可见心力衰竭，因此要注意观察患儿心功能情况。

2. 遵医嘱定期复查血常规、肝功能及肾功能等指标，如发生明显的骨髓抑制现象或肝、肾功能异常应及时调整药物剂量或停药。

3. 静脉应用此类药物时，注意观察用药不良反应，如出现胃部不适，可遵医嘱给予止吐药物对症治疗；此类药物有较强的腐蚀性，使用时应尽量选择较粗的血管，加强巡视，避免发生药物外渗。

4. 此药物可诱导睾丸上皮细胞再生不良，引起少精或无精，女性可能出现闭经和卵巢功能损害。女童在 CTX 治疗后，发生性腺损害的概率较低，男童相对较高。在使用此药物前应告知家长不良反应。

第四节　抗凝、溶栓药

抗凝剂主要是通过抗凝血酶作用、对抗血小板作用、促纤维蛋白溶解作用等达到延缓和阻止蛋白形成。溶栓剂是一类通过激活纤溶酶将已形成的血栓溶解的药物。

一、低分子肝素钙

（一）药理作用

本药具有高比例的抗 Xa 和抗 IIa 活性，且有快速和持续的抗血栓形成作用。

（二）临床应用和用法用量

1. 治疗血栓栓塞性疾病，皮下注射 0.1ml/10kg，每 12 小时 1 次，治疗时间不超过 10d。尽早改用口服抗凝药物。

2. 血液透析时预防凝血，透析开始时通过动脉端单次给药，儿童或婴幼儿按体重 60～80U/kg 静脉注射，一般无须追加剂量。

（三）用药指导

1. 本品应在密闭、阴凉处（不超过 20℃）保存。不能用于肌肉注射（肌注可致局部血肿）。

2. 最常见的不良反应是出血，可能发生在任何部位，也有寒战、发热、荨麻疹等过敏反应，用药过程中遵医嘱严密监测血小板计数和凝血功能全套，定期复查肝肾功能，及时发现有无出血情况，并遵医嘱及时处理。

3. 告知家属注意安全，防止患儿发生跌倒、碰伤等情况，如发现上、下肢体皮肤瘀斑或腹壁注射后局部青紫现象及时报告医生处理。

4. 注射于腹壁前外侧时，应左右交替注射，针头垂直进入拇指和食指捏起的皮肤皱褶，皮下注射后局部按压时间应大于 5min。

二、肝素钠

（一）药理作用

在体内外均有抗凝作用，可延长凝血时间、凝血酶原时间和凝血酶时间。肝素钠通过激活抗凝血酶Ⅲ（AT－Ⅲ）发挥抗凝作用。肝素钠与 AT－Ⅲ 的一些赖氨酸残基相结合，加强 AT－Ⅲ 与多种凝血因子结合，起到灭活凝血因子的作用。肝素钠有中和凝血因子Ⅲ（组织因子）的作用，在体内还有降低血脂的作用，这是由于肝素能活化和释放脂蛋白脂酶，使乳糜微粒、甘油三酯和低密度脂蛋白水解。肝素的作用与其分子携带的负电荷有关，鱼精蛋白中和肝素的负电荷抑制肝素的抗凝活性。

（二）临床应用和用法用量

1. 防止血栓形成和栓塞，如心肌梗死、肺栓塞、血栓性静脉炎及术后血栓形成等。

2. 治疗弥散性血管内凝血（DIC），早期应用可防止纤维蛋白和凝血因子的消耗。

3. 用于体内外抗凝，如心导管手术、心脏手术体外循环及血液透析等。

4. 儿科可用于某些肾小球疾病的抗凝治疗，各种疾病时的用法用量不相同。儿童建议用量为 50～100U/次，静脉或皮下注射，4～6h 后可重复应用，每日数次；也可以持续静脉滴注。

（三）用药指导

1. 主要不良反应有出血、血小板减少，可进一步发展为肝素诱导血小板减少性血栓，可能形成静脉及动脉血栓。肝功能不全者长期使用本药可引起抗凝血酶Ⅲ耗竭，从而引起血栓形成倾向。

2. 用药前和用药期间遵医嘱定期监测凝血时间和血小板计数。

3. 在抗凝治疗过程中要密切观察患儿神志、生命体征的变化，及时发现有无出血情况，并遵医嘱及时处理（如应观察是否存在皮肤出血点、鼻黏膜出血、牙龈出血、二便的颜色变化、关节积血等）。

三、双嘧达莫

（一）药理作用

具有抗血栓形成的作用，对出血时间无影响。可以抑制血小板聚集，高浓度时抑制血小板的释放反应。作用机制在于抑制血小板磷酸二酯酶的活性，也可能是增强内源性 PGI_2 合成或抗血小板的聚集作用。有血管扩张功能。

（二）临床应用和用法用量

用于血栓栓塞性疾病及缺血性心脏病。也可作为原发性或继发性肾小球疾病的辅助治疗，更多用于过敏性紫癜性肾炎。口服：25～100mg/次，每日 3 次，饭前 1h 服用。

（三）用药指导

1. 不良反应有头痛、眩晕、恶心、呕吐、腹泻等。

2. 与抗凝剂、抗血小板聚集剂与溶栓剂合用时应注意出血倾向。

3. 心肌梗死、低血压患儿慎用。

第五节　纠正贫血药物

一、琥珀酸亚铁

（一）药理作用

铁为红细胞中血红蛋白的组成元素。缺铁时，红细胞合成血红蛋白量减少，致使红细胞体积变小，携氧能力下降，形成缺铁性贫血。口服本药可补充铁元素，纠正缺铁性贫血。本药以亚铁离子形式主要在十二指肠及空肠近端吸收，铁的吸收量与体内铁的贮量有关，并受食物影响。铁吸收后与转铁蛋白结合进入血液循环，亦可以铁蛋白或含铁血黄素的形式蓄积于肝、脾、骨髓及其他网状内皮组织，供造血使用。

（二）临床应用和用法用量

用于明确诊断的缺铁和缺铁性贫血，也用于高度疑诊的缺铁患者，后者治疗后数日内可有网织红细胞的上升，1~4周可出现血红蛋白的升高。对可能发生缺铁性贫血的高危患者应当预防性服用铁剂，如孕妇、哺乳期妇女、早产儿、低出生体重儿等。

口服：治疗缺铁性贫血，成人100~200mg，每日3次；儿童50~100mg，每日2~3次。预防缺铁，成人100mg，每日1次；儿童30mg，每日1~2次。

（三）用药指导

1. 铁剂治疗缺铁性贫血时，血红蛋白达到正常后还要继续用药 1~2 个月，以补足体内的铁贮备。此外，铁剂治疗同时应进行病因治疗。

2. 常见不良反应为胃肠道反应，如恶心、呕吐、上腹疼痛、便秘、黑便、食欲减退、腹泻等。如出现胃肠道反应，可减量或停药。

3. 铁剂在消化性溃疡、胰腺炎、肠道炎症、肝炎、急性感染患者中应慎用。

4. 用药期间定期监测血常规、血清铁水平。本药可使大便隐血试验呈阳性，从而干扰上消化道出血的诊断。

二、叶酸

（一）药理作用

叶酸进入体内后在叶酸还原酶及二氢叶酸还原酶的作用下转变为四氢叶酸，四氢叶酸与多种一碳单位结合形成四氢叶酸类辅酶，传递一碳单位，参与体内核酸和氨基酸的代谢活动，如氨基酸互变、嘌呤核苷酸、胸腺嘧啶核苷酸的合成，这些过程也有维生素 B_{12} 的参与。

（二）临床应用和用法用量

用于叶酸缺乏所致的巨幼细胞贫血。口服：成人 5 ~ 10mg/次，每日 15 ~ 30mg；儿童 5mg/次，每日 3 次。肌内注射：成人 15～30mg/次，每日 1 次；儿童 15mg/次，每日 1 次。

（三）用药指导

1. 不良反应很少，偶见过敏反应，长期服用可出现厌食、恶心、腹胀等。

2. 大剂量叶酸能拮抗苯巴比妥、苯妥英钠、扑米酮的抗癫痫作用，也影响甲氨蝶呤的治疗效果。口服大剂量叶酸，可影响微量元素锌的吸收。

3. 巨幼红细胞性贫血常合并缺铁，应同时补铁，并补充蛋白质及其他 B 族维生素。

三、促红细胞生成素

（一）药理作用

主要作用于骨髓的红系祖细胞（BFU－E 和 CFU－E），与红系祖细胞的受体结合，促进红系细胞增殖、分化为成熟红细胞。增加红细胞数量，提高血红蛋白水平。

（二）临床应用和用法用量

1. 用于慢性肾功能不全时的正细胞正色素性贫血，可使贫血好转，患者输血量减少，以改善患者的生活质量。用药后 1～2 周起效，8～12 周可使贫血改善。

2. 治疗早产儿贫血效果明显。

3. 骨髓增生异常综合征，但疗效不肯定，可改善症状。

4. 对于再生障碍性贫血，可改善部分患者病情。

5. 肿瘤伴随的贫血，肿瘤患者因放、化疗所致的贫血。

6. 结缔组织病（类风湿病及红斑狼疮）所致的贫血。

7. 可皮下注射或静脉注射，每周分 2～3 次给药。给药剂量需依据病人的贫血程度、年龄及其他相关因素调整。

（三）用药指导

1. 本品应避光，2～8℃保存。

2. 不良反应有血压升高、头痛、关节痛、发热、恶心、呕吐、腹泻、腹痛、过敏反应等。

3. 治疗期间监测血压、血栓情况、血细胞比容、血红蛋白及血清铁等。剂量应个体化，治疗过程中要根据血细胞比容或血红蛋白水平调整剂量。

4. 血液透析期间使用本药的患儿需加强肝素抗凝治疗，以预防人工肾脏凝血栓塞。

5. 本药可引起轻度血清钾升高，故用药期间应适当调整饮食，如发生血钾升高，应调整剂量。

第六节　扩容药

一、低分子右旋糖酐的药理作用

临床常用 10% 低分子右旋糖酐制剂，含 5% 葡萄糖。平均分子量为 40000，简称 D40，pH 为 4.5，渗透压为 285mOsm/L，胶体渗透压为 78mmHg。因其分子量小，渗透压较 D70 高，但

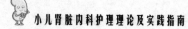

血管内 $t_{1/2}$ 仅 2h，大部分在 6h 内即经尿排出。因此扩容作用维持较短，仅维持 1.5h，一般不超过 3h，扩容效果较差。临床上主要利用其抗凝集特性，防止血细胞凝集、降低血小板黏附性和降低血液黏滞性，以产生改善微循环、增加组织脏器血液灌注、预防血管内微血栓形成以及改善心肌微循环等功效。

二、临床应用和用法用量

（一）临床应用

1. 由于失血、创伤、烧伤等多种原因引起的休克（包括中毒性休克）。

2. 用于预防手术（如肢体再植手术、血管外科手术）后静脉血栓形成。

3. 用于血管栓塞性疾病，如心绞痛、脑血栓形成、脑供血不足、血栓闭塞性脉管炎。

4. 用于体外循环时代替部分血液，预充人工心肺机。

（二）用法用量

1. 休克

静脉滴注，用量可较大，可快速滴注（滴速为 20～40ml/min），第一日最大剂量为 20ml/kg，用药前须纠正脱水。

2. 预防术后静脉血栓形成

静脉滴注，术中或术后给予 500ml，于术后第一、二日给予，静脉滴注 2～4h。高危患者可连用 10d。

3. 血管栓塞性疾病

静脉滴注，通常一次 250~500ml，缓慢滴注，一日或隔日 1 次，7~10 次为一疗程。

4. 儿童

静脉滴注，婴儿一次 5ml/kg，儿童一次 10ml/kg。

三、用药指导

首次使用本药时，初始滴注速度宜慢，且在滴注开始后应严密观察 5~10min。

不良反应有关节炎、过敏反应（表现为皮肤瘙痒、荨麻疹、恶心、呕吐、哮喘、口唇发绀、虚脱、血压剧降、支气管痉挛、过敏性休克）、淋巴结肿大、凝血障碍、发热、寒战等。过敏体质者用药前应做皮试。充血性心力衰竭和有出血性疾病者禁用。

本药的日剂量不宜超过 1500ml，否则易引起出血倾向和低蛋白血症。

重度休克时，如大量滴注本药，应同时给予一定量的全血，以维持血液携氧功能，否则血液在短时间内过度稀释，可使携氧功能降低，组织供氧不足，并影响血液凝固，出现低蛋白血症。

本药可吸附于细胞表面，与红细胞形成假凝集，干扰血型鉴定，故输血患者应在使用本药前检查血型和进行交叉配血试验，以确保输血安全。

第七节　利尿药

利尿药是一类通过促进肾脏排出水和溶质，从而排出过量液体（主要是细胞外液）以达到治疗目的的药物。利尿药可通过影响肾小球滤过、肾小管重吸收及排泌功能而实现利尿作用，其中以对肾小管重吸收的影响最为主要。

一、呋塞米

（一）药理作用

作用于肾小球髓袢升支粗段，通过抑制 $Na^+ - K^+ - Cl^-$ 通道产生强大的排 Na^+、排 K^+ 利尿作用，此外也抑制 Mg^{2+}、Ca^{2+} 的再吸收。还能抑制前列腺素分解酶活性，使前列腺素 E_2 升高，具有扩张血管作用，从而引起全身和肾脏血流动力学改变，降低肾血管阻力，增加肾血流；扩张系统静脉容量，降低左室充盈压和肺毛细血管通透性，有利于心、肾功能改善和消除肺水肿。本品受 GFR 影响小，除严重肾衰竭外，均可产生较好的利尿效果。

（二）临床应用和用法用量

常用于心脏/肾性水肿的治疗。在高血压辅助治疗中，常首选噻嗪类，当其疗效欠佳、肾功能不全或高血压危象时应用本品。此外，当有肾灌注不足时，使用本品可预防或减少肾小管坏死，或使少尿型急性肾衰竭转为非少尿型。此外，还用于高钾血症、高钙血症、稀释性低钠血症及抗利尿激素分泌过多症（SLADH）；还可用于药物中毒时加速毒物排泄。

口服：婴幼儿及儿童一般剂量为 1～2mg/kg，无效时可每次增加 1～2mg/kg，间隔 6～8h，重复 2～3 次；每日最大剂量不宜超过 6mg/kg。静脉：婴幼儿及儿童一般剂量为 1mg/kg，以注射用水 1:1 等量稀释，注射速度 <1mg/（kg·min）；无效时可每次增加 0.5～1mg/kg，间隔 2～4h 重复使用，最大剂量 ≤10mg/（kg·d）。原液静脉注射：一般以每 2min <1mg/kg 的速度输入。

（三）用药指导

1. 不良反应有水、电解质紊乱、直立性低血压、血栓性静脉炎、心律失常、肌肉痉挛、肌肉酸痛、过敏反应、感觉异常、眩晕、头晕、头痛、耳鸣、腹泻、便秘、恶心、呕吐、腹痛、视物模糊等。

2. 与多巴胺合用可增强利尿作用，与保钾利尿药联用增强利尿作用的同时可能减少低血钾的发生。与糖皮质激素、促肾上腺皮质激素、雌激素合用可降低本品的利尿效果，增加低钾血症的发生。存在低钾血症或低钾血症倾向时，应注意补充钾盐。

3. 用药期间密切观察尿量、体重的变化，定期检查血电解质、血压、肝肾功能、血糖、血尿酸、酸碱平衡，以评估药效及用药的影响。还有耳鸣、听力丧失的副作用，需要定期检查听力。

4. 严重肝肾功能异常、肝硬化、心力衰竭、糖尿病者慎用。

5. 利尿剂通常从小剂量开始，逐渐增加剂量，直至尿量增加，体重减轻。一旦病情稳定，即以最小有效剂量维持。维持治疗期间，应根据患者体液潴留情况，随时调整用药剂量。

6. 大剂量使用利尿药后，血容量骤减，可呈现低血压状态，所以应监测患儿血压的变化，及时调整药物用量。指导患儿在起立或起床时动作缓慢，预防直立性低血压，避免跌倒、坠床等意外发生。

7. 少尿或无尿患者使用最大剂量本药后 24h 仍无效，应停药。

8. 本药注射液为碱性较强的钠盐注射液，静脉注射时宜用氯化钠注射液稀释，而不宜用葡萄糖注射液稀释。

二、氢氯噻嗪

（一）药理作用

主要作用于肾脏髓袢升支粗段和远端肾小管前段，通过对远端小管前部 $Na^+ - Cl^-$ 同向转运系统的竞争结合，抑制 $Na^+ - Cl^-$ 的主动重吸收而发挥利尿作用，同时也影响 H_2O、K^+ 的吸收。其利尿效果取决于远端小管的 Na^+ 含量，故在肾衰竭时利尿效果欠佳。另对碳酸酐酶也有轻度抑制作用，还可增加 K^+ 和 Mg^{2+} 的排泌，以及促进远端肾小管对钙的重吸收。还能通过抑制磷酸二酯酶活性，减少肾小管对脂肪酸的摄取和线粒体氧耗，从而抑制肾小管对 Na^+、Cl^- 的主动重吸收。还能通过利尿排钠以及增加胃肠道对 Na^+ 排泄的肾外作用发挥一定的降压作用。因本品对亨氏袢无作用，利尿效力远不及袢利尿药。治疗尿崩症、高钙尿症的机制不清，可能与促进近端小管对 Na^+ 的重吸收有关。

（二）临床应用和用法用量

主要用于治疗因心力衰竭或肾脏病所致的水肿以及容量性高血压。儿科高钙尿症首选及用于肾性尿崩症的治疗。

1. 消肿

用于各种原因引起的水肿治疗，尤适于心源性水肿。成人用法：25～200mg/d，qd 或 bid。通常 25mg～100mg/d，连用或 3～5 次/周即可取得满意效果。儿童用法：一般 1～2mg/（kg·d），每日 1～2 次；最大用量：<6 个月为 3mg/（kg·d），<2 岁为 37.5mg/d，2～12 岁为 100mg/d。当 GFR<30ml/min 时，利尿作用则常失效。

2. 降压

轻、中度高血压的基础用药之一，可单独使用，联合扩血管药效果提高。一般成人主张用 12.5～25mg，每日 1 次即可；也有 25～50mg/d，bid；最大剂量为 200mg/d。儿童用法同消肿治疗。

3. 尿崩症的治疗

主要用于轻症尿崩症，或对垂体后叶素过敏、无效或有明显副作用的患者，对肾性尿崩症也有疗效。儿童用法同上，可减少患者尿量，但疗效不及垂体后叶素；联合阿米洛利[$0.3mg/(kg \cdot d)$]或吲哚美辛[$2mg/(kg \cdot d)$]可提高疗效。

4. 高钙尿症的治疗

可用于特发性或肾源性高钙尿症，尤其是合并肾钙结石者。本品除可纠正高钙尿症外，还有减少新尿石形成的作用；联合阿米洛利疗效更好。儿童用法：初始氢氯噻嗪$1mg/(kg \cdot d)$，阿米洛利$0.1mg/(kg \cdot d)$；1周后逐渐增至氢氯噻嗪$2 \sim 2.5mg/(kg \cdot d)$，阿米洛利$0.2 \sim 0.25mg/(kg \cdot d)$；高钙尿症纠正后渐停药，复发再用有效。补充钾盐和无机磷有助于保证疗效、减少副作用和利尿药抵抗。

（三）用药指导

1. 不良反应主要是水、电解质紊乱，尤其是低钾血症。可引起血糖、尿酸、BUN升高，以及恶心、呕吐、腹泻和锌缺乏等，偶见血淀粉酶升高或胰腺炎。其他如皮疹、光过敏、肌痛等，少见寒战、高热、血小板减少、肺间质浸润、药物性红斑狼疮。

2. 用药期间应密切观察尿量、体重的变化，遵医嘱查血电解质、血糖、血尿酸、血肌酸酐、血尿素氮、血压。同时注意补充钾盐等。

3. 与多巴胺、抗高血压药合用能增加降压作用，但与β受体阻断药联用时可加重血糖升高，导致2型糖尿病的危险。与保钾利尿药合用可增强利尿效果，减少低钾血症的发生，但与氨苯蝶啶合用有引发急性间质性肾炎的可能性。患肝病、肾衰竭、糖尿病、痛风、心律失常、黄疸等患儿慎用。

4. 食物可增加氢氯噻嗪的吸收，可以在餐后立即服用。

5. 告知家长用药期间患儿如果坐或躺后迅速起身，可能头晕或晕倒，应缓慢起身，爬楼梯时也请注意这种反应。

三、螺内酯

（一）药理作用

作为醛固酮竞争性拮抗剂，可拮抗醛固酮作用的 1/10。通过与醛固酮竞争性结合盐皮质激素受体，阻止醛固酮–盐皮质激素受体复合物的形成，干扰了醛固酮的作用，进而抑制在远端肾小管远段和集合管皮质部的 Na^+ 重吸收和 K^+ 排泌，产生利尿、排钠、保钾的作用。对肾小管外的醛固酮靶器官也具有拮抗作用，但对其他段肾小管无作用。

（二）临床应用和用法用量

1. 治疗心、肝、肾性水肿，尤其是伴继发性醛固酮增多者，如肾病综合征、肝硬化。儿童用法为 $1 \sim 3mg/(kg \cdot d)$，每日 $1 \sim 4$ 次，最大剂量为 $9mg/(kg \cdot d)$。

2. 对于临床疑似原发性醛固酮增多症的儿童可给予本品试验性治疗。儿童用法为治疗量 $250mg/(m^2 \cdot d)$，每日 4 次；若 $1 \sim 2$ 周后血钾上升、血压下降、症状改善，则支持该症。

3. 辅助降压，$1 \sim 3mg/(kg \cdot d)$，每日 1 次或分次服用。

（三）用药指导

1. 常见不良反应为高钾血症，尤其单独使用和肾功能异

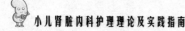

常、无尿或少尿时，以心律失常为最常见的表现。避免高钾饮食、与排钾利尿药合用，加强临床观察和心电图监测则益于预防。与其他保钾利尿药联合应慎重，应密切监测血钾水平。

2. 其他不良反应有胃肠道反应，如恶心、呕吐、腹泻，有致胃出血的可能，食物可增强螺内酯的疗效，并减少对胃肠道的刺激，因此应餐后服药。该药有一定的肝、肾毒性，可能引起肾功能不全、SCr 和 BUN 升高，以及氨基转移酶升高、非特异性肝炎。

3. 本药起效较慢，而维持时间较长，故首日剂量可增至常规剂量的 2～3 倍，以后酌情调整剂量。在与其他利尿药合用时，可先于其他利尿药 2～3 日服用。在已应用其他利尿药后再加用本药时，其他利尿药的剂量应在最初 2～3 日减量 50%，以后酌情调整剂量。停药时，本药应先于其他利尿药 2～3 日停用。

第八节　降压药

一、硝苯地平

属于钙通道阻滞药，又称心痛定。化学名为 1,4 - 二氢 - 2,6 - 二甲基 - 4 - (2 - 硝基苯基) - 3,5 - 吡啶二羧酸二甲酯。分子式为 $C_{17}H_{18}N_2O_6$，分子量为 346.335。

（一）药理作用

为二氢吡啶类钙抗剂，可选择性地抑制钙离子进入心肌细胞和平滑肌细胞的跨膜转运，并抑制钙离子从细胞内释放，而不改变血浆钙离子浓度。可抑制心肌收缩，降低心肌代谢，减少心肌耗氧量。能舒张外周阻力血管，降低外周阻力，可使收缩血压和舒张血压降低，减轻心脏后负荷。可延缓离体心脏的窦房结功能和房室传导；整体动物和人的电生理研究未发现本品有延缓房室传导、延长窦房结恢复时间和减慢窦房结率的作用。

（二）临床应用和用法用量

主要用于各型高血压和高血压急症或川崎病患者的心绞痛。口服用量见下。

1. 普通剂型

1个月 ~18 岁，0.1 ~0.5mg/（kg·次）；12 ~18 岁，5 ~20mg/次，1 日 3 次；最大量为 3mg/kg 或不超过 90mg/d，1 日 3 次。

2. 缓释剂型

初始剂量为 10 ~20mg/次，最大剂量为 60mg/次，1 日 1 次。

3. 控释片

30mg/次，1 日 1 次。普通制剂 10mg/次，1 日 3 次，可替换为缓释制剂 30mg/次，1 日 1 次。缓控释片的最大剂量 ≤

120mg/d。

（三）用药指导

1. 10%的患者发生轻、中度外周水肿，与动脉扩张有关。水肿多初发于下肢末端，可用利尿药治疗。其他不良反应有头晕、头痛、心悸、恶心、乏力、面部潮红、一过性低血压，多与剂量相关。还可见鼻塞、胸闷、胃肠痉挛、视力模糊、平衡失调等。少见贫血、白细胞减少、血小板减少、过敏等。

2. 多数不良反应发生在剂量调整期或加量时，特别是合用β受体阻断药等。因此，合用降压药时，如条件许可应至少停药36h，或小剂量开始逐渐加量。

3. 用药期间，密切观察血压的变化，严格遵医嘱给药。给药不宜骤停，避免发生停药综合征而出现反跳现象。

二、血管紧张素转换酶抑制剂——福辛普利

（一）药理作用

本品在肝内水解为福辛普利拉。福辛普利拉是一种竞争性的血管紧张素转换酶抑制剂，使血管紧张素Ⅰ不能转换为血管紧张素Ⅱ，结果使血浆肾素和血管紧张素Ⅰ浓度增加，血管紧张素Ⅱ和醛固酮浓度下降。还能减少儿茶酚胺类物质释放，降低交感神经张力。通过对激肽酶Ⅱ的抑制作用，使缓激肽失活减慢，缓激肽的舒血管作用得到加强。

（二）临床应用和用法用量

适用于治疗高血压和心力衰竭。治疗高血压时，可单独使

用作为初始治疗药物，或与其他抗高血压药物联合使用；治疗心力衰竭时，可与利尿药合用。口服：起始剂量为 10mg/d，一般可 1 次顿服。如未达到预期的降压疗效，可加大到 20 ~ 40mg/d。对小儿用药的研究不充分。

（三）用药指导

1. 较常见的不良反应有头痛、眩晕、疲乏、嗜睡、恶心、咳嗽。少见的不良反应有症状性低血压、直立性低血压、晕厥、心悸、周围性水肿、皮疹、皮炎、便秘、胃炎、焦虑失眠、感觉异常、关节痛、肌痛、哮喘等。神经管性水肿罕见，如出现即应停药。

2. 对本品或其他血管紧张素转换抑制剂过敏者、孤立肾、移植肾、双侧肾动脉狭窄及肾功能减退者忌用。

3. 用药期间密切观察血压的变化，遵医嘱定期监测肾功能和血清钾。告知患儿及家长如果坐躺后应缓慢起身，防止直立性低血压的发生。

三、血管舒张性抗高血压药——硝普钠

化学名为亚硝基铁氰化钠。分子式为 $C_5H_4FeN_6Na_2O_3$，分子量为 297.95。

（一）药理作用

为一种速效和短时作用的血管扩张药。对动脉和静脉平滑肌均有直接扩张作用，但不影响子宫、十二指肠或心肌的收缩。血管扩张使周围血管阻力减低，因而有降压作用。血管扩张使心脏前、后负荷均减低，心排血量改善，故对心力衰竭有益。后负荷减低可减少瓣膜关闭不全时主动脉和左心室的阻抗而减轻反流。

（二）临床应用和用法用量

主要用于高血压症，如高血压危象、高血压脑病、恶性高血压、嗜铬细胞瘤手术前后阵发性高血压等的紧急降压；也可用于外科麻醉期间进行控制性降压、急性心力衰竭，包括急性肺水肿。静脉滴注：成人初始剂量为 $0.5\mu g/(kg \cdot min)$。根据疗效逐渐以 $0.5\mu g/(kg \cdot min)$ 的幅度递增，常用滴速为 $3\mu g/(kg \cdot min)$，极量为 $10\mu g/(kg \cdot min)$，总量为 $3500\mu g/kg$。儿童常用剂量为 $1.4\mu g/(kg \cdot min)$，按效应逐渐调整用量。

（三）用药指导

1. 本药可引起血压急剧下降，应持续监测血压，以防止血压急剧下降导致的不可逆的缺血性损伤或死亡。嘱患儿在用药期间注意缓慢坐起和站立，避免迅速改变体位，防止因血压下降而造成意外伤害。

2. 静脉滴注前应以 5% 葡萄糖溶液稀释，本品对光敏感，溶液的稳定性较差，滴注溶液应新鲜配制并注意避光。新配溶液为淡棕色，如变为暗棕色、橙色或蓝色应弃去。溶液的保存与应用不应超过 24h。溶液内不宜加入其他药品。

3. 不良反应有厌食、恶心、呕吐、头痛、头昏、嗜睡、精神不安、幻觉、谵妄、肌痉挛、腹部痉挛和腹痛等。

4. 本品有局部刺激性，用药时应加强巡视，定期更换输液部位，谨防外渗。

第九节　生物制剂（利妥昔单抗）

一、药理作用

利妥昔单抗（美罗华）是一种嵌合鼠人的单克隆抗体，该抗体与纵贯细胞膜的 CD20 抗原特异性结合。此抗原位于前 B 和成熟 B 淋巴细胞，但在造血干细胞、后 B 细胞、正常血浆细胞或其他正常组织中不存在。该抗原表达于 95% 以上的 B 淋巴细胞型的非霍奇金淋巴瘤。在与抗体结合后，CD20 不被内在化或从细胞膜上脱落。CD20 不以游离抗原的形式在血浆中循环，因此，也就不会与抗体竞争性结合。利妥昔单抗与 B 淋巴细胞上的 CD20 结合，并引发 B 细胞溶解的免疫反应。在第 1 次给药后，中位外周 B 淋巴细胞数明显降低至正常水平以下，6 个月后开始恢复，在治疗完成的 9～12 个月后血清仍可测到利妥昔单抗。

二、临床应用和用法用量

主要用于自身免疫性溶血性贫血、慢性难治性移植物抗宿主病、移植后淋巴增生性疾病、慢性免疫性血小板减少性紫癜、类固醇依赖性肾病综合征、难治性系统性红斑狼疮等。静脉滴注：①诱导治疗：一次 $375mg/m^2$，一周 1 次，共使用 4 周。使用本药前静脉给予甲泼尼龙一次 $30mg/kg$（不超过一日

1g），一日1次，连用3日。静脉给予甲泼尼龙后应根据临床实践持续口服糖皮质激素。②维持治疗：首次250mg/m²，2周后再次给予250mg/m²，随后一次250mg/m²，每6个月1次，以后根据临床评估结果给药。如使用本药诱导治疗活动性疾病，则在本药最后一次诱导治疗后24周内或根据临床评估结果开始本药的维持治疗，但应与最后一次诱导治疗间隔至少16周。如使用其他标准免疫抑制药诱导治疗活动性疾病，则在疾病控制后的4周内开始本药的维持治疗。

三、用药指导

美罗华治疗期间部分患儿会出现不同程度的输注相关反应，可能与细胞因子和/或其他化学介质的释放有关，且通常出现在开始输注后的30min～2h。用药时应密切观察患儿有无不适症状，遵医嘱予心电、血压监测，出现发热、寒战、肌痛、瘙痒、皮疹、血管神经性水肿的患者，需考虑暂时停用美罗华静滴治疗，并使用非甾体类消炎药、抗组胺药进行治疗。待症状缓解后，可以减慢50%的滴速重新开始输注治疗。

美罗华输注期间可出现低血压，故输注前12h以及输注过程中应考虑停用抗高血压药物。出现低血压的患者，需考虑暂时停用美罗华静滴治疗，并根据血压情况酌情使用生理盐水静滴治疗。待症状缓解后，可以减慢50%的滴速重新开始输注治疗。

本药可导致乙型肝炎病毒（HBV）再激活，部分患者可出

现暴发性肝病、肝衰竭及死亡。用药前所有患者均需筛查 HBV
感染，用药期间及停药后应密切监测。如出现 HBV 再激活，
应停用本药及联用药物。

第四章 常见疾病护理

第一节 一般护理常规

一、环境与休息

病室定时开窗通风，每日 2 次，每次 15~30min，通风时避免对流，注意患儿保暖，室温 18℃~20℃，湿度 50%~60%。急性期卧床休息，待临床症状消失、尿常规正常后方可适当活动。

二、饮食

水肿、高血压、尿少的患儿给予低盐饮食，食盐不超过 2g/d，水肿特别严重者应 <1g/d，或者给予无盐饮食（除食物自然含钠量外，烹调时不放食盐，饮食中含钠量少于 0.7g/d）。水肿严重伴少尿时，应控制水分的摄入，应根据患儿每天的尿量来计算入液量，本着"宁少勿多"的原则，每日入液量为不

显性失水量加上前一天尿量，入液量包括饮食、饮水、服药、输液等所含水的总量。

三、卧位

有水肿的患儿可抬高水肿部位。颜面部水肿时可抬高床头 15°~30°，会阴部水肿时可抬高臀部或将阴囊托起，双下肢水肿时可抬高下肢 30°~40°，以利静脉回流，减轻水肿。

四、皮肤

有皮疹和水肿的患儿应穿棉质内衣裤，保持皮肤清洁，避免使用碱性肥皂，勤剪指甲，不可抓伤皮肤，预防皮肤感染的发生。

五、排泄

勤换内衣裤，保持外阴清洁，正确留取尿标本并及时送检。保持大便通畅，大便干结时，遵医嘱予开塞露通便。

六、预防感染

与感染性疾病的患儿分室居住，根据气温及时增减衣物，预防感染的发生。严格执行无菌操作，加强基础护理，防止交叉感染的发生。

七、病情观察

按时测量生命体征，尤其注意血压的变化，准确记录尿量及出入量，同时注意尿色、尿量的变化及有无膀胱刺激征。

八、发热护理

无惊厥史的患儿体温37.5℃～38.4℃时予以物理降温，体温达38.5℃时遵医嘱予药物降温；有惊厥史的患儿严密观察体温变化，根据医嘱予以药物降温。用药后密切观察药物疗效，及时复测体温，注意补充水分，及时更换汗湿的衣物。

九、心理护理

肾脏疾病的治疗时间一般较长，患儿及家长容易出现焦虑、恐惧心理，应多与患儿及家长沟通，做好健康教育，介绍成功病例，以增强其战胜疾病的信心。

第二节　原发性肾病综合征

一、概述

小儿肾病综合征（nephrotic syndrome，NS）是一组由多种原因所致肾小球基底膜通透性增高，导致大量血浆蛋白自尿丢失引起的一种临床综合征。临床具有四大特点：①大量蛋白尿；②低蛋白血症；③高胆固醇血症；④明显水肿。以上第①②两项为诊断必备条件。

肾病综合征按病因可分为原发性、继发性和先天遗传性三种类型。以下主要叙述原发性肾病综合征（primary nephrotic syndrome，PNS）。PNS 约占小儿时期 NS 总数的 90%，是儿童常见的肾小球疾病。肾病综合征在儿童肾病疾病中发病率仅次于急性肾炎，男女比例为 3.7∶1。发病年龄多为学龄前儿童，3～5 岁为发病高峰期。

二、诊断标准

（一）大量蛋白尿：24h 尿蛋白定量≥50mg/kg 或晨尿蛋白/肌酐（mg/mg）≥2.0，1 周内 3 次晨尿蛋白定性（＋＋＋）～（＋＋＋＋）。

（二）低蛋白血症：血清白蛋白低于 25g/L。

（三）高脂血症：血清胆固醇高于 5.7mmol/L。

（四）不同程度的水肿。

以上四项中以前两项为诊断的必要条件。

三、病因和分型

（一）病因

PNS 肾脏损害使肾小球通透性增加导致蛋白尿，而低蛋白血症、水肿和高胆固醇血症是继发的生理改变。

PNS 的病因及发病机制目前尚不明确。但近年来的研究已证实下列事实：①肾小球毛细血管壁结构或电化学的改变可导致蛋白尿；②非微小病变型肾内常见免疫球蛋白；③微小病变型肾小球未见以上沉积，其滤过膜静电屏障损伤原因可能与细胞免疫失调有关；④肾病综合征的发病具有遗传基础。

（二）分型

1. 依据临床表现可分为单纯型肾病和肾炎型肾病。

2. 按激素的治疗反应可分以下三型。

（1）激素敏感型 NS（steroid-sensitive NS，SSNS）：以泼尼松足量 $[2mg/(kg \cdot d)$ 或 $60mg/(m^2 \cdot d)]$ 治疗 $\leqslant 4$ 周尿蛋白转阴者。

（2）激素耐药型 NS（steroid-resistant NS，SRNS）：以泼尼松足量治疗 >4 周尿蛋白仍阳性者。又可分为初治耐药和迟发耐药。后者指激素治疗 1 次或多次缓解后，再次激素治疗 >4 周尿蛋白仍阳性者。

（3）激素依赖型 NS（steroid-dependent NS，SDNS）：对激素敏感，但连续两次减量或停药 2 周内复发者。

四、临床表现

肾病综合征最典型表现被称为"三高一低"。"三高"为高度水肿，高脂血症及大量蛋白尿；"一低"为低蛋白血症。

（一）单纯型肾病

发病年龄多为 2~7 岁，男性发病明显高于女性（2~4）：1。

起病隐匿，常无明显诱因，水肿最常见，开始于眼睑、面部，渐及四肢全身，男孩常有阴囊显著水肿，重者可出现腹水、胸腔积液、心包积液，水肿呈凹陷性。病初患儿一般状况尚好，继之出现面色苍白、疲倦、厌食，水肿严重者可有少尿，一般无血尿及高血压。

（二）肾炎型肾病

除具备肾病四大特征外，凡具有以下四项之一或多项者属于肾炎型肾病：①2周内分别3次以上离心尿检查红细胞≥10个/HP，并证实为肾小球源性血尿者；②反复或持续高血压（学龄儿童≥130/90mmHg，学龄前儿童≥120/80mmHg），并除外糖皮质激素等原因所致；③肾功能不全，并排除由于血容量不足等所致；④持续低补体血症。

（三）并发症

1. 感染

肾病患儿易患各种感染。常见为呼吸道、皮肤、泌尿道感染和原发性腹膜炎等，其中以上呼吸道感染最多见，占50%以上。呼吸道感染中病毒感染常见；细菌感染中以肺炎链球菌为主，结核分枝杆菌感染亦应引起重视。另外，肾病患儿的医院内感染以呼吸道感染和泌尿道感染最多见，致病菌以条件致病菌为主。

2. 电解质紊乱和低血容量

常见的电解质紊乱有低钠、低钾及低钙血症。患儿不恰当长期禁用食盐或长期食用不含钠的食盐代用品、过多使用利尿剂以及感染、呕吐、腹泻等因素均可致低钠血症。其临床表现可有厌食、乏力、懒言、嗜睡、血压下降甚至出现休克、抽搐等。另外由于低蛋白血症、血浆胶体渗透压下降、显著水肿而常有血容量不足，尤其在各种诱因引起低钠血症时易出现低血容量性休克。

3. 血栓形成和栓塞

肾病综合征高凝状态易致各种动、静脉血栓形成，以肾静脉血栓形成常见，表现为突发腰痛、出现血尿或血尿加重、少尿，甚至发生肾衰竭。除肾静脉血栓形成外其他部位血栓形成包括：①两侧肢体水肿程度差别固定，不随体位改变而变化，多见下肢深静脉血栓形成；②皮肤突发紫斑并迅速扩大；③阴囊水肿呈紫色；④顽固性腹腔积液；⑤出现下肢疼痛伴足背动脉搏动消失等症状及体征时，应考虑下肢动脉血栓形成；⑥股动脉血栓形成是儿童肾病综合征并发的急症之一，如不及时溶栓治疗，可导致肢端坏死而需截肢；⑦不明原因的咳嗽、咯血或呼吸困难而无肺部阳性体征时要警惕肺栓塞，其半数可无临床症状；⑧突发的偏瘫、面瘫、失语或神志改变等神经系统症状，在排除高血压脑病、颅内感染性疾病时要考虑脑栓塞。血栓缓慢形成者其临床症状多不明显。

4. 钙及维生素 D 代谢紊乱

临床表现为低钙血症，甚者可出现手足抽搐。

5. 急性肾功能不全

多数为起病或复发时低血容量所致的肾前性肾功能衰竭，

部分与原因未明的滤过系数降低有关，少数为肾组织严重的增生性病变。

6. 肾上腺危象

停药量速度过快，或减量过大，或机体出现应激情况下（严重感染或创伤、手术等），受抑制状态的肾上腺皮质一时不能分泌足够的糖、盐皮质激素，而又未及时补充足量的外源性激素，患儿可突然发生血压下降，脉搏增快，呼吸困难，皮肤青紫发凉，很快出现严重休克进入昏迷，如未及时救治，易致患儿死亡。

7. 肾小管功能障碍

表现有糖尿、氨基酸尿、肾小管性蛋白尿。

8. 生长延迟

主要见于频繁复发和长期接受大剂量皮质激素治疗的患儿。

五、辅助检查

（一）尿液分析

1. 尿常规检查

尿蛋白定性多在 3 + 以上，大约 15% 有短暂的镜下血尿，大多数可见到透明管型、颗粒管型和卵圆形脂肪小体。

2. 尿蛋白定量

24h 尿蛋白定量检查超过 $40mg/(h \cdot m^2)$ 或 $>50mg/(kg \cdot d)$

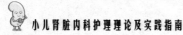

为肾病范围的蛋白尿。尿蛋白/尿肌酐（mg/mg）>2.0（正常儿童上限为0.2）。

（二）血清蛋白、胆固醇和肾功能测定

血清白蛋白浓度为25g/L（或更少）可诊断为 NS 的低白蛋白血症。由于肝脏合成增加，α_2、β 球蛋白浓度增高，IgG 减低，IgM、IgE 增加。胆固醇>5.7mmol/L 和三酰甘油升高，LDL 和 VLDL 增高，HDL 多正常。BUN、Cr 可升高，晚期患儿可有肾小管功能损害。

（三）血清补体测定

微小病变型 NS 血清补体水平正常，降低可见于系膜毛细血管性肾小球肾炎、狼疮性肾炎、链球菌感染后肾小球肾炎及部分脂肪代谢障碍患儿。

（四）感染依据的检查

对新诊断病例应进行血清学检查寻找链球菌感染的证据及其他病原学的检查，如呼吸道感染相关病毒及相关肝炎病毒感染等。

（五）系统性疾病的血清学检查

对新诊断的肾病患儿需检测抗核抗体（ANA）、dsDNA 抗体、Smith 抗体等。对具有血尿、补体减少并有临床表现的病人尤其重要，以排除继发性肾病综合征。

（六）高凝状态和血栓形成的检查

大多数原发性肾病患儿都存在不同程度的高凝状态，血小

板增多，血小板聚集率增加，血浆纤维蛋白原增加，D-二聚体增加，尿纤维蛋白裂解产物（FDP）增高。对疑似血栓形成者可行彩色多普勒 B 型超声检查以明确诊断，有条件者可行数字减影血管造影（DSA）。

（七）经皮肾穿刺组织病理学检查

大多数儿童 NS 不需要进行诊断性肾活检。NS 肾活检指征：①对糖皮质激素治疗耐药、频繁复发者；②对临床或实验室证据支持肾炎性肾病、慢性肾小球肾炎者。

（八）血管紧张素 I 转换酶（ACE）基因多态性分析

ACE 基因存在着插入/缺失（I/D）多态性，与循环中和细胞内 ACE 水平有关。

（九）基因筛查

明确不同基因突变所致遗传性肾病综合征的研究有助于根据不同致病基因作出遗传性肾病综合征的诊断以及进一步的分子分型。从而在临床工作中作出正确诊断并制定有针对性治疗方案。

六、治疗

（一）一般治疗

1. 休息

水肿显著或大量蛋白尿，或严重高血压者均需卧床休息。病情缓解后逐渐增加活动量。在校儿童肾病活动期应休学。

2. 饮食

显著水肿和严重高血压时应短期限制水钠摄入，病情缓解后不必继续限盐。活动期病例供盐 1 ~ 2g/d。蛋白质摄入 1.5 ~ 2g/（kg·d），以高生物价的动物蛋白（乳、鱼、蛋、禽、牛肉等）为宜。在应用激素过程中食欲增加者应控制食量，足量激素时每天应给予维生素 D 400U 及钙 800 ~ 1200mg。

3. 防治感染

养成良好的卫生习惯，加强口腔护理，保持皮肤清洁。穿柔软宽松的衣裤，勤换内裤，保持个人卫生。预防外源性感染，保持病房空气清新，每日开窗通风 2 ~ 3 次，注意保暖防止受凉，限制探视，避免交叉感染。出现发热、咽痛、咳嗽、胸痛、尿痛等不适提示有感染存在，及时通知医生并配合治疗。

4. 利尿

对激素耐药或使用激素之前，水肿较重伴尿少者可配合使用利尿剂，但需密切观察出入水量、体重变化及电解质紊乱。

5. 对家属的教育

应使父母及患儿了解肾病的有关知识，并且教会家长使用尿蛋白试纸。

6. 心理治疗

肾病患儿多具有内向、情绪不稳定性或神经质个性倾向，出现明显的焦急、抑郁、恐惧等心理障碍，应配合相应心理治疗。

（二）激素敏感型 NS 的治疗

初发 NS 的治疗，激素治疗可分以下两个阶段。

1. 诱导缓解阶段

足量泼尼松（或泼尼松龙）$60mg/(m^2 \cdot d)$ 或 $2mg/(kg \cdot d)$（按身高的标准体重计算），最大剂量 $80mg/d$，先分次口服，尿蛋白转阴后改为每晨顿服，疗程 6 周。

2. 巩固维持阶段

隔天晨顿服 1.5mg 或 $40mg/m^2$（最大剂量 $60mg/d$），共 6 周，然后逐渐减量，每 2~4 周约减 5~10mg，总疗程 9~10 个月。

（三）非频复发 NS 的治疗

1. 积极寻找复发诱因并控制感染，少数患儿控制感染后可自发缓解。

2. 激素治疗

（1）重新诱导缓解：足量泼尼松（或泼尼松龙）每天分次或晨顿服，直至尿蛋白连续转阴 3d 后改 $40mg/m^2$ 或 $1.5mg/(kg \cdot d)$ 隔天晨顿服 4 周，然后用 4 周以上的时间逐渐减量。

（2）在感染时增加激素维持量：患儿在巩固维持阶段患上呼吸道感染时改隔天口服激素治疗为同剂量每天口服，可降低复发率。

（四）频复发 NS（FRNS）和激素依赖 NS（SDNS）的治疗

1. 激素的使用

（1）拖尾疗法：同上诱导缓解后泼尼松每 4 周减量 0.25mg/kg，给予能维持缓解的最小有效激素量（0.5~0.25mg/kg），隔天口服，连用 9~18 个月。

（2）在感染时增加激素维持量：患儿在隔天口服泼尼松0.5mg/kg时出现上呼吸道感染时改隔天口服激素治疗为同剂量每天口服，连用7d，可降低2年后的复发率。

（3）改善肾上腺皮质功能：因肾上腺皮质功能减退患儿复发率显著增高，对这部分患儿可用促肾上腺皮质激素（ACTH）静滴来预防复发。对SDNS患儿可予ACTH 0.4U/（kg·d）（总量不超过25U）静滴3~5d，然后激素减量。每次激素减量均按上述处理，直至停激素。

（4）更换激素种类：对泼尼松疗效较差的病例，可换用其他糖皮质激素制剂，如地夫可特、甲泼尼龙、地塞米松、阿赛松、康宁克通-A等。

2. 免疫抑制剂治疗

（1）环磷酰胺（CTX）：剂量2~3mg/（kg·d）分次口服8周，或8~12mg/（kg·d）静脉冲击疗法，每2周连用2d，总剂量≤200mg/kg，或每月1次静注，500mg/（m²·次）共6次。

不良反应：白细胞减少，秃发、肝功能损害、出血性膀胱炎等，少数可发生肺纤维化。最令人瞩目的是其远期性腺损害。病情需要者可小剂量、短疗程、间断用药、避免青春期前和青春期用药。

（2）环孢素A（CsA）：剂量3~7mg/（kg·d）或100~150mg/（m²·d），调整剂量使血药谷浓度维持在80~120ng/ml，疗程1~2年。

注意事项：因本药可致肾间质小管的损伤，用药期间需监测药物浓度肾功能（包括肾小管功能）。当肾功能迅速下降、血肌酐增加与尿蛋白减少相分离、接受 CsA 治疗 2 年以上时应考虑肾活检，以及时发现肾毒性的组织学依据。

（3）霉酚酸酯（MMF）：剂量 $20 \sim 30mg/(kg \cdot d)$ 或 $800 \sim 1200mg/m^2$，分两次口服（最大剂量 1g，每天 2 次），疗程 $12 \sim 24$ 个月。

注意事项：MMF 毒副反应主要有胃肠道反应和感染；少数患儿出现潜在的血液系统骨髓抑制，如贫血、白细胞减少、肝脏损害。

（4）他克莫司（TAC）：剂量 $0.10 \sim 0.15mg/(kg \cdot d)$，维持血药浓度 $5 \sim 10mg/L$，疗程 $12 \sim 24$ 个月。注意事项同 CsA。

（5）利妥昔布（RTX）：剂量 $375mg(m^2 \cdot 次)$，每周 1 次，用 $1 \sim 4$ 次。对上述治疗无反应、副作用严重的 SDNS 患儿，RTX 能有效地诱导完全缓解，减少复发次数，能完全清除 CD19 细胞 6 个月或更长，与其他免疫抑制剂合用有更好的疗效。

3. 免疫调节剂左旋咪唑

一般作为激素辅助治疗，适用于常伴感染的 FRNS 和 SDNS。剂量 2.5mg/kg，隔天服用 $12 \sim 24$ 个月。左旋咪唑在治疗期间和治疗后均可降低复发率，减少激素用量，在某些患儿可诱导长期的缓解。

不良反应：可有胃肠不适、流感样症状、皮疹、中性粒细胞下降，停药即可恢复。

（五）激素耐药 NS（SRNS）的治疗

1. 在缺乏肾脏病理检查的情况下，国内外学者将环磷酰胺

（CTX）作为 SRNS 的首选治疗药物。中华医学会儿科学分会肾脏病学组制定的激素耐药肾病综合征诊治循证指南推荐采用激素序贯疗法：泼尼松 2mg/（kg·d）治疗 4 周后尿蛋白仍阳性时，可考虑以大剂量甲泼尼龙（MP）15～30mg/（kg·d），每天 1 次，连用 3d 为 1 疗程，最大剂量不超过 1g。冲击治疗 1 个疗程后如果尿蛋白转阴，泼尼松按激素敏感方案减量；如尿蛋白仍阳性者，应加用免疫抑制剂，同时隔天晨顿服泼尼松 2mg/kg，随后每 2～4 周减 5～10mg，随后以一较小剂量长期隔天顿服维持，少数可停用。

注意事项：建议 MP 治疗时进行心电监护。下列情况慎用 MP 治疗：①伴活动性感染；②高血压；③有胃肠道溃疡或活动性出血者。

2. 根据不同病理类型的治疗方案，SRNS 儿童常见病理类型分为：以非微小病变为主，包括局灶节段性肾小球硬化（FSGS）、系膜增生性肾小球肾炎（MsPGN）、膜增生性肾小球肾炎（MPGN）、膜性肾病（MN）。微小病变（MCD）初治时只有少部分患儿出现激素耐药。免疫荧光以 IgM 或 Clq 沉积为主的肾病患儿常出现激素耐药。

（1）病理类型为微小病变型。①CTX：为首选药物，静脉 CTX 冲击的完全缓解率较口服 CTX 效果更佳；②环孢素（CsA）；③雷公藤多苷（TW）：剂量为 1mg/（kg·d），分次口服，最大剂量≤60mg，总疗程 3～6 个月。

（2）病理类型为 FSGS。①CsA：为首选药物，至少应用 3 个月，在蛋白尿完全缓解后，CsA 应逐渐减量，总疗程 1～2

年；②他克莫司（TAC）；③激素联合 CTX 治疗：大剂量 MP 冲击 1~3 个疗程后，序贯泼尼松口服联合 CTX 静脉治疗，疗程 6 个月~1 年；④其他：尚可以长春新碱（VCR）冲击、利妥昔单抗静脉滴注和吗替麦考酚酯（MMF）口服等治疗。

（3）病理类型为 MsPGN：可参考选用静脉 CTX 冲击、CsA、TAC 等治疗。

（4）病理类型为 MPGN：可选用大剂量 MP 冲击序贯泼尼松和 CTX 冲击，也可以考虑选用其他免疫抑制剂如 CsA、TAC 或 MMF。

（5）病理类型为 MN：儿童原发性膜性肾病很少。成人 MN 治疗建议首选 ACEI（或）ARB 类药物，若大量蛋白尿、肾功能不断恶化或经上述治疗无明显好转，可选用 CsA 和低剂量泼尼松治疗，至少 6 个月，或咪唑立宾（MZR）或 TAC 治疗。

3. 重视辅助治疗。ACEI 和（或）ARB 是重要的辅助治疗药物，不仅可以控制高血压，而且可以降低蛋白尿和维持肾功能；有高凝状态或静脉血栓形成的患儿应尽早使用抗凝药物（如普通肝素或低分子肝素）；有高脂血症存在可考虑使用降脂药物（如他汀类药物）；有肾小管与间质病变的患儿可加用冬虫夏草制剂，其作用能改善肾功能，减轻毒性物质对肾脏的损害，同时可以降低血液中的胆固醇和甘油三酯，减轻动脉粥样硬化；伴有肾功能不全可应用大黄制剂。

（六）抗凝及纤溶药物疗法

由于肾病往往存在高凝状态和纤溶障碍，易并发血栓形成，需加用抗凝和溶栓治疗。

1. 肝素钠

1mg/(kg·d)，加入 10% 葡萄糖液 50～100ml 中静脉点滴，每天 1 次，2～4 周为一疗程。亦可选用低分子肝素。病情好转后改口服抗凝药维持治疗。

2. 尿激酶

有直接激活纤溶酶溶解血栓的作用。一般剂量 3 万～6 万 U/d，加入 10% 葡萄糖液 100～200ml 中，静脉滴注，1～2 周为一疗程。

3. 口服抗凝药

双嘧达莫 5～10mg/(kg·d)，分 3 次饭后服，6 个月为一疗程。

（七）血管紧张素转换酶抑制剂（ACEI）治疗

对改善肾小球局部血流动力学、减少尿蛋白、延缓肾小球硬化有良好作用。尤其适用于伴有高血压的 NS。常用制剂有卡托普利、依那普利、福辛普利等。

（八）中医药治疗

NS 属中医"水肿""阴水""虚劳"的范畴。可根据辨证施治原则立方治疗。

七、护理

（一）心理护理

关心、爱护患儿，多与患儿及家长交谈，鼓励其说出内心的感受，如害怕、担心等，指导家长多给患儿心理支持，使其保持良好情绪；在恢复期可组织一些轻松的娱乐活动，适当安排学习，以增强患儿信心，积极配合治疗，争取早日康复；活动时注意安全，避免奔跑、打闹，以防摔伤、骨折等。

（二）一般护理

1. 严重水肿和高血压患儿需卧床休息，可减少心脏和肾脏的负担。腹水严重时，应取半卧位。高度水肿时协助患儿进食、大小便，提供必要的生活护理。

2. 做好保护性隔离，与感染患儿分室居住，限制陪护、探视人员，经常开窗通风。

（三）饮食护理

1. 肾病综合征患儿膳食总的原则是低盐、低脂、优质蛋白饮食。低盐饮食是指食盐量不超过 $2g/d$，水肿严重时应小于 $1g/d$ 或暂时禁盐；低脂饮食是指甘油三酯、胆固醇比例较少的食物，限制动物脂肪的摄入，尽量少吃或不吃油炸食品，如薯条、汉堡、鸡翅等；优质蛋白质是指食物中的蛋白质氨基酸模式接近人体蛋白质的氨基酸模式，这种蛋白质容易被人体吸收利用，如蛋、奶、鱼、肉以及大豆蛋白质等，大豆蛋白质中含有非必需氨基酸，因此其摄入量不超过蛋白质总量的 30%。

2. 限盐饮食不宜长期进行，待水肿明显好转后限盐应放宽，并根据病情逐渐增加食盐的摄入量。

3. 要保证充足的热量，并平均分配在一日三餐中，不要一次摄入过多。

4. 尿少、血钾高者应限制含钾高的食物，如香蕉、橙子、蘑菇、冬菇、马铃薯等。

5. 注意饮食卫生，饮食种类尽量要多样化，以新鲜、清淡易消化为主，保证维生素 A、D、C，以及钙和微量元素的摄入，应忌食虾、蟹、酱菜、甜面酱、腐乳、香肠、腊肉等食物。

（四）皮肤护理

1. 保持床单清洁干燥、平整，着棉质内衣，更换衣物时，动作宜轻柔。

2. 对眼睑及面部水肿的患儿可抬高床头 15°～30°；双下肢水肿者可抬高下肢 30°～40°；阴囊水肿者用棉垫或软毛巾托起，与两侧腹股沟隔开，减少摩擦，并观察阴囊处皮肤有无破损及血液循环情况，发现异常及时与医师联系。

3. 鼓励患儿经常更换卧位，腋窝及腹股沟处随时保持干燥，避免局部受压过久而致淤血、破损，防止感染发生。

4. 每日用温水清洗皮肤，保持皮肤清洁干燥，清洗时动作轻柔，避免皮肤破损。并尽量避免肌肉注射。

（五）用药护理

1. 激素治疗期间注意每日尿量、尿蛋白变化及血浆蛋白恢复等情况，注意观察激素的副作用，如库欣综合征、高血压、消化道溃疡、骨质疏松等。遵医嘱及时补充维生素 D 及钙剂，以免发生手足搐搦症。

2. 应用利尿剂时注意观察尿量，定期查血钾、血钠，尿量过多时应及时与医生联系，因大量利尿可加重血容量不足，有出现低血容量性休克或静脉血栓形成的危险。

3. 使用免疫抑制剂（如环磷酰胺）治疗时，注意有无白细胞数下降、脱发、胃肠道反应及出血性膀胱炎等。用药期间多饮水并定期查血常规。

4. 抗凝和溶栓疗法能改善肾病的临床症状，改变患儿对激素的效应，从而达到理想的治疗效果。在使用肝素过程中注意有无出血倾向，如皮肤出血点、鼻腔及牙龈出血、月经过多、呕血、便血等情况。

5. 利妥昔单克隆抗体的应用。该类药物的不良反应主要出现在注射后前几小时，尤其在第一次静脉注射时明显，且与静脉注射速度有关，主要表现为过敏反应（荨麻疹、气管痉挛、呼吸困难、喉头水肿等）、发热、寒战、恶心等，对心血管系统可致高血压或直立性低血压，毒副作用大多为轻到中度，减慢输注速度、使用前给予盐酸异丙嗪、地塞米松及苯海拉明等能有效减少毒副作用的发生。

（六）并发症的预防及护理

1. 感染

（1）保持病室空气清新，经常开窗通风。

（2）与感染性疾病患儿隔离，并减少人员探视。

（3）注意个人卫生，勤洗手，勤洗澡，做好皮肤及口腔护理。

（4）避免受凉，预防感染。

2. 血栓形成

（1）鼓励患儿适当下床活动，以促进血液循环。

（2）观察患儿肢体有无疼痛及皮肤颜色改变等血栓形成表现，发现异常及时通知医师处理。

3. 电解质紊乱与低血容量

（1）卧床休息，密切观察生命体征，尤其是血压的变化。

（2）合理饮食，避免不恰当的长期无盐饮食。

（3）观察尿色、尿量变化，注意有无恶心、呕吐、腹泻、微循环差等表现，发现异常及时处理。

（4）加强健康宣教，告知家长激素类服药的重要性及随意停药的严重性，定期复诊。

4. 急性肾功能不全

（1）密切观察患儿精神状态、生命体征、尿色、尿量变化，每日空腹测体重。

（2）定期复查尿常规、肾功能及电解质、尿素氮、血肌酐等变化。

（3）给予低盐优质蛋白饮食，尽量避免食用含钾较多的食物（如香蕉、橙子、蘑菇、冬菇、马铃薯等）。

（4）加强口腔、皮肤护理。

（5）严格控制液体入量，量出为入。

5. 肾上腺危象

（1）严格遵医嘱使用药物，防止滥用。

（2）不得随意更改用法、用量或者停药，也不能长时间不调整、不减量。

（3）需在专科医生的指导下根据病情需要及时调整药物的

用法与疗程，应遵医嘱定期复诊。

八、健康教育

（一）患儿在应用糖皮质激素过程中，会食欲大增，可因过度摄食导致体重剧增，过度肥胖，故应适当限制热量的摄入。

（二）向患儿及家长解释预防感染的重要性。肾病患儿由于免疫力低下易继发感染，而感染又可导致病情加重或复发，严重感染甚至可危及患儿生命，指导患儿家长应根据天气冷暖及时增减衣物，避免受凉。注意个人卫生，尽量少去公共场所等人员密集的地方，防止病原微生物入侵。

（三）向家长讲解激素治疗的注意事项及重要性，服药期间按时、按量，不可随意中断或调节药量。教会家长用试纸监测尿蛋白的变化。

（四）出院指导

1. 出院后坚持按医嘱服药，不可随意停药或减量，定期复查。

2. 避免劳累和感染，以防病情反复。

3. 预防接种避免使用活疫苗，在使用激素和免疫抑制剂治疗期间一般需暂停预防接种。

【附】肾脏穿刺活检术的护理

肾穿刺活组织检查（renal biopsy）是用以诊断肾脏疾病的极为重要的检查技术。随着穿刺针及穿刺方法的不断改进，穿刺成功率及安全性大大提高。目前各种穿刺法的成功率均在

90%以上，并发症的总发生率在5%～10%。随着近代显微镜和免疫荧光、免疫技术的发展，肾穿刺活检的意义已不限于肾脏疾病的诊断，还包括对肾脏病的病因探讨、免疫发病机制的研究、疾病活动性和肾脏受损程度的了解、病理分型、指导合理治疗方案的制定、观察疾病的演变及估计预后等多方面的价值，故它已成为肾脏病学科进一步发展所不可缺少的一项重要检查技术。

一、适应证

（一）肾病综合征

1. 应用足量糖皮质激素治疗3～4周，尿蛋白仍持续在3＋～4＋，无明显改善者。

2. 对激素部分效应者。

3. 对激素依赖者。

4. 多次复发者。

（二）急性肾炎综合征病因不明，临床表现不典型或伴肾功能受损或病程大于一年者。

（三）隐匿性肾炎、迁延性肾炎、各种慢性肾炎及血清HBsAg阳性肾炎。

（四）无症状持续性蛋白尿，24h尿蛋白定量>1g。

（五）反复发作的镜下或肉眼血尿，原因不明，病程已持续6个月以上者。

（六）继发性肾小球疾病。

（七）不明原因的急慢性肾功能不全。

（八）疑为急进性肾小球肾炎者。

（九）遗传性肾炎。

（十）临床诊断不明的肾脏疾病，已排除肾血管畸形者。

（十一）移植肾、鉴别排斥，感染或原发病复发者。

二、禁忌证

（一）肾脏畸形，包括先天性多囊肾、孤立肾、马蹄肾或对侧肾发育不全及萎缩肾，及肾动脉狭窄者。

（二）急性肾内感染（含肾结核或肾周围脓肿）。

（三）肾肿瘤（含血管瘤）及肾囊肿。

（四）出血性疾病未能纠正者。

（五）肾脏疾病抗凝治疗期间及停止抗凝治疗小于 10d 者。

（六）严重尿毒症 BUN > 35.7mmol/L（100mg/dl）或有严重贫血或出血倾向者。

（七）严重高血压或血压控制正常在一周以内者。

（八）骨骼发育畸形，定位困难者。

（九）中到大量腹水，肾脏不易压迫固定者。

（十）长期应用大量激素，库欣病症状明显者。

（十一）肾盂积水。

三、肾穿刺活检术前准备

（一）术前向患儿及家长解释肾活检的必要性及安全性，并简要说明操作过程，消除其顾虑，取得家长配合，书面签字同意。

（二）指导患儿练习憋气，俯卧床上，腹下垫枕，腰部呈水平，保持头、肩、胸紧贴于床上，头偏向一侧，双手置于头两侧。将一只手放在患儿的腰部，嘱患儿慢慢吸气，直至吸到最大量，立即屏气，坚持 15 ~ 20 秒后再呼气，放松，如此重复练习。

（三）指导患儿练习床上大小便，以防止术后因体位改变而导致的排尿、排便困难。

（四）给予少渣、清淡易消化的饮食，减少豆类、肉类、奶类等产气食物的摄入，保持大便通畅。便秘者可遵医嘱应用通便药物，术前排空大小便。

（五）检查血常规、出凝血指标、尿常规、血尿素氮、肌酐、肝功能、HBsAg 等。B 超检查双肾大小、厚度、形态及定位，探测皮肤到肾包囊之深度。

（六）术前已用抗凝治疗者应停用抗凝药物，并根据抗凝药物的半衰期考虑停药时间，并复查凝血指标。

（七）患儿术前禁食禁水 6 ~ 8h （婴幼儿禁食禁水 6h）。

（八）严重肾衰竭患儿术前加强透析，术前采用无肝素透析或枸橼酸局部抗凝。

四、肾穿刺点定位

经皮肾穿刺活检成功的关键之一即对肾穿刺点的准确定位。一般由于右肾下极与大血管、肾盏和其他器官相距较远，故较多选用右肾。对穿刺点定位时，患儿体位必须和活检时一致。即腹下垫有沙袋以固定肾脏，前胸紧贴床面，头部放一小枕，头正中位或向一侧卧位，两臂前伸过头。

目前多采用 B 型超声波切面显像仪进行肾穿刺点定位。通过扫描后，除测得肾脏形态、大小外，尚可同时探测肾厚度与皮肤到肾包囊的深度，供参考进针和穿刺的深度。有效穿刺点一般以平静呼吸时定在肾下缘的内 0.5cm 处为宜。本法具有以下优点：①安全可靠，定位准确；②操作简便，省时经济，避免静脉用药，更适合小儿；③免除患儿接受 X 线辐射及造影剂的危害，并不受肾功能的影响。

五、穿刺步骤

（一）穿刺前患儿排尿，年幼儿童或配合不好的患儿予适当镇静，肌注苯巴比妥或水合氯醛灌肠，必要时予地西洋；3岁以下患儿建议全麻。

（二）患儿取俯卧位，腹部垫一沙袋（或盐袋）。

（三）B 型超声波切面显像仪进行肾穿刺点定位，并作好标志。

（四）用 5% 活力碘按常规消毒穿刺点及其周围皮肤。

（五）术者戴无菌手套，铺孔巾。

（六）用 2% 利多卡因从穿刺点皮内逐层浸润麻醉，直达肾包囊。

（七）肾脏穿刺。①持枪：枪体平放于手掌，手指置于扳机处。②激活：将白色扳机向后拉两次，使活检枪处于待击发状态。此刻可看到枪盖上的状态显示窗完全为红色。③选择穿刺深度：顺/逆时针拨动枪体末端左上方的旋钮来选择取样深度，可为 22mm 或 15mm，小儿为 15mm。④安装活检针：打开枪盖，选取适当规格的活检针放入合上枪盖，轻微挤捏固定手柄将之取下，完全扣好枪盖。⑤穿刺：通过定位针或直接穿刺，B超引导下使针尖接近要活检的部位。⑥打开保险：将枪体末端下方的保险杆从水平位的"S"逆时针旋到垂直位的"F"。⑦击发：压下侧面的启动按钮采样，采样后立即拔出穿刺针。⑧收获样本：向后拉动扳机一次，取出组织块。⑨继续取样：如需继续取样，再次向后拉动扳机一次，并从步骤③开始。

（八）拔针后术者用手掌大鱼际处垫纱布紧压穿刺点15min。

（九）助手将针头内组织用盐水冲入小瓷杯内，所得组织应用放大镜检查，若有肾小球，可见细小红颗粒。然后将肾组织标本用锋利的刀片切成三段，分别装入三个消毒的小标本瓶内（瓶内分别盛有10%甲醛液、生理盐水、2.5%戊二醛）置冰筒内，即送检做光镜、免疫荧光和电镜检查。

（十）局部伤口再次以5%活力碘消毒，并用3M敷料覆盖，沙袋压迫固定，以多头腹带包扎，仰卧送回病房。

六、穿刺后护理

（一）将患儿送回病房后小心平移至病床上，术后至少卧床24h。6h内严格平卧位，大小便不宜起床；6h后可协助翻身取侧卧位，密切观察面色、血压、脉搏、腹痛、腰痛、尿色和皮肤情况。

（二）术后监测呼吸、脉搏、血压6h，每小时测1次，并做好护理记录。

（三）密切观察尿色、尿量变化，有无血凝块等。一般术后连查3次尿常规，有肉眼血尿时要延长卧床时间，直至肉眼血尿消失。

（四）观察患儿有无严重的腰腹部不适感。术后有轻度腰酸及腰痛，一般无须处理，一周后可自行消失。如有明显的绞痛或腹部胀痛应及时行 B 超检查，以防肾周大血肿的发生。

（五）观察有无恶心、呕吐，警惕有无其他脏器损伤的可能，注意有无尿频、尿急、尿痛等情况，防止术后感染发生。

（六）鼓励患儿少量多次饮水，以利于尿道冲洗，防止术后出血致输尿管内形成血凝块。饮食应少吃多餐，予易消化饮食，适量进食水果蔬菜，防止大便干燥。

（七）术后 24h 病情稳定、无肉眼血尿可去除腹带，可在床上坐起，避免突然弯腰、碰撞、增加腹压等动作。穿刺部位敷贴 3d 后可取下，术后一周内不能淋浴或盆浴，以免伤口感染。术后 3d 严禁肾脏叩诊，予止血治疗 3d 左右，观察 3 ~ 7d 无不适可出院。

七、常见并发症及护理

（一）血尿

绝大多数患儿术后都有镜下血尿，多数肉眼血尿发生在术后第一次小便，3 ~ 5 次排尿后尿色逐渐转清，一般不超过 2d。少部分在术后 3 ~ 12d 还会发生迟发性肉眼血尿。

1. 严密观察患儿血压、脉搏、呼吸及尿液的颜色、量。

2. 嘱患儿全身放松，避免腰部用力。

3. 密切观察有无面色苍白、头晕、恶心、出汗等不适症状，有无腹痛、腰痛。

4. 如果出现肉眼血尿，应延长卧床时间，直至肉眼血尿消失。

5. 嘱患儿多饮水以免血块阻塞尿路，以少量多次为宜，留取术后 3 次尿常规以观察尿中红细胞情况。

6. 保守治疗效果不佳，出现失血性休克及压迫等症状，需要外科手术或者介入治疗止血。

（二）肾周血肿

国外文献报道血肿发生率 48%～85%，多数为无症状的小血肿。临床上常表现为肾活检 3～5d 后出现的低热、腰痛，经 B 超检查证实。肾周小血肿卧床休息可自行吸收消散，无后遗症，较大的血肿可在 3 个月内吸收。严重的肾周大血肿处理类似严重的肉眼血尿患儿。

1. 密切观察血压、脉搏及血红蛋白变化，如出现血压降低，脉搏加快、血红蛋白下降等应及时报告医生，严重者给予手术处理。

2. 嘱患儿术后避免用力排便和剧烈咳嗽等增加腹压的动作，以免增加肾周血肿的出血量。

3. 嘱家长给患儿洗浴时应保持合适的水温，以免造成体内血流速度及血流量的改变，导致穿刺部位的出血。

（三）尿潴留

由于排尿方式及体位的改变，患儿术后发生尿潴留的情况较常见。

1. 告知家长放松、分散注意力的方法，如给患儿讲故事、听音乐、看书等。

2. 指导患儿家长进行腹部按摩、热敷、听流水声以及冲洗外阴等方法刺激排尿。

3. 为患儿创造一个安静、私密的环境，放松心情。

4. 以上措施均无效时应遵医嘱给予导尿。

（四）腹痛腹胀

腰腹疼痛多为钝痛或不适感，可给予患儿舒适卧位，并转移注意力，同时需密切观察患儿病情变化。该症状一般于3～5日后消失，只有极少数患儿可持续很长时间，如腰腹部出现绞痛，可能是发生血块堵塞肾盂或输尿管，应立即报告医生，并给予相应地对症治疗。

（五）感染

随着肾活检技术的成熟，几乎很少发生术后感染的情况。当患儿出现发热、腰痛、尿频、尿急、白细胞值偏高时，应立即报告医生给予相应处理。此外，执行各项护理操作时应严格执行无菌操作，避免感染的发生。

（六）直立性低血压

患儿长期卧床，在站立时动作应缓慢，做些轻微的四肢活动，有助于促进静脉血向心脏回流，从而避免直立性低血压的发生。

八、出院指导

（一）向家长讲解原发疾病的治疗及护理要点。

（二）指导家长伤口在愈合过程中避免穿紧身衣服，不利于伤口愈合。

（三）告知患儿及家长休息的重要性，术后 3 个月内应避免剧烈活动，如爬山、骑车、游泳等。

（四）出现肉眼血尿、腰痛、腹痛剧烈时，应及时就医。

第三节　Alport 综合征

一、概述

Alport 综合征（Alport syndrome，AS）属于遗传性肾小球疾病，表现为血尿、肾功能进行性减退、感音神经性耳聋和眼部异常。本病具有明确的遗传性、家族性或先天性肾炎存在，但遗传方式根据不同的家系分析，结论不一。本病在两性均可发病且遗传给子代，符合常染色体显性遗传规律，男性多属重症。但有更多报告本病属性连锁显性遗传，其特点是女性发病与男性发病之比约为 2:1，且男性发病不遗传给男性。

二、病因及诊断

（一）病因

本病有三种遗传方式：X 连锁显性遗传、常染色体隐性遗传型和常染色体显性遗传。多数患儿为 X 连锁显性遗传，常染色体隐性遗传型和常染色体显性遗传型较少见。本病是由于编码肾小球基底膜的主要胶原成分Ⅳ型胶原基因突变而发生的疾病。

（二）诊断

典型的 Alport 综合征根据临床表现、阳性家族史以及电镜下肾组织的特殊病理变化可作出诊断，其中肾组织的电镜检查一直被认为是确诊该病重要和唯一的依据。如果血尿和（或）肾功能不全患儿，符合以下四项中的三项便可诊断。

1. 血尿和（或）肾功能不全家族史。
2. 肾活检电镜检查有典型病变。
3. 高频性神经性耳聋。
4. 特征性眼病。

三、临床表现

Alport 综合征是以血尿、感音神经性耳聋和进行性肾功能减退为临床特点的遗传性疾病。

（一）肾脏表现

主要有血尿、蛋白尿、慢性进行性肾功能损害。患儿出生后即会出现间歇性或持续性的血尿，也可呈肉眼血尿，常与上呼吸道感染有关。蛋白尿在疾病的早期不明显，随疾病进展而增多。男性患儿大多会进展至肾衰竭；女性患儿一般无肾功能受累或出现较晚。

（二）听力障碍

高频神经性耳聋最为常见，表现为双侧进行性不完全对称性感音性耳聋，发生时间因基因突变类型不同而不同。

（三）眼部病变

少数患儿有眼部损害，表现为前圆锥形晶状体、黄斑周围点状和斑点状视网膜病变及视网膜赤道部病变。

（四）血液系统异常

与肾脏病相关的巨血小板减少症、粒细胞或巨细胞内包涵体等，为常染色体显性遗传。

（五）弥漫性平滑肌瘤

某些青少年型 Alport 综合征家系或患儿伴有显著的平滑肌肥大，受累部位常为食管、气管和女性生殖道，并因此出现相应的症状，如吞咽困难、呼吸困难等。

四、辅助检查

（一）活体组织检查

肾活检及皮肤活检组织行组织基底膜Ⅳ胶原 α 链免疫荧光检查；肾活检电镜检查肾小球基底膜弥漫性变薄。

（二）分子遗传学分析

可以提供确切的遗传学信息，不但服务于遗传咨询，也是目前唯一确定无症状的基因携带者的方法，并使 Alport 综合征的产前诊断成为可能。

五、治疗

本病无特异性治疗方法，积极对症治疗，控制高血压及蛋白尿可延缓肾功能进展。

（一）对症治疗

1. 感音神经性耳聋交流困难时可佩戴助听器。

2. 前圆锥形晶体视力损害严重或白内障者可行人工晶体植入术。

3. 有继发尿路感染者应积极抗感染治疗。

4. 当肾损害类似慢性肾炎者，则按一般肾炎治疗。

（二）血管紧张素转换酶抑制剂（ACEI）

用于控制蛋白尿，以延缓肾衰竭的发生。

（三）环孢素 A

有减少蛋白尿和抗纤维化作用。

（四）肾移植

对于发展至终末期肾病的患儿可进行肾移植。AS 肾移植后患儿 5 年存活率在 90% 以上，10 年存活率在 70% 以上。

六、护理

（一）一般护理

1. 保证充分的休息，切忌剧烈运动或劳累。

2. 病室经常开窗通风，与感染性疾病的患儿分开，预防感染的发生。

（二）病情观察

1. 观察有无水肿、发热、听力障碍、眼部病变等不适。

2. 注意患儿尿量、尿色、血压的变化，遵医嘱准确记录24h出入量。

3. 严密监测肾功能、血肌酐、尿素氮、尿常规及电解质的变化。

4. 观察有无血液系统异常，如出血、贫血、发热等。

（三）饮食护理

1. 仅有镜下血尿而无蛋白尿、血压正常和肾功能正常患儿，给予优质蛋白、高维生素和易消化的清淡饮食；合并有尿路感染者，应鼓励多进食蔬菜、水果。

2. 有慢性肾功能不全患儿，应给予高维生素、低盐、低磷、优质低蛋白等易消化饮食。

3. 血钾偏高患儿，应少摄入一些含钾过多的水果，如哈密瓜、西瓜、香蕉等。

（四）用药护理

遵医嘱使用 ACEI 类药物时注意监测血压，观察药物不良反应。肾毒性药物及造影剂可影响肾功能，应尽量避免使用，以便延缓肾功能的恶化。

（五）对症护理

1. 仅有镜下血尿，无蛋白尿、血压正常和肾功能正常者，无须特殊治疗，监测血尿变化。

2. 若发展为慢性肾功能不全，应按慢性肾功能不全进行护理。

3. 行血液透析患儿，应做好中心静脉导管护理，保护动静脉内瘘功能；腹膜透析者应保护好腹膜透析管路。

七、健康教育

（一）疾病知识

教会家长测量血压的方法；告知家长观察尿液颜色、性质及量的变化，观察全身皮肤有无出血点；注意听力及视力变化；告知家长预防感染、避免劳累、肾毒性药物等诱因。

（二）生活指导

指导患儿劳逸结合，避免剧烈运动，病情稳定时可适当运动，增强抵抗力。

（三）随访

定期进行视力及听力检查，监测血压、肾功能及尿液变化，并定期复诊。本病为遗传性疾病，应早发现、早诊断，优生优育。

（四）出院指导

1. 向家长讲解本病的预后，患儿出院后应注意休息，避免剧烈运动，要注意天气变化适时增减衣物，防止受凉感冒。

2. 注意加强营养和体育锻炼，增强机体的抵抗力。

3. 定期随访，若病情变化，应及时就医。

第四节　慢性肾脏病

一、概述

慢性肾脏病（chronic kidney diseases，CKD）是肾损害≥3个月，表现为病理或血、尿、电解质、pH 异常或影像学检查异常；肾小球滤过率（GFR）<60ml/（min·1.73m²）≥3 个月，有或无肾损害。CKD 严重危害儿童和青少年健康，但临床流行病学资料极其有限，由于 CKD 早期没有特异的临床症状，所以临床诊断率很低，主要原因在于缺乏确切的病史资料以及对病情严重性的分期不明确。研究表明，如果早期予 CKD 患儿治疗，可改善其预后。

二、病因

儿童 CKD 最常见的原因是先天性肾脏异常。北美地区关于儿童慢性肾功能不全的研究结果显示，慢性肾功能不全儿童中，22% 患儿为梗阻性尿路病变，8% 为反流性肾病。肾小球肾炎（GN）发病率在 12 岁以上患儿有增加趋势。关于肾小球疾病导致的儿童慢性肾功能不全病因中，局灶节段性肾小球硬化（focal segmental glomerulosclerosis，FSGS）占 8.7%，而其他肾小球疾病累加在一起占儿童 CKD 病因比例的 10% 以下。FSGS 在黑人中的发病率是白人的 3 倍，也是黑人儿童 CKD 的常见原因。来自意大利的资料显示，先天性肾发育不全占意大利儿童 CKD 病因的 57.6%，而肾小球疾病只占 6.8%。欧洲透析与移植协会的报告指出，0~4 岁儿童终末期肾病（ESRD）的主要原因就是肾发育不良和遗传性肾脏疾病。随着年龄的增长，GN 和肾盂肾炎是更为常见的原因。日本的研究结果显示，日本 ESRD 患儿中，GN 占原发病的 34%。澳大利亚和新西兰的报告也认为 GN 是儿童 ESRD 的主要原因。我国儿童慢性肾功能不全的研究结果显示，主要原发病为慢性肾炎和肾病综合征，占 52.7%；先天/遗传性疾病约 25%，以肾发育异常和肾囊性病为主。

三、临床表现

具有慢性化倾向的儿童各种原发、继发、先天性遗传性肾脏疾病、肾小管及小管间质疾病、慢性泌尿系感染原发病表现，而同时存在 CKD 的危险因素表现：①易感因子，包括家族史、肾质降低、低出生体重、种族差别等肾易受损的因子；②存在直接引起肾损害的因素如糖尿病、高血压、自身免疫性疾病、全身性感染、尿路感染、尿路结石、下尿路梗阻、药物肾毒性、遗传性病等诱发因素；③存在肾损伤后能引起肾损伤继续恶化或加速肾功能下降的因素，包括重度蛋白尿、高血压、糖尿病而血糖控制不佳、血脂异常等进展因素；④肾功能不全中存在能增加发病和病死的因素，包括透析不充分、暂时的血管通路、贫血、低白蛋白血症、高磷血症和就诊过迟等终末期因子；⑤家族中有多囊肾或其他遗传性肾脏病史；⑥患儿为低出生体重儿；⑦有围产期低血氧或其他对肾急性损伤发生急性肾衰竭者；⑧肾发育异常、肾发育不全；⑨存在泌尿外科病，尤其是梗阻性泌尿系统等疾病；⑩反流伴反复泌尿系感染、肾有瘢痕等。基于肾功能水平，并根据美国肾脏病基金会（National Kidney Foundation，NKF）颁布的儿童慢性肾脏疾病K/DOQI（Kidney Disease Outcomes Quality Initiative，肾脏疾病患者生存质量）指南的 CKD 分期标准对 CKD 患者进行分期，与原发疾病诊断无关，见表 4-1。通常患儿病情进展至 CKD5期时即被称为 ESRD。

表 4-1　CKD 的 NKF-K/DOQI 分期（2 岁以上儿童）

分期	GFR	描述	管理计划
1	≥90	肾脏损害伴正常或升高 GFR	治疗原发和伴病症延缓 CKD 进展，降低心血管疾病风险
2	60~89	肾脏损害伴 GFR 轻度减低	评估 CKD 进展概率
3	30~59	GFR 中度减低	评价和治疗并发症
4	15~29	GFR 严重减低	准备肾脏替代治疗
5	<15（或透析）	肾衰竭	肾脏替代治疗

注：GFR 单位 ml/ $(\min \cdot 1.73\text{m}^2)$

四、辅助检查

（一）尿蛋白

尿蛋白排泄持续增加通常是肾脏损害的一个重要指标，排出蛋白的种类取决于肾脏疾病类型。K/DOQI 指南中，"蛋白

尿"是指尿中清蛋白、其他特异性蛋白或总蛋白排泄增加，
"清蛋白尿"专指尿中清蛋白排泄增加，"微量清蛋白尿"则
指尿中清蛋白排泄超过正常值，但不能被检测总蛋白试纸法检
测到。在大多数情况下，儿童和青少年的非定时（"一次尿"）
尿样应被用来检测和监测蛋白尿。首选清晨第一次尿，但如果
不可能，随机尿液也是可以接受的。尿试纸筛查可用于检测蛋
白尿：①标准尿试纸可用于检测总尿蛋白的增加；②清蛋白专
用试纸可用于检测清蛋白尿；③试纸检测尿蛋白阳性（＋以
上）患儿应在 3 个月内通过定量测定证实蛋白尿（蛋白/Cr 比
值或清蛋白/Cr 比值）。间隔 1～2 周，2 次或多次定量检测阳
性患儿应被诊断为持续性蛋白尿，并进行进一步评估。

不伴糖尿病儿童特别指南：①当筛查儿童 CKD 时，应用
一次尿的尿样测定总尿蛋白，方法可用标准尿试纸或总蛋白/
Cr 比值；②如最初随机尿样发现蛋白尿，须通过重复测定清晨
第一次尿样排除直立性蛋白尿；③当监测 CKD 儿童蛋白尿时，
应该用一次尿的尿样测定总蛋白/Cr 比值。

伴糖尿病儿童特别指南：①当筛查有 5 年或以上糖尿病病
史青春期后儿童时，应该用一次尿的尿样测定清蛋白，方法可
用清蛋白专用试纸或清蛋白/Cr 比值；②筛查和监测其他糖尿
病儿童，应遵循不伴糖尿病儿童的指南。

（二）24h 尿蛋白测定

24h 尿蛋白测定一直是定量评价蛋白尿"金标准"，一次尿
尿蛋白或清蛋白/Cr 比值测定是一种替代方法，且比定时尿液
收集法更方便。研究证实，一次尿尿蛋白或清蛋白/Cr 比值为

尿蛋白排泄率或清蛋白排泄率提供准确评估。多数情况下，一次尿而不是定时收集的尿样，应用于检测和监测儿童和青少年的蛋白尿，又因为尿蛋白水平在一天中会有很大的变化，故首选一次尿尿样为清晨第一次尿。

（三）GFR 评估

在儿童和青少年，依据 2008 年 K/DOQI 临床实践指南应用考虑到血肌酐（Scr）水平、身高和性别的预测公式评估 GFR，不应单独用 Scr 水平来评价肾功能水平。GFR 是评估肾功能水平最好的指标。在各种已建立的预测公式中，Schwartz 公式和 Counahan-Barratt 公式应用最为广泛。Schwartz 公式：$GFR[ml/(min \cdot 1.73m^2)] = 0.55 \times 身高(cm)/Scr(mg/dl)(n = 186)$；Counahan-Barratt 公式：$GFR[ml/(min \cdot 1.73m^2)] = 0.43 \times 身高(cm)/Scr(mg/dl)(n = 108)$。

（四）其他

尽管一些新尿指标（如小管或低分子量蛋白和特异性单核细胞）显示有实用价值，但目前还不能用于临床决策。尿沉渣检测、肾脏影像学检查和临床表现可提示不同类型 CKD，包括肾小球、血管、小管间质和肾脏囊性疾病。影像学检查异常可提示血管、尿路或肾实质疾病。指南推荐多数 CKD 患儿和有发展为 CKD 高风险儿童均应行影像学检查，其中超声检查在某些情况下尤其有用，且无放射线或造影剂风险；有些有创性检查，如排泄性膀胱尿路造影和肾穿刺活检，在部分病例也是必需的。此外，血中特殊问题，如肾小管酸中毒或肾性尿崩症，提示是 CKD 的临床表现。

五、治疗

治疗时需注意以下四个方面：①治疗任何可逆转或可纠正的病因；②不论病因如何，需延缓肾功能恶化进程；③预防和治疗并发症；④当 GFR 降低至终末期肾病水平，并发症增加，需要做肾脏移植前或透析治疗前准备。

（一）纠正功能异常

对于可逆性病因，如后尿道瓣膜、肾积水、膀胱输尿管反流等尿路畸形需予纠正。对于不同原因的肾小球肾炎，在未进展至终末期时，需给予恰当的免疫抑制治疗。对于 3 ~ 4 期 CKD，需权衡感染风险和重度免疫抑制的利弊。停用肾毒性药物，如非激素抗炎药、氨基糖苷类、两性霉素、环孢素（Cyclosporin A，CsA）或他克莫司。若必须使用需密切监测，根据 GFR 调整用药剂量。需要注意的是，一些药物如西咪替丁、甲氧苄啶、环丙沙星及氟胞嘧啶可影响肌酐在肾小管分泌或实验室测定而导致肌酐测值升高。

（二）延缓进展

采取各种措施延缓肾功能恶化进程是非常重要的。肾脏功能长期进展性损害的部分原因是适应性高滤过状态伴有肾小球球内高灌注和高压力所致，而长期此作用可导致肾小球损害、蛋白外漏，进而引起肾间质炎症和纤维化。这种长期损害的组织学特征表现为肾小球硬化、血管硬化及肾小管间质纤维化，临床上则表现为蛋白尿及 CKD 的进展。通常在婴儿期及青春期这两个儿童快速生长期内 CKD 恶化进展最快，这是由于突然的迅速生长导致肾单位滤过量明显增加，因此在此阶段的 CKD 患儿需密切监测，以识别 CKD 的加速进展可能。

1. 控制血压

有很多关于成人和儿童的研究显示血压控制可以延缓 CKD 的进展使得更少患者进入终末期肾病。随机对照试验 Meta 分析证明使用血管紧张素转化酶抑制剂（angiotensin-converting enzyme inhibitors，ACEI）可使得蛋白尿患者获益。使用 ACEI 的获益是多方面的，除了降低血压、减低肾小球球内压力外，还能降低蛋白尿以保护肾脏。ACEI 还被发现能抑制系膜细胞的增生及纤维化。不过在晚期 CKD 使用时需谨慎。肌酐及血钾需在使用后一周内密切监测，若肌酐升高超过 30% 或血钾明显升高，则需减量或停药。当肌酐上升低于 30% 达稳定状态后，ACEI 长期使用有益于延缓肾功能进展。血管紧张素受体拮抗剂（angiotensin Ⅱ receptor blockers，ARB）亦有相同的效用，但与 ACEI 共用则并不推荐。

2. 减少尿蛋白

雷米普利治疗肾病有效性研究证实，将非糖尿病蛋白尿性 CKD 患者舒张压控制在 90mmHg 以下是有益的，它能显著减缓 GFR 的下降趋势，减低终末期肾病的发生率。多方面的观察研究及荟萃分析报告在非糖尿病 CKD 患者中，初始尿蛋白水平、治疗后尿蛋白下降程度及延缓肾功能进展与 ACEI 的使用具有相关性。根据研究，无论是非肾小球疾病还是肾小球疾病，尿蛋白肌酐比大于 2mg/mg 都是 CKD 快速恶化的危险因素。有研究分析发现，对于非肾小球疾病，蛋白尿及收缩期血压水平都是 CKD 进展的独立危险因素，血压正常的 CKD 患者，其 CKD 进展的速度与其尿蛋白水平相关；而在这些患儿中，无论其尿蛋白水平如何，收缩期血压升高都与 GFR 降低相关。

3. 膳食蛋白

尽管推荐 CKD 成人患者严格限制膳食蛋白摄入，但临床研究及荟萃分析并没有证实其好处。没有数据显示儿童低蛋白饮食有益于延缓肾功能进展。一个为期两年的前瞻性、随机、多中心研究观察了 191 例 CKD 儿童，结果发现，0.8～1.1g/kg 每天的低蛋白饮食摄入不能延缓 GFR 下降的速度。由于儿童需要蛋白质以供生长，目前关于膳食蛋白的共识需根据不同年龄而制定摄入量（表 4－2）。

表 4－2　慢性肾脏疾病患儿每天推荐蛋白摄入量

年龄	参考每天摄入量（DRI）[g/（kg·d）]				
	DRI	CKD3 期推荐量（100%～140% DRI）	CKD4～5 期推荐量（100%～120% DRI）	血透患儿推荐量	腹透患儿推荐量
0～6 月	1.5	1.5～2.1	1.5～1.8	1.6	1.8
7～12 月	1.2	1.2～1.7	1.2～1.5	1.3	1.5
1～3 岁	1.05	1.05～1.5	1.05～1.25	1.15	1.3
4～13 岁	0.95	0.95～1.35	0.95～1.15	1.05	1.1
14～18 岁	0.85	0.85～1.2	0.85～1.05	0.95	1

4. 血脂异常

高血脂常见于肾病综合征 CKD。实验研究显示，胆固醇过载会加重肾小球损伤，而通过洛伐他汀降脂可减缓小球损伤速度；然而各种临床观察研究对此并没有一致的结论。高胆固醇及血脂异常同样会对心血管系统有害，因此对 10 岁以上的 CKD 患儿，一般会推荐使用他汀类药物。

5. 超重（肥胖）

超重/肥胖儿童发生肾小球硬化风险增加，因此推荐肥胖的 CKD 儿童减肥，这也有助于血压控制，以减缓肾衰竭速度。

6. 避免肾毒性物质

有多种内源性和外源性毒素具有肾毒性，如各种引起肾损害的药物、中草药及溶剂等。避免这些物质很重要。

（三）并发症的治疗

并发症一般出现于 CKD2～3 期。根据一项回顾性研究，其构成比如下：高血压（70%）、贫血（37%）、钙磷异常及骨病（17%）、生长障碍（12%）需干预的电解质紊乱及代谢性酸中毒（12%）。其实，不同时期的 CKD 也可能出现其他并发症需注意并预防，如液体失衡、血脂异常、内分泌异常、尿毒症的神经系统异常和其他后遗症等。

1. 水电解质酸碱紊乱

（1）水钠潴留。CKD4～5 期时，水钠潴留可导致容量负荷过载，因此需限制钠的摄入以及使用利尿剂。水钠潴留早期时，可通过限制钠摄入。并给予袢利尿剂，如呋塞米 0.5～2mg/（kg·d），或噻嗪类利尿剂如氢氯噻嗪 1～3mg/（kg·d），可得到有效处理。对于肾发育不良、梗阻性肾病，因为其尿液浓缩功能下降、肾性失钠，特别是在腹泻和呕吐时，需注意水和钠的补充。

（2）高钾血症。GFR 下降、代谢性酸中毒、ACEI/ARB 的使用都可导致高钾血症。为了预防高血钾，患儿需注意低钾饮食。而若出现代谢性酸中毒，需给予碳酸氢钠纠正，亦可口服阳离子交换树脂（婴儿可放入配方奶中），并使用袢利尿剂促进钾排出。

（3）代谢性酸中毒。通常发生在 CKD4 期，常合并生长落后。给予碳酸氢钠 $1 \sim 2mmol/(kg \cdot d)$，分 $2 \sim 3$ 次口服，以维持碳酸氢根浓度 $\geq 22mmol/L$。

（4）钙磷及骨代谢异常。因 CKD 磷的排泄减少，高磷血症常常伴发低钙血症，而经肾产生的活性维生素 D 下降，导致低血钙而造成异常骨化。甲状旁腺激素（parathyroid hormone，PTH）及成纤维细胞生长因子 -23 于早期便参与这些异常的发生，如不纠正，最终会导致肾性骨病。因此推荐低磷饮食、磷结合剂以及维生素 D，以预防这些并发症。

2. 高血压

即使在 CKD 早期，高血压的发生率就很高，这可能是肾小球疾病高肾素及肾功能减低后水潴留所致。高血压定义为 3 次随机收缩压和（或）舒张压均大于第 95 百分位。24h 动态血压监测（ABPM）对于评估高血压更为有效。治疗可分为非药物治疗，如减肥、运动、限制钠摄入和药物治疗。

（1）噻嗪类。氢氯噻嗪 $1 \sim 3mg/(kg \cdot d)$，最大剂量 $50mg/d$。

（2）呋塞米。0.5~2mg/（kg·d），分1~2次服用。

（3）ACEI。依那普利开始剂量0.08mg/（kg·d）（每天最大5mg），逐渐增加至0.6mg/（kg·d）（最大剂量40mg/d）。雷米普利0.05mg/（kg·d），最大剂量10mg/d。赖诺普利初始量0.07mg/（kg·d）（每天最大5mg），可增至最大剂量0.6mg/（kg·d）（每天最大40mg）。

（4）ARB。缬沙坦0.8~3mg/（kg·d），一次服用。

联合使用ACEI和ARB需谨慎，特别在CKD晚期时。肌酐及血钾需在使用后一周内及时监测。当肌酐升高超过30%或有显著高血钾时，需及时减量或停药。

3. 贫血

贫血除因营养不良、缺乏铁质或叶酸引致外，主要还是因为肾脏产生促红细胞生成素减少所致，多始于CKD3期。常见症状有乏力、食欲下降、不适，严重者可出现头晕、呼吸困难及心血管相关症状。

当血红蛋白低于110g/L时，推荐使用重组人促红细胞生成素（recombinant human erythropoietin，rHuEPO）以维持血红蛋白在110~120g/L。儿童在透析前初始剂量为每周80~120U/kg，分2~3次皮下注射，密切监测下可逐渐增大剂量。对于5岁以下儿童或透析病人，常需要高剂量rHuEPO。血透病人常通过静脉管路给药。

铁缺乏是促红细胞生成素治疗失败的常见原因，需每天给予元素铁3~4mg/kg治疗，维持铁饱和度（TSAT）>20%、血清铁蛋白>100ng/dl。促红细胞生成素治疗期间需补充铁剂，至少每3个月监测一次血铁相关指标。

4. 肾性骨病

由 CKD 导致的系统性矿物质和骨代谢异常，表现为以下一点或几点。①钙磷、PTH 或维生素 D 代谢异常；②骨转换、骨矿化、骨量、骨骼长度生长或者骨强度异常；③骨外钙化。

治疗的目标主要是预防磷酸盐潴留，预防由维生素 D 缺乏、低钙血症导致的继发性甲状旁腺功能亢进。1~4 期，建议维持血磷在年龄矫正的正常低限或略高于低限；5 期，建议1~12 岁患儿维持血磷在 1.29~1.93mmol/L；青少年则维持在 1.13~1.78mmol/L。治疗措施如下。

（1）饮食：根据年龄及 CKD 分期限制磷的摄入。CKD3~4 期患儿每3个月监测血磷一次，CKD5 期患儿每月监测血磷。

（2）磷酸盐结合剂：可用碳酸钙、葡萄糖酸钙或醋酸钙。司维拉姆为不含钙的磷酸盐结合剂，推荐在血钙 >2.55mmol/L 时使用。

（3）活性维生素 D。如骨化醇：麦角骨化醇 2000U/d，使用 3 个月（当血清 25 - 羟维生素 D 在 16~30ng/ml）；4000U/d，使用 3 个月（当血清 25 - 羟维生素 D 在 5~15ng/ml）；8000U/d，使用 4 周，然后 4000U/d，使用 2 个月（当血清 25 - 羟维生素 D <5ng/ml）。当血清 25 - 羟维生素 D 回升 >30ng/ml 时，骨化醇改为维持剂量，400~1000U/d。

当 CKD 患儿血清 25 - 羟维生素 D >30ng/ml，但 PTH 高于目标范围、血钙 <2.37mmol/L 以及血磷低于年龄矫正值的高限时，可考虑使用骨化三醇（1，25 - 二羟维生素 D）和 α -

骨化醇（维生素类似物）。初始剂量：体重 < 10kg，0.05ug，隔天 1 次；10 ~ 20kg，0.1 ~ 0.15ug，每天 1 次；> 20kg，0.25ug，每天 1 次。

5. 营养不良

营养不良是儿童慢性肾脏病常见的并发症，也是患儿预后不良的重要原因。由于食欲差、肠道吸收营养素下降、代谢性酸中毒等，营养不良在 CKD，特别是在晚期 CKD 和小儿中并不少见。推荐对这些患儿定期行营养状态评估以确保营养良好。评估指标包括近 3d 膳食日记、体重的百分位、身高的百分位、体重/身高指数、身高年龄的体块指数的百分位；婴儿需测定年龄头围的百分位以及血透青少年标准化的蛋白分解率。

（1）蛋白质摄入。因为儿童有生长发育的要求，所以并不推荐限制蛋白质摄入；而且尚未证明限制蛋白质摄入后能延缓 CKD 儿童肾功能的进展。对于 CKD3 期儿童，蛋白质摄入量应该是每天膳食营养素参考摄入量（dietary recommended intake，DRI）的 100% ~ 140%，对于 CKD4 ~ 5 期儿童，应该是 100% ~ 120%。对于腹透患儿，因经透析液会额外损失蛋白质，故需要每天额外补充 0.2g/kg 蛋白质。

（2）维生素与矿物质。CKD 患儿对于维生素 B_1、维生素 B_2、维生素 B_6、维生素 B_{12} 及维生素 A、C、E、K、叶酸以及矿物质（如铜、锌）需按 DRI 足量摄入。对于营养不良和喂养困难的患儿，尤需确保补充足量的维生素及矿物质。但是，对于 CKD5 期的患儿，因肾脏清除维生素 A 的能力下降，可能有维生素 A 过量的可能，只有在进食极少的情况下才给予补充。

6. 生长障碍

生长障碍可由多种原因导致，如慢性代谢性酸中毒、热量摄入不足、营养不良、贫血、肾性骨病、未结合胰岛素样生长因子（IGF-1）不足使得生长激素代谢紊乱，而导致生长激素不敏感。因此推荐每年监测儿童身高，增加生长发育指标和膳食摄入，若有异常则及早干预。

（四）终末期肾病的治疗准备

当 CKD 患儿进入 4 期后，需告知患儿及其父母做好肾脏替代治疗的准备，如透析或者肾移植，告诉他们不同治疗方式的利弊，并考虑经济、居住环境等因素。当进入第 5 期时，GFR $<10 \sim 15\text{ml}/(\text{min} \cdot 1.7\text{m}^2)$，患儿易出现各种尿毒症相关并发症，如生长障碍、精神心智发育落后时，需开始肾替代治疗。

1. 肾替代治疗的选择

肾移植可选择活体肾移植或尸肾移植，腹膜透析可选择持续非卧床腹膜透析（continuous ambulatory peritoneal dialysis, CAPD）或自动腹膜透析（automated peritoneal dialysis, APD），血透（hemodialysis, HD）可采用不同血管通路，如导管、动静脉瘘或血管移植物。近年来，居家式血液透析已在一些儿童肾脏中心开展。

2. 肾移植

肾移植更优于透析治疗，因为移植能提供更优质的生活质量，而透析会影响患儿入学、家庭的生活方式及社交活动。肾移植患儿具有更好的生长发育及更低的死亡率。若有可能，应当尽量行非先透析的肾移植。不能获得活体肾源患儿，可先放入肾移植等候名单中等待尸肾移植，期间则需进行透析治疗。

3. 腹膜透析

一般来说，对于婴儿及小年龄患儿腹膜透析是更佳选择。腹透技术难度小，不需要建立血管通路，因小婴儿建立并维持血管通路是相对困难的。由于自动腹膜透析是用腹膜透析机于晚上为孩子透析，而无须日间进行，对患儿及家属的生活学习工作干扰较小，因此自动腹膜透析（APD）更优于持续非卧床腹膜透析（CAPD），但治疗费用相对较为昂贵。在准备行腹透时，需选择放置腹透导管，最好在开始透析前至少2周放置。

4. 血液透析

对于较大儿童和青少年以及有腹腔疾患的小儿童，可考虑血液透析。若选择血透中心治疗，患儿需每周到医院行3次血透，每次3~4h，影响患儿入学、家庭生活及社交活动。相对而言，居家式血透有更好的生活质量，因为更频繁的透析获得更好的清除率，故对液体和食物摄入的限制更少。当然，居家式血透需要患儿及其家长有能力掌握相应技术，有意愿并能配合在家中透析。居家式血透也需更大的经济支持。

当准备行血液透析时，需建立血管通路，如动静脉瘘或中心静脉导管。动静脉瘘在建立后需要等候数周至数月，待其成熟后才能使用。与中心静脉导管相比，动静脉瘘具有更少的并发症发生率，使用时间更久，适用于大年龄儿童。中心静脉导管有较高的感染率，通常在小年龄儿童和非长期透析时使用。

通常推荐终末期肾病有一年的时间作肾替代治疗的准备，以便家人及患儿有足够的时间了解各种治疗方式的利弊，同时需要做心理评估以及经济上的准备。

六、护理

（一）心理护理

本病病程长，预后差，家长常有心理负担，情绪低落。护士应主动与患儿及家长沟通，帮助家长正确面对现实，将一些治疗效果较好的病例与家长分享，使其建立战胜疾病的信心。

（二）饮食护理

CKD 患儿的饮食需根据其基础病因、肾功能水平、营养状况、摄食及消化能力、饮食习惯等进行个体化制定。应给予患儿高热量、高维生素、优质低蛋白、低磷、高钙饮食，适当限制钠盐和钾盐的摄入，蛋白质摄入可参考表 4-2。有少尿、水肿、高血压和心力衰竭者，应限制入量及盐的摄入。有高钾血症者，限制含钾高食物的摄入；低钙血症者，摄入含钙较高的食物（如牛奶），或遵医嘱使用活性维生素 D 及钙剂。

（三）病情观察

密切观察患儿生命体征及意识状态；观察有无恶心、呕吐、腹泻等消化道症状；观察有无水肿、呼吸困难、液体量过多的症状和体征；观察有无乏力、头晕、面色苍白等贫血表现；观察有无心力衰竭表现；观察皮肤黏膜是否有淤血、瘀斑、瘀点、便血等出血征象；观察患儿呼出气体有无尿味，皮肤瘙痒有无抓痕，有无面色晦暗等 ESRD 的表现；观察有无高钾血症、低钙血症的征象。

（四）用药护理

CKD 患儿常服用多种药物，应注意药物配伍禁忌。使用促红细胞生成素时，注意观察有无头痛、高血压、癫痫发作等不良反应，定期检查血常规。应用降压药时，保证准确及时给药，加强对血压监测，嘱患儿在服药期间注意缓慢坐起和站立，避免迅速改变体位，防止因血压下降而造成意外受伤。少尿时应慎用血管紧张素转换酶抑制剂，以免诱发高血钾的发生。

（五）并发症的护理

1. 高血压脑病

指导患儿按时按量正确服用降压药，控制高血压以预防高血压脑病。严密观察血压、心律、神志变化，观察有无头晕、头痛等血压升高表现，发生颅内压增高时，及时告知医生，遵医嘱给予对症处理。

2. 水电解质及酸碱失衡

（1）准确记录24h 出入量或尿量，坚持"量出为入"的原则，每日晨时测体重一次。无感染征象者出现心率快、呼吸加速和血压增高，提示体液过多，应告知医生并配合处理，指导患儿及家长限制水的摄入。

（2）严密监测血电解质变化，观察患儿有无心律失常、肌无力、心电图改变等高血钾症的表现，患儿如有血钾升高，应限制钾的摄入，少食含钾高的食物，禁止输入库存血。

（3）观察患儿有无手指麻木、抽搐、易激惹、腱反射亢进等低钙血症表现，有无皮肤瘙痒、骨痛等高磷血症表现，如有异常及时通知医生进行处理，并指导患儿摄入含钙高的食物，少食含磷高的食物，遵医嘱使用钙剂、活性维生素 D 及磷结合剂等，必要时，静脉输注药物治疗，注意观察药物疗效及不良反应。

（4）观察患儿有无咳嗽、胸闷等表现，若出现深大呼吸伴嗜睡，提示代谢性酸中毒，应及时通知医生进行处理。

3. 肾性骨病

（1）严密监测血清中钙、磷、血清甲状旁腺激素变化。

（2）透析患儿遵医嘱调整透析方案，增加透析频率和透析时间以降低血磷。

（3）使用含钙磷结合剂，如碳酸钙、醋酸钙及活性维生素 D，以纠正低钙血症，必要时静脉输注降磷补钙药物。

（4）指导患儿活动时注意安全，避免磕碰、跌倒或骨折。

（六）对症护理

1. 有皮肤干燥、瘙痒症状，应使用无刺激性的香皂或沐浴液清洗皮肤，用温水洗浴，皮肤干燥者涂润肤露，如患儿皮肤瘙痒严重遵医嘱给予止痒药，如炉甘石洗剂等。勤换内衣裤，穿棉质宽松的内衣。

2. 有恶心、呕吐、口腔异味等消化道症状者应进行口腔护理、饭后漱口等，以保持口腔清洁，并注意观察呕吐物及粪便颜色。

3. 有头痛、失眠、躁动等神经系统症状，应将患儿安置在光线较暗的病室，保持安静，注意安全，必要时遵医嘱使用镇静药。

（七）休息和运动

应根据病情和活动耐力，适当的活动。

1. 病情较重或心力衰竭者，应绝对卧床休息，并提供安静的休息环境。

2. 严重贫血、出血倾向及骨质疏松者，应卧床休息，并告知患儿坐起、下床时动作宜缓慢，以免发生头晕，同时注意安全，避免骨折等意外发生。

3. 能起床活动的患儿，鼓励其进行适当活动，如散步、进行力所能及的生活自理等。

（八）预防感染

1. 监测感染征象

注意患儿体温变化，观察有无咳嗽、咳痰、尿路刺激征和尿液改变及白细胞增高等感染征象。正确做好痰液、尿液和血液等标本的采集。

2. 加强预防

注意保暖，减少探视，避免与呼吸道感染者接触以防交叉感染。加强基础护理，指导卧床患儿有效排痰，严格执行无菌操作。

（九）专科技术护理

血液透析护理见第五章第一节"血液透析"；腹膜透析护理见第五章第六节"儿童腹膜透析"。

七、健康教育

（一）向患儿及家长介绍本病的基本知识，使其明确该病虽然预后较差，但只要坚持治疗，避免加重病情的各种因素，仍可延缓病情进展，提高生命质量。

（二）让患儿和家长知晓合理饮食是治疗慢性肾衰的重要措施。教会其制定及选用优质低蛋白、充足热量、富含维生素和钙及低磷、清淡、易消化食谱的方法，并通过合理摄入水及电解质来维持体液平衡。

（三）指导家长准确测量体温、血压及体重，CKD 儿童每年使用动态血压监测（ABPM）方法监测一次血压，每 3~6 个月用标准化的诊室听诊进行血压监测一次。警惕感染、高血压、水肿、少尿、腹泻、腹腔积液、高血钾、脱水的发生。

（四）卧床休息患儿要指导家属帮助其做好被动运动；缓解期可适当活动，指导其正确评价活动耐力。注意防寒保暖、避免过劳、防止骨折、跌伤。

（五）积极预防各种感染，注意个人卫生，避免各种应激因素的发生。

（六）腹膜透析管道或血液透析管道的健康教育见第五章"血液净化"。

（七）出院指导

1. 严格遵医嘱按时服药，积极预防感染、高血压、出血等诱发因素。

2. 养成良好的卫生习惯和生活方式，适当参加户外运动，以增强抵抗力。

3. 保持大便通畅，每日按时排便，以减少毒素的吸收。

4. 定期随诊，至少应每2~3个月到门诊复查一次。

第五节　急性肾损伤

一、概述

急性肾损伤（acute kidney injury，AKI）是临床常见的危重症，是指不超过三个月的肾脏结构或功能异常，一般包括血、尿、组织检测以及影像学肾损伤标志物异常。AKI 是影响肾脏结构和功能的疾病状态之一，特征为肾功能的急剧减退，涵盖急性肾衰竭（acute renal failure，ARF）。研究发现，AKI 为导致重症患儿死亡的独立危险因素，发生 AKI 患儿死亡率较其他患儿高 5 倍以上。在过去数十年里，尽管诊疗水平尤其肾脏替代技术有了长足进步，但 AKI 死亡率仍然高达 5% ~ 10% ，伴有肾外器官衰竭者可高达 50% ~ 70% 。急慢性肾损伤已经成为威胁人类健康的重要疾病。改善全球肾脏病预后组织（Kidney Disease Improving Global Outcomes，KDIGO）于 2012 年提出 AKI 临床实践指南时强调，探寻 AKI 的病因非常关键。临床工作应在明确诊断及分类的基础上分析 AKI 的病因及其易感、危险因素，以便对 AKI 的早期诊断、早期干预及时治疗，从而降低病死率。

二、病因

根据 AKI 病理生理及处理方法不同分为肾前性、肾性和肾后性三类。

（一）肾前性 AKI

肾前性 AKI 是由于肾脏低灌注引起的肾脏功能性的反应而非器质性的肾损害，其机制是肾脏血流量的急剧减少造成肾小球滤过率的急剧下降，从而导致 AKI。常见病因有以下方面。

1. 循环血量减少

如大出血、皮肤损失、胃肠丢失、肾脏丢失等。

2. 有效循环血量减少

如心力衰竭、肝硬化、肾病综合征等。

3. 肾内血管收缩

如高钙血症、肝肾综合征等。

目前认为肾前性 AKI 是增加肾性 AKI 发生的危险因素，甚至是肾性 AKI 的前期，持续的肾脏低灌流可引起肾脏不可逆的损伤。

（二）肾性 AKI

由各种肾脏实质性病变或肾前性肾衰竭发展而导致急性肾损伤。其病因可分为肾小球、肾间质性、肾小管性、肾血管病变、肾小管内梗阻及慢性肾小球病变恶化。

1. 循环障碍

肾血流量的急剧减少可以造成肾小球滤过率的急剧减少，从而导致 AKI。如新生儿的失血、重度窒息休克、先天性心脏病、心肌病、重度脱水、大失血、外科手术大出血、烧伤等。

2. 感染和免疫

很多免疫性疾病和感染可以损害肾小球而引起 AKI。其机制为广泛的肾小球毛细血管壁损害导致肾小球滤过减少。如链球菌感染后肾小球肾炎，由全身性疾病如过敏性紫癜、系统性红斑狼疮、脓毒症等所引起的肾损害导致 AKI 也不少见。

3. 中毒

肾对很多化学物质或生物学活性物质极为敏感。毒性物质直接作用于肾，可直接损害肾实质细胞，导致 AKI。如氨基糖苷类抗生素、重金属、氯仿、磺胺等。

4. 肾血管病

原发性或继发性肾血管病可导致 AKI。如双侧肾动脉栓塞常见于新生儿脐动脉插管，年长儿双侧肾静脉血栓常见于高渗性脱水、外伤性低血压及肾病综合征。儿童期溶血尿毒综合征及弥散性血管性凝血（DIC）常导致肾功能损害。

（三）肾后性 AKI

主要是各种原因所致的肾后性的完全性梗阻。其主要的病因包括以下两个方面。

1. 泌尿系统内源性因素

如腔内阻塞，包括泌尿系结石、肾乳头坏死、血凝块、结晶体、真菌球等；腔壁或腔外阻塞，包括神经源性膀胱、先天性输尿管、尿道狭窄、包茎或尿道口瓣膜畸形；泌尿系肿瘤等。

2. 泌尿系统外源性因素

如腹膜后或盆腔的恶性肿瘤、子宫内膜异位症、腹膜后纤维化、腹膜后淋巴结肿大及腹膜后血肿；手术损伤，如盆腔手术误扎输尿管；腹主动脉瘤等。其病因随年龄及性别而存在着个体差异，对于小儿最常见的病因为先天性的尿道狭窄和尿道口瓣膜畸形。

三、临床表现

AKI 的临床表现与病因和所处 AKI 分期不同有关，差异性很大。AKI 的分期见表 4-3。

表4－3　AKI的分期标准

项目	血清肌酐标准	尿量标准
1 期	升高 > 26.5μmol/L（0.3mg/dl）或增加 >50%	<0.5ml/（kg·h）（时间 >6h）
2 期	升高 >200% ~300%	<0.5ml/（kg·h）（时间 >12h）
3 期	增加 > 300% 或 > 353.6μmol/L（4.0mg/dl）［急性升高44.2μmol/L(0.5mg/dl)］	少尿［ <0.3ml/（kg·h）］24h 或无尿 >12h

（一）尿量改变

发病时，尿量骤减或逐渐减少，由于致病原因不同，病情轻重不一，少尿持续时间不一致。AKI1 期至 2 期的患儿少尿期较短，如果致病因素解除，很快进入多尿期或尿量恢复正常。AKI3 期患儿少尿期一般为 1 ~ 2 周，但少数患儿少尿可持续 1 ~ 3 个月以上。

（二）氮质血症

肾衰竭时，代谢产物排泄障碍，特别是蛋白质的代谢产物不能排出体外。最突出表现为恶心、厌食、呕吐、乏力等非特异性症状及血尿素氮、肌酐升高。

（三）电解质紊乱

低钠血症、高钾血症、代谢性酸中毒常是 AKI 的最危险的临床表现，也常常是致死的主要原因。当血钠≤130mmol/L时，就可出现恶心、呕吐、乏力、厌食等症状；当血钠≤120mmol/L 时就可出现头痛、嗜睡、反应迟钝甚至惊厥。肾衰时最为危险的电解质紊乱是高钾血症，显著的高血钾可致心律失常甚至心室停搏。

（四）水潴留及急性肺水肿

临床表现为血容量急剧增加、血压升高，严重时出现急性肺水肿。最早期表现常常是呼吸频率增加，平卧时加重。进一步加重可出现呼吸急促、口周发绀、肺底出现细小水泡音、心动过速甚至奔马律。X 线片上可见到两肺纹理显著增加、两肺门阴影对称性增浓，典型的可呈现蝴蝶样阴影。

（五）贫血及出血倾向

贫血是部分患儿较早出现的征象，其程度与原发疾病、病程长短、有无出血并发症等密切相关。严重创伤、大手术后失血、溶血性贫血、严重感染等情况，贫血多较为严重；可发生弥散性血管性凝血（DIC），临床表现为出血倾向、血小板减少、消耗性低凝血症及纤维蛋白溶解等征象。

（六）感染

感染的常见部位多在肺、尿路、腹膜腔、静脉导管或其他部位的伤口。易感因素包括皮肤黏膜的完整性受损、创伤性检查、导管留置等。预防性使用抗生素常常会导致机会性感染增加，应予避免。

四、辅助检查

（一）血液检查

早期可有程度较轻的贫血。常见有血肌酐和尿素氮进行性上升。血钾浓度升高也较常见，血清钠浓度可正常或偏低，血钙可降低，血磷升高。

（二）尿常规

尿液外观多浑浊，尿色深。尿蛋白多为＋～＋＋，以中、小分子蛋白质为主；尿沉渣镜检可发现肾小管上皮细胞、上皮细胞管型、颗粒管型、红细胞、白细胞和晶体存在。如为肾前性氮质血症，尿比重多在 1.020 以上，尿钠小于 20mmol/L，尿渗透压大于 500mOsm/（kg·H_2O）。如为急性肾小管坏死，尿比重多在 1.012 以下，尿钠大于 40mmol/L，尿渗透浓度低于 350mOsm/（kg·H_2O）。

（三）其他检查

泌尿系统 B 超检查用于排除尿路梗阻。

五、治疗

（一）积极控制原发病因

包括积极控制感染，及时根据细菌培养和药敏试验选用无肾毒的抗生素治疗；对创伤、出血、心血管异常等病因给予积极处理；注意寻找并治疗原有或在病情进展中新出现的加重因素，如容量不足、用药不当等。近年来因危重患儿增多，尤其应注意对留置导尿管、气管插管和血液透析管路的护理和处理，以防止导管相关感染并发症的发生。

（二）维持机体水、电解质和酸碱平衡

1. 液体管理

液体管理是 AKI 治疗中最基本的一个环节，无论是在少尿期还是多尿期，无论是防止 AKI 的加重还是促进 AKI 的恢复，都离不开恰当的液体管理。在 AKI 的不同时期，液体管理的策略是不同的。对于轻度 AKI，主要是补足容量、改善低灌注和防止新低灌注的发生。对于 AKI3 期的患儿，往往发生利尿剂抵抗，少尿期应严格控制水、钠摄入量，这是此期治疗的关键。在纠正了原有的体液缺失后，应坚持"量出为入"的原则。每天给液体量 = 尿量 + 显性失水（呕吐、大便和引流量）+ 不显性失水 – 内生水。不显性失水按 $400ml/(m^2 \cdot d)$ 或婴儿 $20ml/(kg \cdot d)$、幼儿 $15ml(kg \cdot d)$、儿童 $10ml/(kg \cdot d)$。体温每升高 $1℃$ 增加 $75ml/(kg \cdot d)$。内生水按 $100ml/(m^2 \cdot d)$。显性失水用 $1/4 \sim 1/2$ 张液体补充。每天应评估患儿含水情况，临床有无脱水或水肿。每天监测体重及血钠的变化，体重不减或者增加提示有液体潴留，应限制入量；如果体重减轻过快，提示体液量不足或存在高分解代谢状态。血钠迅速下降，应考虑液体摄入过多导致稀释性低钠血症，需严格限制液体入量；血钠增高，提示入量不足引起浓缩性高钠血症，可适当放宽对水钠摄入的限制。

2. 纠正高钾血症

高钾血症是 AKI 患儿少尿期死亡的主要原因。

（1）药物治疗。①聚苯乙烯磺酸钠 $1.0g/kg$ 加入 20% 山梨

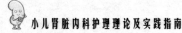

醇，口服或灌肠，每 2~3 小时 1 次。②降钾合剂，即在 25%
葡萄糖液 500ml 中加入葡萄糖酸钙 3g、乳酸钠 22.4g、胰岛素
30U，按每小时 1~2ml/kg 静滴。③当血钾超过 7mmol/L，出
现心电图改变（T 波高耸、QRS 波变宽）时，须采取紧急措
施，包括：10% 葡萄糖酸钙 0.5ml/kg 静注（10min 注完），以
钙离子对抗钾离子对心脏的毒性作用，但不降低血钾；5% 碳
酸氢钠 5ml/kg，稀释成 1.4% 碳酸氢钠后静滴，先快后慢，可
暂时降低血钾。以上三种药物应轮换使用，单一药物反复应用
无效。

（2）透析疗法。用于血钾持续在 6.5mmol/L 以上，经保守
治疗无效者。

3. 纠正代谢性酸中毒

应及时治疗代谢性酸中毒。轻度、中度代谢性酸中毒无须
治疗，当出现严重酸中毒，即血碳酸氢盐浓度 < 12mmol/L 或
血气 pH < 7.15 时，会增加心肌易激惹性，故须处理。应适当
补碱，补碱性药物剂量计算公式如下。

所需碳酸氢钠的毫克分子数 = 碱缺乏 × 0.3 × 体重。或所
需碳酸氢钠的毫克分子数 =（22 - 标准碳酸氢盐浓度）× 0.3 ×
体重。以上公式计算值乘以 1.67 即为 5% 碳酸氢钠的毫升数。
由于快速输入碱性液的危险，只需经静脉矫正部分酸中毒，按
公式先补 1/2 量，依血气结果决定补碱液的量。一般补充至
pH 达 7.2，血清碳酸氢盐 ≤ 15mmol/L 为宜，补碱时会加重低
钙血症，诱发低钙抽搐，故补碱后需注意补钙。

4. 纠正低钠血症

血清钠<120mmol/L 会增加发生脑水肿及中枢神经系统出血的危险，当出现软弱、嗜睡、呕吐、定向障碍、抽搐和昏迷等需补钠，可按3%氯化钠12ml/kg 静滴可提高10mmol/L 血清钠来计算，或按下列计算：补充钠量(氯化钠毫克数)＝［130－血钠(mmol/L)］×0.6×体重×8.85。

5. 低钙血症的治疗

出现低血钙症状，可用10%葡萄糖酸钙0.5ml/kg 静注，一般每次不超过10ml，注入时密切监测患儿的心率，以等量葡萄糖稀释静脉滴注为佳，减少对心率的影响；同时需要降低血磷。

6. 高血磷症的治疗

氢氧化铝，每天60mg/kg，或凝胶剂1g/kg；碳酸钙，每天300~400mg/kg，可避免铝中毒；透析清除血磷。

7. 高血压的治疗

(1) 钙拮抗药。①硝苯地平：每次0.1~0.2mg/kg，舌下含服5min 见效，15~30min 达高峰；口服20min 生效，30min~2h 达峰值，持续6~8h，半衰期为4~5h，故每6~8h 一次。临床用于各型高血压，包括高血压急症和顽固性高血压。②氨氯地平：本品半衰期为35~50h，治疗高血压初始推荐剂量5mg，每天一次，最大剂量为10mg，尚无儿童应用的资料。

(2) 血管紧张素转氨酶抑制剂（ACEI）：是通过抑制血管紧张素转换酶活性而阻止血管紧张素Ⅱ的产生，主要用于AKI

时高血压的治疗。常用的 ACEI 包括：①卡托普利：以 0.5～1.0mg/（kg·d）开始，每 8h 服一次；②福辛普利：成人和 >12 岁的儿童初始计量为每天 10mg，每天 1 次，儿童剂量最大可达每天 20mg，但不宜用于容量扩张引起的高血压，双侧肾动脉狭窄、肾衰竭（Scr > 265μmol/L）和高血钾的患儿禁用 ACEI 类药物。

（3）硝普钠：可降低心脏前、后负荷，其降压作用迅速，用药后 1～2min 立即起效，停药 5min 血压便回升，剂量与效应成正比，主要用于合并循环充血及心力衰竭者。已成为抢救高血压脑病的首选药物。静滴速度为 0.2～8μg/（kg·min），用药时随时监测血压，根据血压调整静滴速度。药物配制后 24h 内滴完，超过时间应重新配制，且应避光使用。久用可产生硫氰酸盐代谢产物的毒性。

（三）抽搐的治疗

与原发病有关。如狼疮性脑病、低钠血症（水中毒）、低钙血症、高血压或因尿毒症本身所致，治疗须针对原发病变。一般抗惊厥药物（如水合氯醛、苯巴比妥、苯妥英钠）在尿毒症患儿疗效差，地西泮对控制抽搐有效。

（四）贫血的治疗

血红蛋白下降至 60g/L 以下时须输血。体液过多的患儿，输血可导致体液扩张，而产生高血压、充血性心力衰竭及肺水肿。缓慢（4～6h）输入新鲜血（减少钾入量）10ml/kg 可减少体液扩张，禁止输入陈旧库存血。如有严重的液体负荷过重，则须在透析过程中矫正贫血。

（五）营养治疗

1. 保证能量需要

应尽可能供给足够热量，以保证机体代谢需要，选择高葡萄糖、低蛋白、富含维生素、低磷的食物。总能量供给 20～30kcal/（kg·d），具体可根据 Caldwell-Kennedy 公式 ［基础能量消耗 kcal/（kg·d）= 22 + 31.05 × 体重（kg）+ 1.16 × 年龄（岁）］。危重儿童热量供给约为基础能量消耗的 100%～130%。主要营养物质的生理需求因年龄而异。

2. 蛋白质

非高分解代谢、不需透析治疗 AKI 患儿的蛋白质摄入量建议为 0.8～1.0g/（kg·d）。肾脏替代治疗（RRT）AKI 患儿的蛋白质摄入量为 1.0～1.5g/（kg·d），连续性肾脏替代（CRRT）患儿和高分解代谢患儿的蛋白质摄入量可高达 1.7g/（kg·d）。不建议为预防或延迟肾脏替代治疗（RRT）而限制蛋白的摄入，蛋白质以优质蛋白为主。

3. 脂肪

脂肪摄入应为 30～40kcal/（kg·d）。

4. 葡萄糖

早期给予足够的碳水化合物，葡萄糖 3～5g/（kg·d），静脉输液以减少机体自身蛋白质分解和酮体产生。但近来有研究显示，高血糖不利于急性肾功能的恢复，故要应用胰岛素将血糖控制在 110～149mg/dl。

（六）肾替代治疗（RRT）

1. 治疗时机

在 AKI 的 RRT 中，大家共同关注的问题是开展 RRT 的最佳时机尚无统一标准。大多数学者主张在患儿内科治疗失败，出现脓毒症综合征或水、电解质、酸碱失衡时，才开始 RRT 治疗；也有学者主张当血尿素氮（BUN）升高到 35.7mmol/L 时进行"预防性"透析，可减少发病率，改善存活率。早期或预防性 RRT 能更好控制水、电解质和酸碱平衡，为原发病的治疗创造条件，促进肾功能恢复，改善预后。但目前仍没有充分的数据来确定 AKI 进行 RRT 的适宜时机，早期开始 RRT 可能改善部分患儿的预后，但也可能使部分患儿风险增加。

2. 治疗模式

近年来，RRT 的模式已发展到多种，如间断血液透析（IHD）、腹膜透析、连续肾替代治疗（CRRT）以及新兴的"混合"模式（长时低效透析）。但现有的数据不能提供模式选择的客观标准，各模式的疗效比较迄今无循证医学的结论。

（1）间断模式与持续模式目前的研究多是回顾性或非随机前瞻性的，故仍得不出 CRRT 较 IHD 更有益的结论。

（2）"混合"模式是近十年来发展的 RRT 模式，采用 IHD 技术，将治疗时间延长，更缓慢地清除容量和溶质。目前这种模式得到了越来越广泛的应用，但该模式对预后的影响情况有待进一步研究。

3. 治疗剂量

（1）IHD。可增加治疗强度和频率，有研究提示，透析剂量增加与存活率改善相关。尿素动力学模型在 AKI 中的应用方法还未很好地建立，放射性核素检测显示，AKI 患儿尿素分布容积（Vurea）大于体内总液量，提示计算透析处方时总体液量的估计应增加约 20%，以补偿 Vurea 的显著增加。

（2）CRRT。关于 CRRT 不同剂量与预后间的关系，研究结果不一。2000 年，Palevsky 应用连续性静 - 静脉血液滤过（CVVH）治疗 AKI 患儿，将患儿随机分为三组，超滤率分别为 20ml/（kg·h）、35ml/（kg·h）和 45ml/（kg·h），结果发现三组存活率分别为 41%、57% 和 58%。但另一个研究发现，与 24~36L/d 比较，超滤容量 >72L/d 与存活率改善无关。

六、护理

（一）心理护理

起病初期因病情重、发展快，易引起患儿家长的恐惧和焦虑。护士应关心和同情患儿，多与患儿及家长沟通，建立良好的护患关系，提高家长对疾病的认识，减轻顾虑，配合治疗和护理。

（二）病情观察

密切观察患儿的生命体征；观察有无出现意识淡漠、嗜睡或烦躁不安甚至昏迷等意识状态改变；观察有无恶心、呕吐、腹泻等消化道症状；观察有无水肿、呼吸困难、体液过多的症状和体征；观察有无心力衰竭表现；观察皮肤黏膜是否有淤血、瘀斑、瘀点、便血等出血征象；观察有无高钾血症、低钙血症的表现。

（三）饮食护理

AKI 时患儿处于高分解代谢过程，因此蛋白的摄入量不需严格限制，应重点避免营养不良的发生。对不同期 AKI 患儿制定个性化的营养治疗方案，避免加重肾脏损害，有助于改善 AKI 患儿的预后。少尿期限制患儿水、电解质的摄入，给予低盐、低钾、优质蛋白饮食，严重者给予无盐饮食。多尿期和恢复期给予高维生素、高热量、优质蛋白饮食，注意补液及补充电解质。

（四）用药护理

对症治疗的药物有高血压药物、改善心功能药物、改善贫血药物等，应用时密切关注用药后的不良反应。但在患儿存在 AKI 时有些药物会加剧对肾实质的损伤，如造影剂、各种肾毒性药物，尽量避免或慎用此类药物。肾毒性药物包括：①抗生素，如两性霉素 B、多黏菌素、氨基糖苷类、妥布霉素等；②造影剂，包括各种含碘造影剂；③其他药物，如环孢素 A、甘露醇等。

（五）并发症的护理

AKI 是由于综合因素联合致病的，其致死率高的并发症有：高钾血症、急性肺水肿、心力衰竭和感染等。

1. 高钾血症

是急性致死的高危因素，密切监测患儿电解质变化，发现异常及时通知医生进行处理。停用含钾制剂、保钾利尿剂、库存血、含钾食物等。如血钾 >6.5mmol/L 或心电图出现 QRS 波增宽等高血钾图形时，应紧急实施肾替代疗法。

2. 急性肺水肿和心力衰竭

密切观察患儿的病情变化，如有无胸闷、憋气、咯血等肺水肿表现，如有异常及时通知医生，给予对症处理。准确记录出入量，严格按照 AKI 少尿期液体管理给予相应护理。必要时给予 RRT。

3. 感染

常由免疫力低下或营养摄入不足引起，因此预防护理显得尤为重要。实行保护性隔离，减少人员探视，严格执行无菌操作。

（六）个体化护理

由于造成 AKI 的因素有很多，但首发表现多为少尿，因此液体管理显得尤为重要。根据 AKI 的临床分期分为少尿期和多尿期液体管理。

1. 少尿期

应保持液体平衡，一般采用"量出为入"的原则，早期应严格限制水、钠、钾的摄入。准确记录 24h 出入量，入量包括口服摄入及静脉输注的液体量，尤其是口服液量要精确到毫升；出量包括尿量、超滤量及异常丢失量，如呕吐物、渗出液、胃肠引流液、腹泻时粪便内水分等，都需要准确称量。每日定时测量体重，观察体重的增减；观察患儿水肿的消长情况。

2. 多尿期

多尿期尿量明显增多，需特别注意水及电解质的变化；尿量过多可适当补液，补液量为尿量的1/3~2/3，最好给予患儿血流动力学监测，评价心脏前负荷，指导补液量，发现异常及时通知医生，遵医嘱配合处理。

（七）皮肤护理

卧床患儿应嘱其勤翻身，勤换内衣，并每日观察患儿皮肤有无压红、破溃等，防止压疮的发生。对于有出血倾向的患儿进行护理操作时动作要轻柔，避免磕碰，以免造成皮下出血。

（八）血液透析患儿的护理

见第五章"血液净化"。

七、健康教育

（一）患儿抵抗力差，应预防感染的发生，保持房间内空气流通，与感染患儿相隔离，减少人员探视，防止交叉感染发生。

（二）少尿期患儿可给予清淡流质或半流质食物，酌情限制水分、钠盐及钾盐的摄入。多尿期供给足够热量、蛋白质及维生素。

（三）家长多与医护人员或同室病友交流、沟通，保持心态平静，避免情绪激动，积极配合治疗及护理，加强与家属的沟通，树立战胜疾病的信心。

（四）口服利尿剂时，注意观察患儿的尿量，易出现脱水、低钾、低钠血症，及时补充水分及电解质。

（五）让家属及患儿了解药物治疗控制血压的重要性，应按时服药，不可以自行中断。

（六）患儿有水肿时，可抬高水肿部位，以利血液回流。

（七）告知家长氨基糖苷类、两性霉素 B、多黏菌素、妥布霉素等抗生素以及环孢素 A 等，都可以引起肾功能损伤。应用时应密切监测肾功能、尿量变化。

（八）出院指导

1. 向家长讲解本病的预后，患儿出院后应注意休息，避免剧烈运动，根据气温增减衣物，防止感染的发生。

2. 告知家长控制感染是预防 AKI 的重要措施。指导患儿家长如何监测体温、注意有无咳嗽等呼吸道感染表现，有无尿频、尿急、尿痛等泌尿系统感染的表现。

3. 应定期复查并密切监测肾功能、尿量的变化，以便医生指导用药。

4. 遵医嘱服药，避免使用对肾脏有毒性的药物。

第六节　紫癜性肾炎

一、概述

过敏性紫癜（anaphylactoid purpura）是 Heberden 在 1800

年首次报道以下肢分布为主的皮肤紫癜后，Schonlein、Henoch 相继描述典型紫癜特点、关节炎及胃肠道、肾脏受累症状，并由此命名本病为 Henoch-Schonlein Purpura（HSP）。HSP 是一种以小血管炎（包括毛细血管、小动脉、小静脉）与 IgA 为主的免疫复合物沉积为主要病理改变的全身性疾病。通常累及皮肤、胃肠道、关节、肾脏等。疾病发展多数呈良性自限性过程，部分出现胃肠道出血和肾功能损害等严重的并发症。过敏性紫癜是儿童最常见的血管炎。本病可能有种族发病因素存在，多见于欧洲人，黑人和美国印第安人少见。国内各地都有报道。儿童 HSP 多发生于 2～8 岁的儿童，男孩多于女孩；一年四季均有发病，以春秋两季居多。

过敏性紫癜性肾炎（Henoch Schonlein Purpura Nephritis，HSPN）是儿科最常见的继发性肾小球疾病，HSP 的远期预后取决于肾脏有无受累及其严重程度。报道 20%～55% 患儿出现肾脏损害。有研究表明 HSPN 进展至终末期肾病患儿达 14.8%～21%。

二、病因

本病的病因尚未明确，有报道食物过敏（蛋类、乳类、豆类等）、药物（阿司匹林、抗生素等）、微生物（细菌、病毒、寄生虫等）、疫苗接种、麻醉、恶性病变等与过敏性紫癜发病有关，但均无确切证据。

近年关于链球菌感染导致过敏性紫癜的报道较多。约 50% 的过敏性紫癜患儿有链球菌性呼吸道感染史。但随后研究发现，有链球菌性呼吸道感染史者在过敏性紫癜患儿和健康儿童间并无差别。另有报道 30% 的紫癜性肾炎患儿肾小球系膜有 A 组溶血性链球菌抗原（肾炎相关性血浆素受体，NAP1r）沉积；而非紫癜性肾炎的 NAP1r 沉积率仅为 3%。表明 A 组溶血性链球菌感染是诱发过敏性紫癜的重要原因。

HSP 存在遗传倾向，家族或同胞中可同时或先后发病。部分患儿 HLA 基因（DRBI * 01，HLA - DRB1 * 07、DRB1 * 11，DRB1 * 14，HLA - B35）及 HLA - DW35 等基因表达增高或 C2 补体成分缺乏。

三、临床表现

多为急性起病，各种症状可以不同组合，出现先后不一，首发症状以皮肤紫癜为主，少数病例以腹痛、关节炎或肾脏症状首先出现。起病前 1~3 周常有上呼吸道感染史，可伴有低热、食欲缺乏、乏力等全身症状。

（一）皮肤紫癜

反复出现皮肤紫癜为本病特征，多见于四肢及臀部，对称分布，伸侧较多，分批出现，面部及躯干较少。初起呈紫红色斑丘疹，高出皮面，压之不褪色，数天后转为暗紫色，最终呈棕褐色而消退。

少数重症患儿紫癜可融合伴出血性坏死或大疱。部分病例可伴有荨麻疹和血管神经性水肿。皮肤紫癜一般在 4~6 周后消退，部分患儿间隔数周、数月后又复发。

（二）胃肠道症状

约见于 2/3 的病例。由血管炎引起的肠壁水肿、出血、坏死或穿孔，是产生肠道症状及严重并发症的主要原因。一般以阵发性剧烈腹痛为主，常位于脐周或下腹部，可伴呕吐，但呕血少见。部分患儿可有黑便或血便，偶见并发肠套叠、肠梗阻或肠穿孔者。

（三）关节症状

约 1/3 的病例可出现膝、踝、肘、腕等大关节肿痛，活动受限。关节腔有浆液性积液，但一般无出血，可在数天内消失，不留后遗症。

（四）肾脏症状

20%～55% 的病例有肾脏受损的临床表现。肾脏症状多发生于起病 1 个月内，亦可在病程更晚期于其他症状消失后发生，少数则以肾炎作为首发症状。症状轻重不一，与肾外症状的严重度无一致性关系。多数患儿出现血尿、蛋白尿和管型尿，伴血压增高及水肿；少数呈肾病综合征表现。虽然有些患儿的血尿、蛋白尿持续数月甚至数年，但大多数都能完全恢复，少数发展为慢性肾炎，死于慢性肾衰竭。

（五）其他表现

偶可发生颅内出血，导致惊厥、瘫痪、昏迷、失语。出血倾向包括鼻出血、牙龈出血、咯血、睾丸出血等。偶尔累及循环系统发生心肌炎和心包炎，累及呼吸系统发生喉头水肿、哮喘、肺出血等。

四、辅助检查

HSP 尚无特异性诊断试验，以下辅助检查有助于了解病程和并发症。

（一）周围血象

白细胞正常或增加，中性粒细胞和嗜酸性粒细胞可增高；除非严重出血，一般无贫血。血小板计数正常甚至升高，出血和凝血时间正常，血块退缩试验正常，部分患儿毛细血管脆性试验阳性。血沉轻度增快。

（二）尿常规

可有红细胞、蛋白、管型，重症有肉眼血尿。

（三）大便隐血

部分病人试验阳性。

（四）血清 IgA

有报道 70% 的 HSP 病人急性期存在血清 IgA 升高，以多聚 IgA1 为主，甚至可以检测到 IgA1 - 免疫复合物、IgA1 纤连蛋白聚集物及 IgA 型类风湿因子等。如果在 HSP 急性期出现血凝血因子 XⅢ 下降或血管性假血友病因子增高，则提示病人存在内皮细胞的损伤、易于纤维蛋白沉积、新月体形成。部分紫癜性肾炎患儿出现高水平的 IgA - 中性粒细胞胞质抗体（IgA - ANCA）和髓过氧化物酶（MPO）。紫癜性肾炎的生物学标志正在引起人们的重视。

（五）其他辅助检查

腹部超声检查有利于早期诊断肠套叠，头颅 MRI 对有中枢神经系统症状的患儿可予确诊，肾脏症状较重或迁延者可行肾穿刺以了解病情，给予相应治疗。

（六）皮肤活检

皮肤活检可以帮助诊断。皮损的典型病理改变为白细胞碎裂性血管炎，血管周围有炎症变化，中性粒细胞和单核细胞浸润等情况。严重病例有纤维素样沉积及小动脉和小静脉坏死、出血及水肿，胃肠道也有类似的病理改变。免疫荧光染色可见 IgA 或 C3、纤维蛋白、IgM 沉积，C1q 和 C4 的缺如。

五、紫癜性肾炎的肾脏病理诊断

紫癜性肾炎的肾脏病变存在不同程度的肾小球增生性病变。轻者光镜下可无明显变化或仅有轻微病变，重者可见肾小球坏死伴新月体形成，晚期可见局灶性肾小球硬化，其病理类型主要是根据是否存在毛细血管外增殖和毛细血管内损伤及其程度。

（一）光学显微镜

根据光镜改变，2001 年中华医学会儿科学分会肾脏病学组根据国际儿童肾病研究会（ISKDC）分类制定的标准（表4-4）。

（二）美国 Ellis D. Avner 主编的 pediatric nephrology 的分类具体内容详见表4-4

表4-4 光镜下紫癜性肾炎的病理分型

中华医学会儿科学分会肾脏病学组根据国际儿童肾病研究会（ISKDC）分类制定的标准		Ellis D. Avner 的分类
Ⅰ级	肾小球轻微异常	肾小球轻微异常无新月体形成
Ⅱ级	单纯系膜增生 Ⅱa：局灶/节段 Ⅱb：弥漫性	无新月体 Ⅱa：单纯系膜增生 Ⅱb：局灶节段毛细血管内增生 Ⅱc：弥漫毛细血管内增生
Ⅲ级	系膜增生，伴有 <50% 肾小球新月体形成/节段性病变（硬化、粘连、血栓、坏死）。其系膜增生 Ⅲa：局灶/节段 Ⅲb：弥漫性	<50% 的肾小球出现毛细血管外细胞增生 Ⅲa：伴局灶节段毛细血管内增生 Ⅲb：伴弥漫的毛细血管内增生
Ⅳ级	病变同Ⅱ级，50%～75% 的肾小球伴有上述病变 Ⅳa：局灶/节段 Ⅳb：弥漫性	50%～75% 的肾小球出现毛细血管外细胞增生 Ⅳa：伴局灶节段毛细血管内增生 Ⅳb：伴弥漫的毛细血管内增生
Ⅴ级	病变同Ⅱ级，>75% 的肾小球伴有上述病变. Ⅴa：局灶/节段 Ⅴb：弥漫性	>75% 的肾小球出现毛细血管外细胞增生 Ⅴa：伴局灶节段毛细血管内增生 Ⅴb：伴弥漫的毛细血管内增生
Ⅵ级	膜性增生性肾小球肾炎	膜性增生性肾小球肾炎

（三）免疫荧光检测

系膜区 IgA 沉积是 HSPN 的标志。可表现为 IgA 的单一沉积或联合一种或多种免疫复合物，如 IgA + IgM 沉积、IgA + IgG 沉积、IgA + IgM + IgG 沉积或 IgA + 补体沉积等。纤维蛋白或纤维蛋白原在肾小球系膜区多见于紫癜性肾炎。IgA 和 C3 也可沉积在小动脉或皮质区肾小管周围毛细血管上。

（四）电子显微镜

紫癜性肾炎电镜下显著的表现是系膜和血管内皮下的电子致密物沉积，多位于肾小球基膜两侧，与免疫电镜显示的 IgA 特异性反应产物的分布一致，提示电子致密物是以 IgA 为主的免疫复合物。也有报道提出，紫癜性肾炎可出现基底膜外表结构正常而伴有电子致密物沉积。

（五）追踪

肾脏病理转归与临床密切相关。在儿童紫癜性肾炎重复肾活检中发现，临床症状缓解的患儿，系膜增生消失，IgA 沉积明显减少或消失，小新月体演变为节段性粘连。但如果临床病情持续活动或表现为进展性肾炎时，重复肾活检表现为严重增生甚至发生肾纤维化。

六、治疗

（一）过敏性紫癜的治疗

注意休息，积极寻找和去除致病因素，如控制感染、补充维生素等。HSP 具有自限性，单纯皮疹通常不需要治疗。有荨麻疹或血管神经性水肿时，应用抗组胺药物和钙剂。腹痛时适当控制饮食，必要时禁食，建议小剂量的糖皮质激素治疗有利于迅速缓解病情。如泼尼松 1～2mg/（kg·d），分次口服或地塞米松、甲泼尼龙静脉滴注，症状缓解后即可停用。糖皮质激素还适用于关节炎、血管神经性水肿、肾损害较重者。当患儿出现反复发作的坏死性皮疹或严重腹痛、消化道出血时，建议加用 IVIG 治疗。要注意在皮疹出现后 2~3 个月左右密切监测尿检，以便及时发现肾脏受累及时治疗。

（二）紫癜性肾炎的治疗

目前尚无较好的措施预防 HSP 发生肾炎。有学者建议在给予 HSP 患儿口服 1~4 周泼尼松 1~2.5mg/（kg·d），预防发生 HSPN，但多数认为毫无益处。有研究提示肝素能够预防肾损害，但更应警惕其潜在的严重副作用。

由于紫癜性肾炎患儿的临床表现与肾病理损伤程度不完全一致，后者能更准确反映疾病程度。建议在无条件肾活检时，可根据临床分型选择治疗方案。具体可参照中华医学会儿科分会肾脏病学组制定的紫癜性肾炎的诊治循证指南。

1. 孤立性血尿或病理Ⅰ级

仅对过敏性紫癜进行相应治疗，镜下血尿目前未见确切疗效的文献报道。应密切监测患儿病情变化，建议需延长随访时间。

2. 孤立性蛋白尿、血尿和蛋白尿或病理Ⅱa级

国外研究报道较少，KDIGO 指南建议对持续蛋白尿 >0.5~1g/（d·1.73m^2）的紫癜性肾炎患儿，应使用血管紧张素转换酶抑制剂（ACEI）或血管紧张素受体结抗剂（ARB）治疗。

3. 非肾病水平蛋白尿或病理Ⅱb、Ⅲa级

KDIGO 指南建议对持续蛋白尿 >1g/（d·1.73m²）、已应用 ACEI 或 ARB 治疗、GFR >50ml/（d·1.73m²）的患儿，给予糖皮质激素治疗 6 个月。目前国内外均有不少病例报道使用激素联合免疫抑制剂治疗的报道，但对该类患儿积极治疗的远期疗效仍有待大规模多中心随机对照研究的长期随访。

4. 肾病水平蛋白尿、肾病综合征或病理Ⅲb、Ⅳ级

该组患儿临床症状及病理损伤均较重，需要激素联合免疫抑制剂治疗。

（1）首选糖皮质激素联合环磷酰胺冲击治疗

泼尼松 1.5 ~ 2mg/（kg·d），口服 4 周后渐减量，同时应用环磷酰胺 8 ~ 12mg/（kg·d），静脉滴注，连续应用 2d，间隔 2 周为一疗程，共 6 ~ 8 个疗程，环磷酰胺累积量不超过 150mg/kg。当环磷酰胺治疗效果欠佳或患儿不能耐受环磷酰胺时，可更换其他免疫抑制剂。若临床症状较重、病理呈弥漫性病变或伴有新月体形成者，可选用甲泼尼龙冲击治疗，15 ~ 30mg/（kg·d）或 1000mg/（1.73m²·d），每日最大量不超过 1g，每天或隔天冲击，3 次为一疗程。

（2）糖皮质激素联合其他免疫抑制剂治疗

①糖皮质激素 + 硫唑嘌呤。以泼尼松 2mg/（kg·d）分次口服，加用硫唑嘌呤 2mg/（kg·d）时，泼尼松改为隔日 2mg/（kg·d）顿服，2 个月后渐减量，硫唑嘌呤总疗程 8 个月。

②糖皮质激素 + 环孢素 A。环孢素 A 口服 5mg/（kg·d），监测血药浓度，维持谷浓度在 100 ~ 200ng/ml，疗程 8 ~ 12 个

月；同时口服泼尼松 1～2mg/（kg·d），并逐渐减量停药。

③糖皮质激素＋吗替麦考酚酯（MMF）。MMF 15～20mg/（kg·d），最大剂量 1g/d，分为 2～3 次口服，4 个月后渐减量至 0.25～0.5mg/（kg·d），疗程 3～6 个月；联合泼尼松 0.5～1mg/（kg·d），并逐渐减量。

5. 急进性肾炎或病理Ⅳ、Ⅴ级

这类患儿临床症状严重、病情进展较快，现多采用三至四联疗法，常用方案为：甲基泼尼龙冲击治疗 1～2 个疗程后口服泼尼松 2mg/（kg·d）＋环磷酰胺（或其他免疫抑制剂）＋肝素＋双嘧达莫。

七、护理

（一）心理护理

1. 向患儿及家长讲解疾病相关知识，积极配合各项治疗及护理，指导合理饮食和避免过敏的方法，平时不可自行给患儿服用药物。

2. 护理患儿时动作轻柔、准确，赢得患儿及家属的信任，减少他们的心理压力和恐惧心理，消除陌生感，保持乐观情绪，拉近护患之间的情感交流，经常安慰和鼓励患儿，树立其战胜疾病的信心。

（二）病情观察

1. 重点观察患儿尿量、尿色的变化及大便的性质与颜色。

2. 有皮肤改变者注意观察患儿皮肤紫癜的分布有无增多或

消退。

3. 有腹痛表现者观察疼痛的部位、性质、严重程度、持续时间及伴随症状。

（三）饮食护理

疾病初期需禁食动物蛋白，重点控制诱发 HSP 的一些食物，如鱼、虾、肉、蛋、奶、蟹等。对于肾功能损伤的患儿应根据病情给予低盐、低脂、优质蛋白或低蛋白饮食。可进食易消化少渣的软食或流食。胃肠道出血的患儿给予禁食，防止出血加重。

（四）用药护理

1. 使用环磷酰胺治疗时，应预防感染，观察有无恶心、呕吐等胃肠道反应。在治疗期间多饮水，预防出血性膀胱炎的发生。静脉穿刺时应尽量选择较粗的血管，并且加强巡视和观察，以免发生肿漏。该药能抑制性腺发育，影响生育，应在使用前告知家长。

2. 西咪替丁作为腹型过敏性紫癜的辅助用药，一般分 2 次在激素治疗前后分别输入，以保证最佳疗效。

（五）对症护理

有关节肿痛时，保持患肢功能位置，协助患儿取舒适体位，避免在患肢进行静脉输注。为减轻肿痛，可膝下垫软枕使关节处于放松状态，适当的肌肉按摩也可减轻疼痛。

腹痛时，切勿滥用止痛剂、腹部热敷以及强行按摩。有消化道出血时，应正确服用止血药，详细询问腹痛部位以及有无腹胀、腹泻，观察大便次数、性状、颜色的变化。

（六）皮肤护理

防止皮肤紫癜受磨损，局部勿受压，保持床铺洁净、平整、干燥，衣着宽松舒适，穿棉质服饰。皮疹有痒感时，防擦伤及抓伤，如有破溃应及时处理，防止出血和感染发生，避免使用碱性肥皂，勤剪指甲。做各项治疗及操作时动作应轻柔，尽量减少肌肉注射。静脉输液时，止血带切勿过紧，避免用力揉搓、拍打。穿刺时避开皮疹处，拔针后适当延长按压时间。

八、健康教育

（一）避免诱因

指导患儿家长预防感染，避免接触与发病有关的食物或药物，是有效预防本病的重要措施。食物主要包括鱼、虾、蟹、蛋及乳类等，药物包括抗生素类、磺胺类、异烟肼、阿托品、解热镇痛类药物等。另外，还应注意避免寒冷刺激、花粉、尘埃、昆虫咬伤、疫苗接种等。不慎接触时，应注意观察有无皮肤紫癜及腹痛等症状，有症状时立即就诊。

（二）自我管理

指导合理饮食，根据肾功能情况及 HSP 饮食原则选择合适的食物，勿食刺激性或易引起过敏的食物。向患儿及家长详细介绍所用药物的名称、剂量、给药时间和方法等，并教会其观察药物疗效和不良反应。嘱患者坚持按医嘱治疗，不可擅自改变药物剂量或突然停药，定期复诊，保证治疗计划得到落实。

第七节　狼疮性肾炎

一、概述

系统性红斑狼疮（systemic lupus erythematosus，SLE）是一种以多系统多脏器损害为主要特征的自身免疫性疾病。SLE临床表现多样，除发热、皮疹等共同表现外，因受累器官不同而表现不同，可以先后或同时累及泌尿、神经、心血管、血液、呼吸、消化、关节等多个器官系统。儿童SLE（cSLE）临床症状较成人严重、病情发展快、预后差，如不早期诊断和积极治疗，病情会逐渐进展，严重影响儿童的身心健康，甚至影响终身的生活质量。

当SLE并发肾脏损害时即为系统性红斑狼疮性肾炎，简称狼疮性肾炎（lupus nephritis，LN），是我国儿童较常见的继发性肾小球疾病，LN的发生直接影响SLE生存与预后。40%～90%儿童系统性红斑狼疮（SLE）患者出现肾脏受累并比成人严重。90%患儿在确诊后两年内会发展为肾功能受损。SLE出现急进性狼疮性肾炎、急性肾衰竭提示狼疮危象。

二、病因及发病机制

SLE的病因及发病机制尚不明确。SLE患儿体内存在多种自身抗体，其产生与细胞凋亡密切相关；主要是自身反应性 T、B 淋巴细胞逃逸细胞凋亡而处于活化增殖状态，引起机体对自身抗原的免疫而受缺陷，导致自身免疫反应而致病，促发因素包括遗传、环境、感染、食物、药物、内分泌等。

狼疮性肾炎的发病目前机制不明。遗传或后天易感因素可能是与肾脏病的发病相关。

三、临床表现

SLE 作为全身多系统受累的疾病，临床表现多样。与成人比较，CSLE 与临床症状更严重、溶血性贫血、狼疮性肾炎和抗双链 DNA（抗 dsDNA）抗体阳性发生比例明显增高。全身症状，如发热、疲乏、体重下降、脱发，以及全身炎症性改变，如淋巴结肿大、肝脾大等也多见于 cSLE。

（一）皮肤、黏膜

皮肤、黏膜发生率为 30%～90%。皮疹可为首发症状。面部蝶形红斑是 SLE 最常见的标志性表现。可有脱发、光过敏、非特异性全身皮疹，口腔及鼻黏膜溃疡及皮冻疮样皮疹和紫癜样皮疹及网状青斑，雷诺现象及肢端溃疡等。典型 SLE 口腔溃疡无痛感。

（二）关节、肌肉

关节、肌肉发生率为 20%～80%。其中关节痛、关节炎最常见，为对称性、多发性大小关节的肿、痛、积液、活动受限、晨僵等。无骨质破坏。可有腱鞘炎、肌痛及肌无力等关节肌肉改变，真正的炎症性肌病少见。

（三）血液系统

血液系统发生率为 50%～75%。贫血最为常见，其次为白细胞减少，淋巴细胞减少较中性粒细胞减少多见，是疾病活动的敏感指标。儿童病例中近 15% 以血小板减少为首发症状。抗核抗体（ANA）阳性的血小板减少患儿最终可能发展为 SLE，建议对慢性血小板减少患儿检测狼疮指标。

（四）神经系统表现

即 NPSLE，占 17%～95%，1/4 的患儿在起病后一年内出现。临床表现多样：轻者认知功能障碍，严重的精神病症状，最常见的是头痛，也出现情绪异常、认知功能障碍、精神病、惊厥、血管疾病、横贯性脊髓炎、周围神经病和假性脑瘤等。幻视为儿童 NPSLE 的特征性表现。舞蹈症、认知功能障碍和情感障碍常与抗磷脂抗体有关，多见于成人。

（五）心血管系统

以心包炎最常见（58.3%）。心肌炎、心瓣膜异常、心律失常/传导异常以及心脏扩大相对少见。儿童 SLE 存在无症状性心肌缺血，少见冠心病（CAD）。也可合并肺动脉高压（PAH），可能与雷诺现象有关。

（六）呼吸系统

50% 的儿童 SLE 累及肺部。有以肺部表现起病者。胸腔积液引起的呼吸困难最常见，间质性肺疾患（ILD）、弥漫性肺泡出血（DAH）、急性间质性肺炎（ALP）和急性呼吸窘迫综合征（ARDS）也常见报道。抗双链 DNA（ds-DNA）抗体可能与肺部并发症有关。

（七）其他系统

20%～40% 的儿童 SLE 可出现各种消化系统表现：腹痛、食欲下降、恶心呕吐、腹胀、腹泻及消化道出血、穿孔等。肝脾大常见 1/4 伴肝酶异常。儿童 SLE 也有内分泌系统异常表现：抗甲状腺抗体阳性甚至出现明显的甲状腺功能减退或甲状腺功能亢进。部分患儿出现月经异常、青春期延迟等症状。

（八）肾脏损害

SLE 绝大多数在起病后一年内出现肾脏症状，少数以肾脏受累症状首发。狼疮性肾炎的症状多样、轻重不等，主要包括少量蛋白尿、镜下血尿、管型尿、肾病综合征、高血压、周围性水肿、肾功能不全和急性肾衰。其中蛋白尿、肾病综合征最为常见。SLE 对肾脏的影响最主要是肾小球，对肾间质影响很小。对于急性肾衰竭的患儿，应注意血栓性微血管病变，如血栓性血小板减少性紫癜（TTP）。

四、辅助检查

SLE 患儿的急性炎症反应指标明显增高，包括血沉（ESR）以及急性期蛋白等。伴低补体血症，特别是 C3 降低并与疾病活动度以及肾脏损害有关。多种自身抗体的出现是 SLE 的特征性表现。多数自身抗体阳性率儿童 SLE 高于成人。如

ANA、抗 dsD－NA 抗体、抗 RNA 抗体、抗 UI－RNP 抗体、抗 Sm 抗体。抗 SSA/Ro 抗体和抗 SSB/La 抗体的阳性率低于成人。

五、诊断与分型

（一）诊断标准

根据中华医学会儿科学分会肾脏病学组 2000 年 11 月珠海会议制定的《狼疮性肾炎的诊断与治疗（草案）》中的诊断标准及 2009 年儿肾学组关于《儿童常见肾脏疾病诊治循证指南（试行）狼疮性肾炎诊断治疗指南》，确定 LN 诊断指标如下。

SLE 患儿有下列任一项肾受累表现者即可诊断为 LN。

1. 尿蛋白检查满足以下任一项者：1 周内 3 次尿蛋白定性检查阳性；或 24h 尿蛋白定量 >150mg；或 1 周内 3 次尿微量白蛋白高于正常值。

2. 离心尿每高倍镜视野（HPF）RBC >5 个。

3. 肾功能异常［包括肾小球和（或）肾小管功能］。

4. 肾活检异常。

（二）临床分型

儿童 LN 临床表现分为以下 7 种类型。

1. 孤立性血尿和（或）蛋白尿型。

2. 急性肾炎型。

3. 肾病综合征型。

4. 急进性肾炎型。

5. 慢性肾炎型。

6. 肾小管间质损害型。

7. 亚临床型：SLE 患儿无肾损害临床表现，但存在轻重不一的肾病理损害。

（三）病理分型

LN 的病理分型几经修订，2003 年国际肾脏病学会和肾脏病理学会（ISN/RPS）制订了新的分型版本。中华医学会儿科分会肾脏学组推荐以 ISN/RPS 版本作为儿童 LN 病理分型参照标准。LN 的病理分型标准着重肾小球的病理损害，但也应注意合并有肾小管间质及血管病变，甚至是与肾小球病变程度不对应的严重病变。

Ⅰ型。轻微系膜性 LN：光镜下肾小球正常，但荧光和（或）电镜显示免疫复合物存在。

Ⅱ型。系膜增生性 LN：光镜下可见单纯系膜细胞不同程度的增生或伴有系膜基质增宽，及系膜区免疫复合物沉积；荧光和电镜下可有少量上皮下或内皮下免疫复合物沉积。

Ⅲ型。局灶性 LN：分活动性或非活动性病变，呈局灶性（受累肾小球＜50%）节段性或球性的肾小球毛细血管内增生、膜增生和中重度系膜增生或伴有新月体形成，典型的局灶性内皮下免疫复合物沉积，伴或不伴有系膜病变。

Ⅳ型。弥漫性 LN：活动性或非活动性病变，呈弥漫性（受累肾小球≥50%）节段性或球性的肾小球毛细血管内增生、膜增生和中重度系膜增生，或呈新月体性肾小球肾炎，典型的弥漫性内皮下免疫复合物沉积，伴或不伴有系膜病变。

Ⅴ型。膜性 LN：肾小球基底膜弥漫增厚，可见弥漫性或节段性上皮下免疫复合物沉积，伴或不伴有系膜病变。

Ⅵ型。严重硬化型 LN：超过 90% 的肾小球呈现球性硬化，不再有活动性病变。

六、治疗

综合 2009 年中华医学会儿科分会肾脏学组推荐的狼疮性肾炎诊断治疗指南及 2012 年美国风湿病学会（ACR）、改善全球肾脏病预后组织（KDI-GO）、欧洲抗风湿病联盟（EULAR）联合欧洲肾脏学会—欧洲透析和移植学会（ERA-EDTA）制定和颁布的 LN 治疗和管理指南或建议，提出以下治疗建议供参考。

（一）治疗原则

1. 伴有肾损害症状者，应尽早行肾活检，以利于依据不同肾脏病理特点制定治疗方案。

2. 积极控制 SLE/LN 的活动性。

3. 坚持长期、正规、合理的药物治疗，并加强随访。

4. 尽可能恢复肾功能或保护残存肾功能，避免狼疮性肾炎复发，避免或减少药物不良反应。

（二）根据病理分型治疗

LN 肾脏病理基本病变包括炎症性病变、增生性病变、基膜病变、肾小管间质病变和血管炎病变。①急性炎症性病变：使用糖皮质激素，尤其甲泼尼龙冲击治疗；②增生性病变：选择抗代谢的药物如环磷酰胺（CTX）、吗替麦考酚酯（MMF）、硫唑嘌呤、来氟米特和神经钙蛋白抑制剂（环孢素、FK506）；③基膜病变：神经钙蛋白抑制剂和抗 B 细胞抗体可能有效；④血管炎性病变：选用 MMF、他克莫司。

Ⅰ型、Ⅱ型。伴有肾外症状者，予 SLE 常规治疗；儿童患者只要存在蛋白尿，应加用泼尼松治疗，并按临床活动程度调整剂量和疗程。

Ⅲ型。轻微局灶增生性肾小球肾炎可予泼尼松治疗，并按临床活动程度调整剂量和疗程；肾损害症状重、明显增生性病变者，参照Ⅳ型治疗。

Ⅳ型。该型为 LN 病理改变中最常见、预后最差的类型。推荐糖皮质激素加用免疫抑制剂联合治疗。治疗分诱导缓解和维持治疗两个阶段。

诱导缓解阶段：共 6 个月，首选糖皮质激素 + CTX 冲击治疗。泼尼松 $1.5 \sim 2.0$ mg/（kg·d），$6 \sim 8$ 周，根据治疗反应缓慢减量。CTX 静脉冲击方法：$8 \sim 12$ mg/（kg·d），每 2 周连用 2d，累积总剂量 150mg/kg。肾脏增生病变显著时需给予环磷酰胺冲击联合甲泼尼龙冲击。甲泼尼龙冲击 $15 \sim 30$ mg/（kg·d），最大剂量不超过 1g/d，3d 为一疗程，根据病情可间隔 $3 \sim 5$ d 重复 $1 \sim 2$ 个疗程。MMF 可作为诱导缓解治疗时 CTX 的替代药物，在不能耐受 CTX 治疗、病情反复或 CTX 治疗无效情况下，可换用 MMF，剂量 $20 \sim 30$ mg/（kg·d）。

维持治疗阶段：至少 $2 \sim 3$ 年。在完成 6 个月诱导缓解治疗后呈完全反应者，停用 CTX，泼尼松逐渐减量至每日 $5 \sim 10$ mg 口服，维持至少 2 年；在最后一次使用 CTX 后 2 周加用硫唑嘌呤（AZA）1.5~2mg/（kg·d），或 MMF 维持治疗。

Ⅴ型。表现为非肾病范围蛋白尿且肾功能稳定的单纯Ⅴ型狼疮性肾炎，使用羟氯喹、ACEI 及控制肾外狼疮治疗。表现为大量蛋白尿的单纯Ⅴ型狼疮性肾炎，除使用 ACEI，尚需加用糖皮质激素及以下列任意一种免疫抑制剂，即 MMF、硫唑嘌呤、环磷酰胺或钙调神经磷酸酶抑制剂。对于经肾活检确诊为Ⅴ+Ⅲ型及Ⅴ+Ⅳ型的狼疮性肾炎，治疗方案均同增殖性狼疮性肾炎（Ⅲ型和Ⅳ型狼疮性肾炎）。肾功能恶化的患儿应该行重复肾活检，如果合并增殖性肾小球肾炎，按增殖性狼疮性肾炎治疗方案进行治疗。

Ⅵ型。具有明显肾功能不全者，予以肾替代治疗（透析或肾移植），其生存率与非狼疮性肾炎的终末期肾脏病患儿无差异。如果同时伴有 SLE 活动性病变，仍应当给予泼尼松和免疫抑制剂（如 MMF、硫唑嘌呤或环磷酰胺）治疗，注意调整剂量并监测不良反应。

（三）重视肾脏慢性化病变的预防

LN 存在着肾组织进行性纤维化的过程，治疗中如果不考虑防止慢性纤维化的一些措施，将导致慢性肾衰的进程迅速发展。重型 LN 患儿高血压发生率在 50% 以上，而高血压的存在必然加速肾硬化的过程。降压治疗可选用钙离子拮抗剂、血管紧张素转换酶抑制剂（ACEI）、血管紧张素受体拮抗剂（ARB）；尤其是后两类药物对肾脏损害有改善作用，它们既能降压、保护肾功能，还有助于减轻蛋白尿。

七、护理

（一）心理护理

1. 患儿多有面部蝶形红斑，且多为青春期，因此患儿会担心外形的改变，护士应告知皮疹不会长期存在，通过正规治疗和护理皮疹会消失，从而减轻患儿的心理压力，促进疾病的康复。

2. 护士应鼓励患儿说出自身感受，多与其沟通，可通过抚摸、讲故事、送爱心卡等方式，与其建立良好的关系，消除紧张情绪，树立战胜疾病的信心。

（二）病情观察

1. 定时监测生命体征、体重，观察患儿水肿的程度及尿液情况，监测血清电解质、血肌酐和血尿素氮的动态改变。

2. 观察患儿有无发热、皮疹、关节肿痛、口腔或鼻腔溃疡等情况。

（三）饮食护理

1. 对于肾功能不全的患儿，应给予低盐、低脂、优质蛋白饮食，限制水、钠的摄入。

2. 某些含补骨脂素的食物（如芹菜、无花果等）可能增强狼疮患儿对紫外线的敏感性；含联胺基因的食物（如烟熏食物、蘑菇等）可诱发狼疮患儿发病；菠萝、香蕉、黄花菜、海鲜等易引起皮疹，甚至加重病情，尤其是有皮疹的患儿忌食。

刺激性食物（如辣椒、生姜、生葱、生蒜、芥末、咖啡等）少吃或不吃。

（四）用药护理

LN 常用的免疫抑制治疗方案包括糖皮质激素（如泼尼松）联合各种细胞毒类药物（如环磷酰胺）或其他免疫抑制剂（如硫唑嘌呤、环孢素、来氟米特）等，其中糖皮质激素是治疗LN 的基本药物。

1. 糖皮质激素

有较强的抗炎、抗过敏和免疫抑制的作用，能迅速缓解症状，但可能引起继发感染，易导致向心性肥胖、血压升高、血糖升高、电解质紊乱、消化性溃疡、骨质疏松，也可诱发神经精神异常。在服药期间，应注意补充钙剂和活性维生素 D，定期测量血压，检测血糖、尿糖的变化。按时规律服药，不可擅自减量或停服。做好皮肤和口腔黏膜的护理。

2. 免疫抑制剂

主要不良反应有白细胞减少，应做好感染的预防工作。也可引起胃肠道反应、黏膜溃疡、皮疹、肝肾功能损害、脱发等。环孢素除可导致免疫力低下、高血压、上肢震颤、牙龈增生、高血钾、高血脂等外，还具有肾毒性、神经毒性等。环磷酰胺有出血性膀胱炎、肿瘤发生率增加等不良反应，应鼓励静脉应用环磷酰胺的患儿输液后多饮水，观察尿液颜色。

（五）并发症的护理

1. 监测病情

狼疮脑病往往出现在急性期或终末期，少数作为首发症状表现，密切观察患儿有无躁动、幻觉、猜疑、妄想、强迫等精神异常的表现。中枢神经受累常见表现有颅内压升高，患儿表现为头痛、恶心、呕吐、颈强直等。

2. 狼疮脑病急性期护理

有间断癫痫发作史者，必要时给予保护性约束，备压舌板，避免癫痫发作时舌咬伤，加强巡视，避免一切不安全因素；癫痫大发作时，患儿可出现严重角弓反张、昏迷等状况，病情十分危急，需要多位护士与医师密切配合，合理分工，积极救治。抢救时首先要保证呼吸道通畅，应用开口器和舌钳，防止舌咬伤及舌后坠，并及时吸痰、吸氧，最短时间内开放静脉通道，遵医嘱立即应用镇静剂和脱水剂，20%甘露醇必须快速输注或者静脉推注，以确保疗效。

（六）预防感染

LN患儿大多应用糖皮质激素加免疫抑制剂治疗，增加了患儿感染的风险，因此要预防发生感染。

（七）皮肤护理

保持皮肤清洁，尽量穿柔软宽松的清洁衣裤。勤剪指甲，蚊虫蜇咬时应正确处理，避免抓伤皮肤。叮嘱患儿避免日光或紫外线照射，告知患儿外出时可戴宽边帽子，穿长衣及长裤。

八、健康教育

（一）避免诱因

本病的诱因较为特殊，应教会患儿及家属避免一切可能诱发本病的因素，如阳光照射、药物、感染及手术等。

（二）用药指导

嘱患儿家长坚持严格按医嘱治疗，绝不可擅自改变药物剂量或突然停药，保证治疗计划得到落实。向患儿及家属详细介绍所用药物的名称、剂量、给药时间和方法等，并教会其观察药物疗效和不良反应。

（三）饮食指导

合理饮食，对于肾功能不全的患儿应根据病情给予低盐、低脂、优质蛋白或低蛋白饮食。另外，应告知患儿及家属按照系统性红斑狼疮的饮食原则正确地选择食物，勿食易引起狼疮发病的食物。

（四）活动指导

嘱患儿急性期应注意卧床休息，缓解期可逐步增加活动。适当参加社会活动和学习，劳逸结合，避免过度劳累。

（五）随访

嘱患儿及家长定期门诊随访，了解患儿出院后用药、饮食等方面的依从性，询问患儿有无不适。对于依从性差的患儿了解其原因并给予相应地健康指导。

第八节　IgA 肾病

一、概述

IgA 肾病（IgA nephropathy，IgAN）是免疫病理学诊断名称，指肾小球系膜区和（或）毛细血管袢单纯 IgA 或以 IgA 为主的免疫复合物沉积、伴不同程度的系膜细胞和基质增生的一组具有共同免疫病理特征的临床综合征。IgA 肾病是儿童常见的肾脏疾病，也是儿童慢性肾脏病（Chronic Kidney Disease，CKD）的常见原因。临床表现多种多样，主要表现为血尿、发作性肉眼血尿（可因感染诱发），常伴有不同程度蛋白尿，部分患儿可以出现严重高血压或者肾功能不全。有报道称约 30% 的病例在 15～30 年后发展为终末期肾脏病（End Stage Renal Disease，ESRD），需要耗费大量的医疗资源进行血液透析、腹膜透析或肾脏移植以维系生命，给社会和家庭带来了巨大的经济压力和沉重的心理负担。

二、病因

本病的确切发病机制尚未阐明，目前认为 IgA 是一种血管炎性疾病，多种因素参与 IgA 肾病的发生发展。目前认为最可能的发病机制为多重打击（"multi-hit"）学说，即 IgA1 分子的糖基化异常（Gd-IgA1）、抗聚糖自身抗体（IgG/IgA）产生、形成循环免疫复合物（IgA1-CIC）、免疫复合物沉积于肾脏诱发炎症反应。已有研究显示，60%～80%的 IgA 肾病患儿伴有血 Gd-IgA1 升高，约 30%～90%的患儿血抗聚糖自身抗体 IgG 升高。

此外，IgA 肾病的发病还与种族因素、遗传因素和环境因素密切相关。例如：在美国，印第安人的 IgA 肾病发生率比英国移民高 8 倍，而在非洲和生活在美国的非裔黑人，其 IgA 肾病的发生率很低。此外，自 1978 年以来，有一些报道显示本病有家族聚集倾向，提示至少在某些 IgA 肾病患者中存在基因易感性。

三、临床表现与分型

儿童原发性 IgA 肾病多见于年长儿，男女比例约为 2:1。

典型病例常在上呼吸道感染后数小时至 2d 内出现肉眼血尿，通常持续数小时至数天，个别可达 1 周。这类病人约占总数的 40%～50%，儿童中略高。本病另一常见表现为无症状血尿和（或）蛋白尿，约占总数的 30%～40%。其中 20%～25%病例在病程中可发生一次或数次肉眼血尿。肾病综合征可见于 5%～20%的病人中，以儿童和青年病例为多，常属弥漫性增生型伴或不伴肾小球硬化。此外，有时系膜 IgA 沉积为主的现象也可以出现在以足突融合为特征的微小病变肾病中。约不到 10%患者可呈急性肾衰竭表现，通常能自行缓解。其中 20%～25%则可能需要透析，多因患有新月体肾炎。在病程活动期有氮质潴留者并不少见，约占 25%。起病时即有高血压约占 10% , 然而在 30 岁以后起病者中显著增多；随病程延长，伴高血压者超过 40% 。

（一）临床分型

国际上没有明确的临床分型建议。鉴于本症临床表现的多样性，为便于临床实践中结合临床特点进行治疗和随访，参照中华医学会儿科学分会肾脏学组 2000 年修订的小儿原发性肾小球疾病临床分类标准和 2007 年全国小儿原发性 IgA 肾病调查报告，目前建议将我国儿童原发性 IgA 肾病临床表现分为以下 7 种类型。

1. 孤立性血尿型

反复发作的肉眼血尿是儿童 IgAN 的典型临床表现，其发生多与感染有关，如上呼吸道感染、扁桃体炎、腹泻、胆囊炎等，通常在感染后数小时内出现，多持续 1 ~ 3d，肉眼血尿消失后尿检可恢复正常或持续镜下血尿，不伴蛋白尿和高血压。部分为无症状镜下血尿，多于体检发现。

2. 孤立性蛋白尿型

蛋白尿低于肾病范围，无临床症状，不伴血尿，血压及肾功能正常。

3. 血尿和蛋白尿型

肉眼血尿或镜下血尿同时伴蛋白尿存在，不伴水肿、高血压及肾功能减退。

4. 急性肾炎型

多表现为肉眼血尿、轻中度高血压，恶性高血压少。可以急性肾衰竭起病，常与肉眼血尿同时出现，多为可逆性。

5. 肾病综合征型

具有水肿、大量蛋白尿、高胆固醇血症、少尿的典型 NS 表现，伴或不伴血尿。

6. 急进性肾炎型

不常见，多有持续性肉眼血尿、大量蛋白尿，可伴高血压、肾功能急骤恶化。

7. 慢性肾炎型

除表现为蛋白尿、镜下血尿及高血压外，伴有肾功能下降等其他症状，B 超示肾脏缩小，双肾皮质变薄、回声增强。

（二）病理分型—1982 年 Lee 氏分级标准

该标准具有注重肾小球急性损伤程度、有利于选择治疗方法的特点。中华医学会儿科学分会肾脏学组曾在 2010 年颁布的循证指南中，推荐作为我国儿童原发性 IgA 肾病病理分级参照标准。

Ⅰ级：绝大多数肾小球正常，偶见轻度系膜增宽（节段）伴/不伴细胞增殖。

Ⅱ级：半数以下肾小球局灶节段性系膜增殖或硬化，罕见小的新月体。

Ⅲ级：轻~中度弥漫性系膜细胞增殖和系膜基质增宽，偶见小新月体和球囊粘连。

Ⅳ级：重度弥漫性系膜细胞增殖和基质硬化，部分或全部肾小球硬化，可见新月体（<45%）。

Ⅴ级：病变性质类似Ⅳ级，但更严重，>45% 肾小球伴新月体形成。

四、辅助检查

（一）尿液检查

1. 尿常规

不同程度的蛋白尿，多数伴有血尿；尿红细胞形态呈多形性，提示血尿来源是肾小球源性。

2. 24h 尿蛋白定量

蛋白尿程度不等，多数达肾病水平，即 $\geqslant 50mg/(kg \cdot d)$。

3. 尿蛋白/肌酐（mg/mg）比值

蛋白尿程度不等，多数达肾病水平，即 $\geqslant 2.0mg/mg$。

蛋白尿定量和分型对 IgA 肾病病情判断、估计预后很重要。蛋白尿 <1g/24h 者常以轻微或局灶性系膜增生为主。中～重度蛋白尿多为弥漫性系膜增生，常伴新月体及肾小球硬化。

（二）血液检查

1. 生化检查

表现为肾病综合征者可伴有低白蛋白血症和高胆固醇血症，大多数患儿病程早期肾功能正常，随病程进展部分患儿出现肾功能异常，表现为血肌酐、尿素氮升高，肌酐清除率下降。

2. 病原学检查

乙型肝炎病毒、梅毒血清学试验等多为阴性。如阳性需考虑继发性 IgA 肾病。

3. 免疫学检查

50%的病例血清 IgA 水平升高，但与病情活动无关。血补体 C3、C4 多正常范围，抗核抗体等自身抗体阴性。如有异常需鉴别继发性 IgA 肾病。

（三）肾活检病理

IgA 肾病是免疫病理诊断名称，诊断必须要有肾活检病理，必须要有免疫荧光或免疫组化的结果支持。其诊断特点是：光镜下常见弥漫性系膜增生或局灶节段增生性肾小球肾炎；免疫荧光可见系膜区 IgA 或以 IgA 为主的免疫复合物沉积，这是 IgA 肾病的诊断标准，并排除过敏性紫癜、系统性红斑狼疮、慢性肝病等疾病所致 IgA 在肾组织沉积者。

五、治疗

目前原发性 IgA 肾病发病机制尚未完全清楚，尚无特异性治疗。由于本症临床表现呈现多样性、反复性、慢性进展性以及临床病理的不平行性等特点，迄今为止，关于儿童 IgA 肾病的高质量、多中心、随机对照的临床研究并不多。

目前主要根据 IgA 肾病患儿的临床表现和肾脏病理制定治疗方案。具体药物包括：肾上腺糖皮质激素和多种免疫抑制剂、血管紧张素转化酶抑制剂（ACEI）和血管紧张素受体拮抗剂（ARB）、鱼油以及抗凝药物等，疗效较为确定，旨在抑制异常的免疫反应、延缓慢性进展以及对症处理（降压、利尿）；其他治疗包括扁桃体摘除、静脉用丙种球蛋白、血浆置换等，已有的研究证据级别较低，疗效尚不肯定。

中华医学会儿科学分会肾脏学组在 2010 年颁布的循证指南中，建议儿童 IgA 肾病治疗如下。

（一）以血尿为主要表现的原发性 IgA 肾病的治疗

1. 持续性镜下血尿

目前多数观点认为孤立性镜下血尿、肾脏病理Ⅰ级或Ⅱ级无须特殊治疗，但需定期随访，如随访中出现病情变化（如合并蛋白尿、持续性肉眼血尿、高血压等）应重新评价。

2. 肉眼血尿

对与扁桃体感染密切相关的反复发作性肉眼血尿，可酌情行扁桃体摘除术［C/Ⅱa］，但是否确能减少肉眼血尿的发生还有待于多中心、大样本的前瞻性研究证实。对临床持续 2～4 周以上的肉眼血尿者，专家建议可试用甲泼尼龙（MP）冲击治疗 1～2 疗程［C/Ⅱa］。

（二）合并蛋白尿时原发性 IgA 肾病的治疗

1. 轻度蛋白尿

指 24h 蛋白尿定量 <25mg/kg，以及肾脏病理Ⅰ级、Ⅱ级是否需要药物治疗并未达成一致看法。可以考虑应用 ACEI 治疗［B/Ⅱa］。抗氧化剂维生素 E 有降尿蛋白的作用，尚缺少

来自多中心的大样本临床试验的证实［B/Ⅱa］。

2. 中度蛋白尿

指 24h 尿蛋白定量 25 ~ 50mg/（kg·d），或肾脏病理仅显示中度以下系膜增生，建议应用 ACEI 类药物降低尿蛋白，也可以联合应用 ACEI 和 ARB 以增加降低蛋白尿的疗效［B/I］。注意当内生肌酐清除率 < 30ml/（min·1.73m^2）时慎用。

3. 肾病综合征型或伴肾病水平蛋白尿

指 24h 尿蛋白定量 ≥ 50mg/kg，或肾脏病理显示中度以上系膜增生，在应用 ACEI 和（或）ARB 基础上，采用长程激素联合免疫抑制剂治疗。关于免疫抑制剂的应用，首选环磷酰胺（CTX）［A/Ⅱa］；也可以采用多种药物联合治疗：硫唑嘌呤（AZA）或联合糖皮质激素、肝素、华法林、双嘧达莫，其疗效显著优于单独应用糖皮质激素的疗效［A/Ⅱa］。激素为泼尼松口服[1.5 ~ 2mg/（kg·d）]，4 周后可改为隔日给药并渐减量，总疗程 1 ~ 2 年［A/I］。此外，关于吗替麦考酚酯（MMF）、来氟米特、雷公藤多苷等药物的应用尚缺少多中心大样本的随机对照临床试验的证据，需结合临床实际酌情应用［B/Ⅱa］。

（三）伴新月体形成的原发性 IgA 肾病的治疗

当新月体肾炎或肾病理中新月体形成累及肾小球数 > 25% ~ 30% 时，可以考虑首选甲泼尼龙冲击治疗，继之服泼尼松（用法同上），并每月予以 0.5g/m^2 CTX 冲击共 6 个月［C/Ⅱa］；也可试用 CTX（冲击治疗或每天口服 1.5mg/kg）联合小剂量泼尼松龙（0.8mg/kg）治疗［C/Ⅱa］。

六、护理

（一）心理护理

多与患儿及其家长沟通，告知疾病的相关知识、药物治疗重要性及药物的不良反应、日常的护理方法及要点，帮助其树立战胜疾病的信心。

（二）饮食护理

1. 给予低盐低脂优质蛋白饮食，一般以每日食盐量不超过2g 为宜，禁用腌制食品，少用味精及食用碱，摄入优质动物蛋白 0.6 ~ 1g/（kg·d）为宜。

2. 以清淡饮食为主，少食用辛辣、油脂、油腻食物，限制动物内脏、肥肉及某些海产品等食物摄入。

3. 血钾偏高者少摄入含钾过多的水果，如哈密瓜、西瓜、香蕉等。

4. 可进食含维生素及微量元素丰富的蔬菜、水果、杂粮等。

（三）病情观察

1. 监测血压变化，遵医嘱每4 ~ 6h 测血压一次。

2. 注意尿量、尿色的变化，维持水电解质平衡。

3. 观察水肿情况，做好皮肤护理。

（四）用药护理

1. 观察用药后患儿的反应，血尿、蛋白尿的进展情况。

2. 使用激素类药物或免疫抑制剂药物治疗要根据医嘱服用，不可自行停药或减量。

3. 应用利尿剂时，注意观察药物的副作用及患儿血压、尿量的变化。

4. 避免使用对肾脏有毒性的药物。

（五）休息和运动

1. 保证充足的睡眠，每天应在 8h 以上，卧床休息至肉眼血尿消失。

2. 恢复期可适当参加力所能及的体育活动，但不可做剧烈运动。

（六）预防感染

1. 预防上呼吸道感染，保持外阴及皮肤的清洁。

2. 病室经常开窗通风，与感染性疾病患儿分室而居，预防感染的发生。

七、健康教育

（一）向患儿及家长介绍本病的基本知识，使其知晓本病虽然病程较长，但只要坚持治疗，避免加重病情的各种因素，仍可获得较好疗效。

（二）让患儿和家长知晓合理饮食是治疗 IgA 肾病的重要

措施。请营养科协助指导，教会其制定及选用优质低蛋白、充足热量、富含维生素和钙、清淡、易消化食谱的方法，并通过合理摄入水及电解质来维持体液平衡。

（三）教会家长准确测量体温、血压及体重，警惕感染的发生。

（四）要指导卧床休息患儿家属帮助其做好被动运动；缓解期可适当活动，指导其正确评价活动耐力。注意防寒保暖，避免过劳，防止骨折、跌伤。

（五）预防各种感染，注意个人卫生，避免各种应激因素的发生。

（七）出院指导

1. 严格遵医嘱按时服药，积极预防感染等诱发因素。

2. 养成良好的卫生习惯和生活方式，适当参加户外运动，以增强抵抗力。

3. 保持大便通畅，每日按时排便。

4. 根据病情和用药情况定期门诊复查随诊。

第九节　溶血尿毒综合征

一、概述

溶血尿毒综合征（hemolytic uremic syndrome，HUS）是一种以微血管性溶血性贫血、急性肾损伤和血小板减少三联症为主要临床特点的综合征，与血栓性血小板减少性紫癜（TTP）同属于血栓性微血管病。婴幼儿和儿童多见，国内以春季及初夏为高峰。根据有无腹泻前驱症状，HUS 分为两种类型：典型HUS 和非典型 HUS。

二、病因

病因不明，可能与下列因素有关。

（一）典型溶血尿毒综合征（post-diarrhea HUS，D + HUS）为志贺毒素大肠杆菌引起，又称腹泻后溶血尿毒综合征。其中以出血性大肠埃希菌感染为主。

（二）非典型溶血尿毒综合征（non-diarrhea HUS，D – HUS）又称无腹泻溶血尿毒综合征，占 10%。其相关因素有补体调节蛋白缺陷、细菌或病毒的感染、药物（如环孢素、避孕药、肿瘤化疗药物等）以及其他疾病，如系统性红斑狼疮、肿瘤、器官移植等。

依据有无腹泻分为经典型（有腹泻）和非经典型（无腹泻）。虽然比较简单，但在临床上易造成对病因认识的混淆。有无腹泻与感染出血性大肠埃希菌与否并非对应很好，有些病人存在典型腹泻，却是由遗传性补体调节蛋白缺陷所致。随着溶血尿毒综合征的病因和 TTP 研究取得持续进展，2006 年欧洲儿科 HUS 研究组对 HUS 和 TTP 及相关疾病提出了新的分类，见表 4 – 5。

表 4 – 5 溶血尿毒综合征和血栓性微血管病及相关疾病的病因分类

病因明确			病因未明
感染	a 产志贺毒素或志贺样毒素细菌	出血性大肠埃希菌志贺菌属痢疾杆菌 1 柠檬酸杆菌属	1. HIV 感染 2. 恶性肿瘤、肿瘤化疗、放疗 3. 钙调神经磷酸酶抑制剂和移植 4. 妊娠、HELLP 综合征、口服避孕药 5. SLE 和抗磷脂抗体综合征 6. 肾小球肾炎 7. 家族性病因未明 8. 其他分类不清
	b 肺炎链球菌		
补体调节疾病	a 遗传性		
	b 获得性	抗 H 因子抗体	
ADAMTS13 缺乏	a 遗传性		
	b 获得性	抗 ADAMTS13 抗体药物	
钴胺素代谢缺陷			
奎宁诱发			

三、临床表现

两种类型 HUS 均表现为急性起病，突然发生的进行性微血管性溶血性贫血、血小板减少、出血以及不同程度的急性肾衰竭（少尿或无尿、氮质血症）。严重者除上述三联症外同时伴高血压、抽搐等。HUS 常见的临床表现可概括如下。

（一）前驱症状

大部分病人有前驱症状，主要是腹泻、呕吐、腹痛等胃肠炎表现，伴中度发热。腹泻可为严重血便。

（二）溶血性贫血

多在前驱期后数天或数周突然发病，以溶血性贫血为突出表现。突然面色苍白、黄疸、头昏乏力、血尿，严重者可出现贫血性心力衰竭及水肿、肝脾大。

（三）急性肾衰竭

贫血同时少尿或无尿、水肿、血压增高，出现尿毒症、水电解质紊乱和酸中毒。

（四）出血

黑便、呕血及皮肤黏膜出血。

（五）其他

亦可有神经系统症状、心力衰竭、呼吸紊乱、高血压、小肠结肠炎等多器官系统损伤表现。

四、辅助检查

（一）血常规

血红蛋白明显下降，网织红细胞显著增高，血小板数减少，白细胞数大多增高。

（二）尿常规

不同程度的血尿、红细胞碎片，严重溶血者有血红蛋白尿、白细胞及管型。

（三）生化改变

血清总胆红素增高，以间接胆红素升高为主，血浆乳酸脱氢酶（LDH）升高。少尿期血尿素氮、肌酐增高、血钾增高等电解质紊乱及代谢性酸中毒，血尿酸增高。

（四）骨髓检查

见巨核细胞数目增多、形态正常。

（五）凝血与纤溶检查

早期纤维蛋白原稍降低、纤维蛋白降解产物增加，凝血酶原时间延长，数天内恢复正常，后期纤维蛋白原略升高。

（六）血清补体

通常血清补体 3 水平下降，如系补体缺陷所致还可发现血清 H 因子、I 因子水平明显减低。

（七）肾组织活检

肾活检是确诊的依据并可估计预后，表现为肾脏微血管病变、微血管栓塞。因为急性期有血小板减少和出血倾向，有人主张在急性期过后病情缓解时进行。

（八）基因突变检测

可以检测各种补体调节蛋白以及其他相关基因突变，特别是对有家族发病史 HUS 诊断价值较大。

五、治疗

（一）一般治疗

包括抗感染、补充营养、维持水电解质平衡等。

（二）急性肾衰竭的治疗

提倡尽早进行透析治疗。

（三）血浆疗法

1. 输注新鲜冻血浆

主要是补充补体调节蛋白以及 PGI_2。首次输注 30～40ml/kg，以后每次 15～20ml/kg，直到溶血停止、血小板数升至正常。由肺炎球菌所致的 HUS 患者禁输血浆。

2. 血浆置换（plasma exchange，PE）

PE 可以去除致病的自身抗体和过度活化补体成分，并补充补体调控因子，能控制急性期病情进展。

（四）抗补体5单克隆抗体

可以阻断补体活化，对补体调节蛋白缺陷所致的 HUS 有很好疗效。

（五）其他

如糖皮质激素、抗凝剂等疗效不肯定。

六、护理

（一）心理护理

1. 本病起病急骤且病情危重，发展迅猛，患儿家属往往没有思想准备，同时因为对疾病相关知识缺乏了解，容易出现焦虑、烦躁、紧张甚至恐惧，担心疾病的恢复、预后及费用等问题，因此要做好解释和安抚工作。

2. 加强健康宣教，及时满足患儿需求，以热情的态度、精湛的技术取得家长的信任。

（二）饮食护理

遵医嘱给予清淡、易消化、富含营养的饮食，保证摄入足够热量和水分，可多吃新鲜蔬菜及水果。忌辛辣、刺激性食物，勿进食过硬食物，防止消化道出血。

（三）病情观察

急性期应嘱患儿注意卧床休息；密切观察患儿生命体征及电解质的变化；观察患儿有无恶心、呕吐、腹痛、腹泻等症状，大便的颜色、性质、量；观察患儿口腔黏膜、皮肤有无新的出血点、瘀斑；观察患儿有无头晕、头痛、视物模糊等高血压危象表现。

（四）用药护理

用药护理见第三章"常用药物及护理"。

（五）发热护理

1. 患儿发热期间应注意休息，对于低、中热患儿，可通过改变环境温度、衣着、被褥厚薄以及腋下夹用干毛巾裹好的冰袋等方式进行缓解。

2. 对于高热的患儿，遵医嘱服用肾毒性小的解热镇痛药物。

3. 密切观察体温变化，及时根据患儿的实际情况补充足够的水分，并做好口腔及皮肤护理。

（六）血浆置换护理

见第五章第四节"血浆置换"。

（七）急性肾损伤的护理

见第四章第五节"急性肾损伤"。

七、健康教育

（一）避免诱因

告知患儿家长典型 HUS 的常见感染源有生牛肉、火腿、火鸡等。某些抗肿瘤药物（阿糖胞苷、长春新碱）、免疫抑制剂（环孢素、他克莫司）可有导致溶血尿毒综合征的风险，应用时密切监测肾功能情况、有无溶血性贫血及血小板减少表现。

（二）活动

注意休息，避免剧烈运动，按时服药，培养良好的生活习惯，加强营养，合理调整饮食结构，增强机体抵抗力。尽量少去公共场所，防止发生感染。

（三）随访

嘱患儿定期随访，强调监测肾功能的重要性。

第十节　血尿

一、概述

尿液中含有超过正常量的红细胞称为血尿（hematuria）；仅在显微镜下发现红细胞者称为镜下血尿（microscopic hematuria）；肉眼即能见尿呈"洗肉水"色或血样甚至有凝块者称为肉眼血尿（gross hematuria）；无明确的临床症状、实验室改变及肾功能异常者，称为无症状血尿（asymptomatic hematuria）或孤立性血尿。肉眼血尿的颜色与尿液的酸碱度有关，中性或弱碱性尿颜色鲜红或呈洗肉水样，酸性尿呈浓茶样或烟灰水样。

二、病因

血尿只是一个临床表现，而非最终的疾病诊断，它病因复杂，98%由泌尿系统本身疾病引起，2%由全身性疾病或泌尿系统邻近器官疾病所致。

（一）肾脏疾病

1. 各种肾炎

急性肾小球肾炎、急进性肾小肾炎、慢性肾小球肾炎、局灶性肾炎、病毒性肾炎、遗传性肾炎、伤寒肾炎、肺出血-肾炎综合征、再发性血尿、IgA 肾病等。

2. 感染

肾结核、肾盂肾炎、膀胱炎、尿道炎。

3. 畸形

肾血管畸形、先天性多囊肾、游走肾、肾下垂、肾盂积水等。

4. 肿瘤

肾胚胎瘤、肾盏血管肿瘤等。

5. 结石

输尿管结石、膀胱结石。

6. 肾血管病变

肾静脉血栓形成、左肾静脉压迫综合征（胡桃夹现象）。

7. 药物肾毒性药物

卡那霉素、庆大霉素、杆菌肽、水杨酸制剂、磺胺类、苯妥英钠、环磷酰胺、乌洛托品、松节油、汞剂、砷剂、盐酸氯胍等，均可引起肾损害产生血尿。

8. 损伤

肾区挫伤及其他损伤。

（二）全身性疾病

1. 出血性疾病

弥散性血管内凝血、血小板减少性紫癜、血友病、新生儿自然出血症、再生障碍性贫血、白血病等。

2. 心血管疾病

充血性心力衰竭、细菌性心内膜炎。

3. 感染性疾病

猩红热、钩端螺旋体、流行性出血热、传染性单核细胞增多症、暴发型流脑等。

4. 结缔组织病

系统性红斑狼疮、结节性多动脉炎、风湿性肾炎。

5. 营养性疾病

维生素 C 缺乏症、维生素 K 缺乏症。

6. 过敏性疾病

过敏性紫癜、饮食过敏（如牛奶或菠萝过敏）。

7. 其他疾病

遗传性毛细血管扩张症、剧烈运动引起的一时性血尿、特发性高钙尿症等。

三、临床表现

（一）再发性肉眼血尿

主要表现为反复发作性肉眼血尿，通常发作前有上呼吸道感染，1~3d后出现血尿，血尿持续1~2d，很少超过5d，肉眼血尿消失后尿检可正常或间断镜下血尿，发作间隔不等，无链球菌感染的证据，不伴浮肿、高血压、肾功能异常。

（二）持续性或再发镜下血尿

约占半数，多数为健康体检或其他疾病时偶然尿检发现，不能确定起病日期，无症状和体征。

四、辅助检查

（一）肾小球性血尿

1. 血 ASO 升高伴有 C_3 下降，应考虑急性链球菌感染后肾炎。

2. 伴血 HbsAg（+）和 HbeAg（+），肾组织中有乙肝病毒抗原沉积，可诊断为乙肝病毒相关性肾炎。

3. 血清补体持续性下降，考虑原发性膜增生性肾炎、狼疮性肾炎、乙肝病毒相关性肾炎、慢性肾小球肾炎。

4. ANA、Anti-dsDNA、ANCA 等阳性应考虑狼疮性肾炎。

5. 血清 IgA 增高，提示有 IgA 肾病可能；IgG、IgM、IgA 均增高，可考虑狼疮性肾炎、慢性肾炎。

（二）非肾小球性血尿

1. 两次尿培养阳性、尿菌落计数 $>10^5/ml$，可诊断泌尿道感染。

2. 尿培养检出结核杆菌，对诊断肾结核有重要价值，并可通过三次以上尿沉渣找抗酸杆菌，其阳性率80%～90%，24h尿沉渣找抗酸杆菌，阳性率为70%。

3. 全尿路X线平片检查在非肾小球性血尿病因诊断中非常重要，可及时发现泌尿系结石。对于尿酸结石，X线检查阴性者可采用B超检查。

4. 对怀疑上尿路病变者，可行静脉肾盂造影（IVP）。IVP阴性而持续血尿者，应行B超或CT检查，以排除小的肾肿瘤、小结石、肾囊肿以及肾静脉血栓形成。若仍阴性者，可行肾活检。

5. 左肾静脉受压综合征（俗称"胡桃夹现象"）是非肾小球性血尿的常见原因，彩色Doppler检查可以确诊。

6. 儿童特发性高钙尿症也是非肾小球性血尿的常见原因，24h尿钙测定 >4mg/kg 或尿钙/尿肌酐 >0.2，即可诊断。

五、治疗原则

本病无特殊治疗，不需要应用激素及免疫抑制剂。预防及治疗上呼吸道感染较为重要，血尿较重时注意适当休息，一般不需休学。大多预后良好。

六、护理

（一）心理护理

1. 向家长解释本病的发病机制、特点，做好健康教育。

2. 指导患儿放松心情，转移注意力，消除紧张情绪及恐惧心理，积极配合治疗。

（二）一般护理

1. 急性期卧床休息，病情好转后可适当活动。

2. 保持病室内适宜的温度及湿度，空气流通，每日开窗通风两次，每次 15 ~ 30min。

3. 保持会阴部皮肤清洁，及时更换内衣裤。

（三）病情观察

1. 观察出血性质及排尿情况，观察一次排尿中尿液颜色变化，区分初始血尿和终末血尿。青春期女孩要注意区分血尿或阴道出血。

2. 关注有无尿路刺激征、腰痛等情况。

3. 血尿严重时应遵医嘱监测血压变化并使用止血药物治疗。

4. 肉眼血尿严重时应按排尿次序依次留取尿标本，以便进行比色，判断出血部位及发展情况。

5. 保持排尿通畅，观察尿量、颜色及有无混浊，保证足够的液体入量，使大量液体冲洗尿道内血液，防止尿道堵塞。

（四）饮食护理

1. 给予高蛋白、高维生素和易消化的清淡饮食。

2. 合并有尿路感染者，应鼓励患儿多饮水，增加尿量，以冲洗膀胱、尿道，促进细菌和炎性分泌物排出，减轻尿路刺激症状。

3. 水肿伴血尿的患儿，需限制钠盐的摄入。

4. 少吃刺激性食物，如辣椒、蒜、香菜及狗肉等。

（五）尿液检查

1. 尿标本应及时送检，尿液若放置时间过长，在酸性及低渗环境中红细胞易溶解，从而导致误诊。

2. 口服、肌肉注射或静脉输注大量碱性药物后不宜马上留取尿标本，尿标本中不宜混入碱性物质。

3. 尿标本不宜在大量饮水后留取，因尿液稀释时尿比重降低，红细胞在低比重尿中易被破坏。

4. 运动后出现暂时性血尿，易误诊为病理性血尿，因此不宜在剧烈运动或长久站立后留取尿标本。

5. 青春期女孩不宜在月经期留取尿标本。

七、健康教育

（一）疾病预后

本病无特殊治疗，预防及治疗上呼吸道感染较为重要，血尿较重时适当注意休息，一般不需休学。大多预后良好。

（二）避免诱因

指导患儿避免剧烈运动、过度劳累、各种感染、使用肾毒性药物等诱因，以延缓肾功能减退。

（三）自我管理

指导患儿进行自我饮食管理，选择高蛋白、高维生素和易消化的清淡饮食，加强营养，增加抵抗力，按时复诊并定期监测尿常规、尿微量蛋白及肾功能等。指导家长掌握常用检验项目的留取方法及意义，并了解检验项目的正常范围。

（四）预防感染

告知患儿及家长本病的发生与感染相关，指导其积极预防感染，即可降低本病发病率。因此，日常生活中要加强个人卫生，如保持皮肤清洁、外出时戴口罩、做好呼吸道隔离等，如有上呼吸道感染（感冒、咽炎、扁桃体炎等）或皮肤感染时要及时治疗，密切观察尿常规变化，早期发现本病，早期治疗。如患儿反复发作慢性扁桃体炎，应在咨询医生后，酌情摘除扁桃体。

（五）用药管理

向患儿及家长解释常用药物种类、作用、用法、时间、药物不良反应及使用注意事项，提高患儿服药依从性。指导患儿正确服用药物，教会患儿及家长观察药物疗效及不良反应，避免漏服、多服，不可擅自加量或减量等。

（六）其他

注意保持大便通畅，养成定时排便的习惯，预防便秘；保持情绪平和，心情舒畅；维生素 C 和维生素 B 族可改善脂质代谢，保护血管结构和功能，指导患儿增加维生素摄入，合理食用新鲜水果蔬菜。

（七）随访

定期随访，监测尿常规、肾功能进展情况，积极配合治疗，延缓肾功能减退进程，提高生活质量。

第十一节　特发性高钙尿症

一、概述

高钙尿症（hypercalciuria）是指尿钙排出明显增高，每日尿钙≥0.1mmol/kg（4mg/kg）可定为高钙尿症；若无明确原发病因且血钙正常者称为特发性高钙尿症（idiopathic hypercalciuria，IH）。临床上主要表现为血尿，约占儿童单纯性血尿病因的1/4，IH出现血尿原因与钙结晶引起尿路损伤有关。

二、病因

1953年首先由Albright报告在成人群体有特发性高钙尿症，1978年Moore在儿童群体首发报告。成人特发性高钙尿症者最终可有40%～60%发生肾结石，而儿童仅有2%～5%可出现肾结石。Moore等报告在3个月至18岁儿童及青少年中IH的发生率占2.9%～6.2%；Stapleton报告IH在儿童发生率约4.2%。Coe等认为IH有家族性，可表现为常染色体显性遗传。但有人认为和家族有同一饮食因素及环境因素有关。目前临床一般将特发性高钙尿症分为如下两型。

（一）肾漏型高钙尿

肾小管重吸收钙离子功能缺陷导致尿钙漏出增多，刺激甲

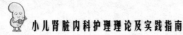

状旁腺素分泌及 $1,25-(OH)_2D_3$ 合成增多，引起继发性肠钙吸收亢进以维持血钙正常。

（二）吸收型高钙尿

由于空肠对钙选择性吸收过多，使血钙暂时升高致肾小管滤过钙增多及甲状旁腺素分泌抑制而使肾小管重吸收钙减少，从而导致血钙正常而尿钙排泄增多。肠钙吸收增高的原因尚未明确，可能和活性维生素 D 有关。成人 IH 中 85% 属此型，小儿中占 21% ~62%。肠吸收型中部分表现为高钙尿伴低磷血症，低磷血症是由于肾小管对磷重吸收缺陷，低磷血症使 $1,25(OH)_2D_3$ 合成增加，进而促进了肠钙吸收。

三、临床表现

（一）血尿

血尿是 IH 最常见的症状，因而 IH 也就成为儿童单纯性血尿的常见原因之一。IH 的血尿有其自身特点：不同患儿有程度不等的血尿，表现为肉眼血尿或镜下血尿；同一患儿在不同时间也可分别表现为肉眼或镜下血尿，可肉眼血尿和镜下血尿交替出现，也可在肉眼血尿间歇期伴有镜下血尿；甚至在同一天内患儿的血尿程度也有较大变化。肉眼血尿者有时可见血丝、血块。其血尿原因一般认为系钙盐结晶引起尿路损伤所致。有报道称间断发作性肉眼血尿的发生间隔时间 5~270d，血尿持续时间 60d~1 年。

（二）结石

肾结石亦是本病的一个重要表现或并发症，尤其见于高钙尿状态持续时间较长者。据国内调查发现，在尿路结石高发地区，IH 有明显家族聚集倾向。在 IH 家族史中常有泌尿道结石病人。儿童期虽尿路结石的发生率低，但儿童尿路结石者中30%～80% 是 IH，因而对儿童期尿路结石，IH 应作为重要的病因予以鉴别。随病程增加以及年龄增大，尿路结石的发生率增加，追踪至成年期可有近 1/3 的病例发生尿路结石。有文献报道血尿首次发作到结石形成的时间为 0.5～8.0 年。结石成分以草酸钙或磷酸钙多见。结石一旦形成与其他病因所致结石一样，可继发梗阻性肾病或反复尿路感染，严重者可发生肾钙化。B 超或 CT 可见肾盂或输尿管结石，或排出泥沙样结石。

（三）泌尿系感染

病初短暂发热，轻度尿频、尿急、尿痛，腰部或腹部疼痛，乏力和懒动，继发尿路感染亦可为起病表现。

（四）其他

部分 IH 可伴生长迟缓、身材矮小、佝偻病、骨质发育落后等。

四、辅助检查

（一）尿 Ca/Cr 比值

一般采用早餐后 2h 随意尿标本测定，当尿 Ca/Cr 比值 >

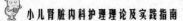

0.21 者，需测定 24h 尿钙定量，当尿 Ca > 0.1mmol/kg/d(4mg/kg/d)时，检查血钙正常，可确诊高钙尿症。

（二）尿红细胞形态

当 IH 伴有血尿者，测定红细胞形态大多呈非肾小球性血尿。

（三）血生化及肾小球功能正常，尿浓缩功能有时受损。

（四）钙负荷试验

确诊为高钙尿症者，做钙负荷试验以区别肠吸收型和肾漏型。一般收集空腹 2h 和负荷 4h 尿标本测定，如为吸收型 IH 则空腹尿 Ca/Cr 比值正常，钙负荷后增高（ > 0.21）；肾漏型 IH 则不受限钙影响，负荷前后尿 Ca/Cr 比值均增高（ > 0.21）。

（五）其他

需排除引起尿钙增高的其他疾病，如维生素 D 中毒、甲状旁腺功能亢进症、骨肿瘤或肿瘤骨浸润、肾小管酸中毒、其他肾小管间质疾病等。肾活检多正常，偶见局灶性肾间质炎症或钙沉积。

五、治疗

（一）一般治疗

避免高钙、高草酸饮食（如果汁、茶和巧克力等），对肠吸收型或结石患儿，钙摄入量控制在正常需要范围（每日 400 ～

600mg）。但不主张过低限钙，因对生长发育中的患儿需考虑对生长的影响，每日供钙应不低于基础需要量。限制钠盐的摄入、低蛋白饮食、多饮水、口服枸橼酸钾等对合并有肾结石的 IH 患者具有重要意义。

（二）药物治疗

1. 噻嗪类药物

常用双氢克尿噻口服，每天 1～2mg/kg，清晨一次顿服。服药期间应监测血钾，以防低血钾发生。噻嗪类药物控制高钙尿的机制是抑制远曲小管的钠回收，使排钠增加而使远曲小管的皮质段对钙的重吸收增加。尚有研究发现噻嗪类可改善 IH 患者的骨密度，但如同时用低钙饮食则仍可使骨密度降低，提示噻嗪类对钙重吸收增加量并不足以代偿低钙的摄入。

2. 疗程

噻嗪类药物的应用至少 6～8 周，结束后需复查尿 Ca/Cr 比值和 24h 尿钙定量，可持续或间断用至一年。停药后如血尿、结石等症状复发可再用。约 60% 血尿持续消失。长期服用者多无新结石形成，故伴尿路结石者尤提倡采用。

六、护理

（一）一般护理

1. 尿常规标本留取

均采用第一次晨尿，并取中段尿。为了避免饮食干扰，晨

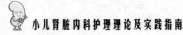

尿较浓缩和酸化，保证了化学成分测定的准确性。

2. 24h 尿钙标本留取

要求患儿晨 9 时排空尿弃去，开始计时，之后全部尿液盛放在清洁干燥容器中，第一次尿后在容器中加防腐剂，到次晨 9 时排空膀胱尿为止。对不能配合的患儿，可使用一次性尿袋黏附于尿道口，收集 24h 尿标本。若收集尿液仍有困难的患儿，可采集早餐后 2h 随意尿标本测定随意 Ca/Cr 比值，并持续 2 次，但 2 次随意尿标本不能为同一天留取。标本留取期间患儿饮水、饮食同平时一样，但尿标本应于 30~60 min 内按时送检。

3. 休息

本病患儿一般不限制活动，有血尿者避免剧烈运动。

（二）病情观察

1. 定期复查血生化、尿常规和 24h 尿钙定量。
2. 观察血尿消失、尿钙恢复及泌尿系统结石情况。

（三）饮食护理

1. 饮水

多饮水以维持较高尿流量，使患儿每日尿量维持在 50ml/kg 或以上，尿量增加可使尿钙浓度降低，避免尿钙结晶形成，或使已形成的微小钙结晶排出。睡前不宜过量饮水，以免夜尿增多或遗尿。

2. 避免高钠饮食

如腌制品、火腿肠、咸干花生、牛肉干等。钠摄入过多可引起肾小球对钠滤过增加，钠滤过增加能够抑制肾小管对钙重吸收而致尿钙排除增加。当钠摄入量每天限制在 2g 以下时，高钙尿症可缓解。

3. 少食含草酸盐食物

尿草酸钙能成为尿钙结晶的核心，如菠菜、花生、水果汁、茶和巧克力等富含草酸盐，应避免摄入过多。

4. 钙的摄入

含钙高的饮食（如牛奶、奶制品、豆制品、芝麻及其制品、海带等）在未充分确定本病的发病原因前，不宜盲目采取限钙措施，以免影响骨骼正常发育。确诊后将肠吸收型患儿的钙摄入量给予控制，保持饮食钙在 400～600mg/d，使饮食中钙量不低于正常儿童生长发育需要量。肾漏型患儿低钙饮食对之并无帮助，钙摄入量不予限制。两型患儿均不摄入钙制剂，并需限制维生素 D 的使用，因维生素 D 可以增加肠道钙的吸收而使高钙尿加重。

5. 补充钾剂及高钾食物

给予 10% 枸橼酸钾溶液 5～10ml，每日 2 次或 3 次口服。高钾食物可以抑制正常人尿钙排泄，并增加尿中枸橼酸浓度，可用于治疗 IH。

6. 特发性高钙尿症中常伴随骨质疏松症

软饮料（如可乐或咖啡）与高钙尿排泄相关，尽管机制尚未明确，但包含的磷酸和咖啡因在内的可乐会破坏钙的平衡，增加骨骼的脆弱性，咖啡因又能减少骨矿物质，持续饮用咖啡因会增加尿中尿素的排泄，并成为诱发的风险因素。

（四）尿道口护理

1. 保持患儿尿道口清洁，每天用温水清洗尿道口。男性患儿翻起包皮清洗，勤换内裤，不穿紧身裤，以棉质为佳。

2. IH 的临床表现为尿频、尿急、尿痛等泌尿道感染症状时，予中药洗剂坐浴，以缓解尿路刺激症状。

（五）用药护理

1. 用药期间饮足量的水。

2. 使用氢氯噻嗪需注意该药的副作用，如脱水、失钾、尿酸潴留、血糖增高以及血清脂蛋白成分的改变。

七、健康教育

（一）疾病预后

详细了解疾病的发病机制及其相关基因异常，尽早给予干预及治疗对控制疾病、改善预后十分重要。

（二）避免诱因

IH 病因不明，以血尿为临床主要表现，可导致尿路结石，引起多种泌尿系统症状，易误诊和漏诊。持久的高钙尿对生长期的骨骼可产生不利影响，及时治疗可防止尿路结石及尿路感染的发生。

（三）自我管理

指导患儿进行自我饮食管理，合理饮食管理是本病护理的重点，有利于减少尿路结石的发生。多饮水，避免高钠饮食，少食含草酸盐食物，根据病情限制钙的摄入，加强营养，增强抵抗力。按时复诊并定期监测尿常规、尿钙定量及肾功能等，指导正确采集各种尿标本，协助早期诊断。

（四）预防感染

告知患儿及家长本病的发生易引起泌尿系感染，指导患儿积极预防感染，即可降低本病发病率。因此，指导患儿及家长保持良好的生活习惯，学会正确清洁外阴的方法，注意劳逸结合，预防感染的发生。

（五）用药管理

向患儿及家长解释药物种类、作用、用法、时间、药物不良反应及使用注意事项，提高患儿服药依从性。指导患儿正确服用药物，教会患儿及家属观察药物疗效及不良反应，避免漏服、多服，不可擅自加量或减量等。

（六）其他

向患儿及家长讲解引起疾病的相关因素，合理饮食、积极治疗并消除该病的易感因素，放松心态，消除紧张情绪及恐惧心理。

（七）预后

IH 的预后主要取决于尿钙排出量的控制程度及结石形成的情况而定。如能有效控制尿钙正常，尿路无新结石形成，一般预后良好。如结石反复复发，反复并发感染，则预后较差。

第十二节　肾小管酸中毒

一、概述

肾小管酸中毒（renal tubular acidosis，RTA）是由于远端肾小管排出氢离子障碍和（或）近端肾小球对 HCO_3^- 的重吸收障碍，以致不能建立正常 pH 梯度而产生的一组持续性、代谢性、高氯性酸中毒而其尿液却偏碱性为特征的临床病理生理综合征。按肾小管可能受损的部位，RTA 分为：①远端 RTA（RTA-Ⅰ）；②近端 RTA（RTA-Ⅱ）；③混合型 RTA（RTA-Ⅲ）；④伴有高血钾性的 RTA（RTA-Ⅳ）。RTA 的临床表现复杂多样，主要表现为生长发育落后、严重佝偻病畸形、尿崩症、水电解质紊乱、消化功能紊乱、尿结石等。

根据肾小管性酸中毒的病因可分为：①特发性肾小管酸中毒，多有家族史；②继发性肾小管性酸中毒，可见于许多肾脏疾病或全身性疾病，如自身免疫性疾病、药物中毒、甲状腺或甲状旁腺功能亢进、肾盂肾炎等。

二、病因

RTA 根据疾病发生的病因可分为原发性（遗传性）和继发性；按是否发生全身性代谢性酸中毒可分为完全性和不完全性；按主要肾小管受累部位可分为近端和远端 RTA。目前，多根据临床表现及其生理基础将 RTA 分为四大类。

（一）Ⅰ型（远端）RTA

1. 原发性：常见肾小球先天功能缺陷，多为常染色体显性遗传，亦有隐性遗传或特发性病例。

2. 继发性：可继发于两性霉素 B 中毒、重金属盐中毒、维生素 D 中毒、小管间质性肾炎、高球蛋白血症、甲状旁腺功能亢进症、慢性活动性肝炎、海绵肾、肾移植后等。

（二）Ⅱ型（近端）RTA

1. 原发性：多为常染色体显性遗传，亦可为性连锁隐性遗传，多见于男性，也有部分为散发病例。

2. 继发性：可继发于重金属盐中毒、过期四环素中毒、甲状旁腺功能亢进、高球蛋白血症、胱氨酸尿症、肝豆状核变性等。

（三）Ⅲ型（混合性）RTA

是指Ⅰ、Ⅱ两型 RTA 混合存在，临床症状较重。

（四）Ⅳ型（全远端）RTA

又称高血钾型远端肾小管性酸中毒，先天遗传者少见，继发性多见。一般因醛固酮分泌减少或肾小管对醛固酮的反应减弱导致肾小管对钠的重吸收、氢、钾的排泄和氨的生成功能损伤，引起酸中毒和高钾血症。

三、临床表现

（一）Ⅰ型 RTA

1. 原发性病例 可在生后即有临床表现。

2. 由于酸中毒和电解质紊乱，患儿多有厌食、恶心、呕吐、腹泻或便秘，导致严重的生长发育落后。

3. 由于低血钾和（或）肾钙化以致尿浓缩功能障碍，可造成患儿多饮、多尿表现。

4. 由于低血钾，患儿可表现为肌肉软弱无力或瘫痪。

5. 由于低血钙和低血磷而致骨质软化，骨骼严重畸形，出牙延迟或牙齿早脱，予维生素 D 治疗无效。

6. 由于大量排钙及尿偏碱可造成肾钙化、肾结石，患儿可有血尿、尿痛等。

7. 长期不明原因的酸中毒。

8. 早期肾小球功能正常而表现为肾小管浓缩功能障碍，晚期肾小球功能可受损甚至出现尿毒症。

（二）Ⅱ型 RTA

与 RTA－Ⅰ大致相似，但一般症状较 RTA－Ⅰ轻。突出的表现是生长发育落后，高氯性代谢性酸中毒，可有低血钾表现，多数无严重骨畸形，亦不会出现肾钙化。

（三）Ⅲ型 RTA

症状同Ⅰ型与Ⅱ型，其高血氯性代谢性酸中毒症状更严重。

（四）Ⅳ型 RTA

除高血氯性代谢性酸中毒症状外，有高钾血症，可有严重的心律失常甚至心搏骤停、动作迟钝、四肢瘫痪、嗜睡等症状。继发性患者可合并钠潴留和高血压表现。一般患者伴有肾功能不全。

四、辅助检查

(一) 实验室检查

1. 血气分析、血电解质、肝肾功能和 AG 测定，$AG = Na^+ - (CL^- + HCO_3^-)$，正常值为 8 ~ 16mmol/L。

2. 尿 pH、24h 尿钙及尿钙/肌酐测定。

3. 肾脏超声检查，X 线检查 (腹部、长骨)。

(二) 诊断试验

1. 酸负荷试验

试验前禁用酸碱性药物，顿服 5% 氯化铵 0.1g/kg，使血 HCO_3^- 浓度 ≤16 ~ 18mmol/L，服药后 3 ~ 8h，每小时测定尿 pH 值，共 6 次。pH > 6.0 支持 Ⅰ 型或 Ⅱ 型 RTA；pH < 5.5 则停止试验，支持 Ⅱ 型或 Ⅳ 型 RTA。当血 HCO_3^- 浓度 < 15mmol/L 时，禁止该试验。

2. 碱负荷试验

口服碳酸氢钠 2 ~ 10mmol/(kg·d)，逐日增量直至酸中毒纠正，测血、尿 HCO_3^- 和肌酐，计算 HCO_3^- 排泄分数 (FEHCO_3^-)% = (尿 HCO_3^-/血 HCO_3^-) ÷ (尿 Cr/血 Cr) × 100%，正常人 $FEHCO_3^- < 1\%$。$FEHCO_3^- > 15\%$ 为 Ⅱ 型 RTA；< 5% 为 Ⅰ 型 RTA；5% ~ 15% 为 Ⅲ 或 Ⅳ 型。

五、治疗

(一) 碱性药物

常用10%枸橼酸钠、钾合剂 (各100g 加水至100ml，每1ml 含 2mmolHCO$_3^-$)。

Ⅰ型：2~5mmol/ (kg·d)，最大达 5~10mmol/ (kg·d)。

Ⅱ型：从 5~10mmol/ (kg·d) 开始，最大可达 15~25mmol/ (kg·d)。

Ⅳ型：采用枸橼酸钠单剂 5~10mmol/ (kg·d)，或用碳酸氢钠 1.5~2mmol/ (kg·d)。

以上需根据血 pH、HCO$_3^-$、K$^+$ 及尿钙调整剂量。纠正酸中毒不宜过快，以免加重低钙血症和低钾血症而诱发猝死。碱性药物治疗应坚持数年甚至终身。

(二) 纠正低钾血症或高钾血症

明显低钾血症应先补钾再纠酸，常用枸橼酸钾 2~4mmol/ (kg·d)。避免使用氯化钾，但严重低钾血症可用氯化钾 2mmol/ (kg·d)，必要时可在心电监护下进行。高钾血症应限制钾盐摄入，应用排钾利尿剂等。

(三) 利尿剂的应用

适用于重症或单用碱剂治疗效果不佳者，加用氢氯噻嗪 (双氢克尿噻) 1~3mg/ (kg·d)，分 2~3 次服用，疗程 4~8 周。亦可用呋塞米，Ⅳ型忌用保钾利尿剂。

（四）补充钙剂、维生素 D 制剂

随酸中毒纠正，骨病恢复而减量至停药。

（五）其他

积极治疗原发病，加强营养，促进生长发育，定期随访，及时调整治疗方案。

六、护理

（一）心理护理

由于本病的并发症较多，应主动与患儿及家长沟通，详细讲解疾病的发病机制及预后情况，消除患儿及家长产生恐惧等不良情绪，以便能积极配合治疗和护理。

（二）一般护理

病室应保持适宜的温湿度，定时通风换气，同时应注意保暖，避免受凉、感冒。

（三）病情观察

1. 观察低钙的表现，如骨痛、抽搐、骨发育不良等。如发生低血钙引起手足抽搐，在遵医嘱用药的同时，应严格卧床以免摔伤。

2. 观察低血钾表现，有无恶心、呕吐、肌无力和软瘫、腹胀等表现。

3. 观察尿量及尿酸碱度的变化。

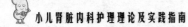

4. 准确记录 24h 尿量或出入量，为病情诊断提供正确依据。

（四）饮食护理

1. 保持电解质、酸碱度的平衡，加强营养物质的摄入。

2. 遵医嘱给予高热量、优质低蛋白、低钠、高钾、清淡易消化饮食，如绿叶蔬菜、香蕉、橘子、海带等食物，避免大量进食碳水化合物，忌暴饮暴食。

3. 患儿电解质紊乱纠正后，恶心、呕吐、腹胀缓解，食欲明显改善，应给患儿补充适量营养。

（五）用药护理

1. RTA 患儿需用碱剂治疗，且必须坚持长期甚至终身治疗，切勿随意停药。在服用碱剂的过程中，要密切注意临床表现和血气分析、24h 尿钙的检测结果，及时调整药物剂量。

2. 当枸橼酸钾钠剂量 > 4mmol/（kg·d）时会出现尿的异常，应预防肾结石的形成，嘱患儿多饮水，以达到冲洗尿路、防止尿路结石的目的。

3. 钙剂治疗需注意加倍稀释后缓慢滴注。

4. 有低血钾表现者，遵医嘱给予口服钾离子制剂或静脉注射钾，以补充血中钾离子含量。

（六）并发症的观察及护理

1. 酸中毒

（1）密切观察生命体征及神志改变。

（2）观察有无恶心、呕吐、深大呼吸、面色潮红及神志改变。若发现四肢无力加重，伴呼吸费力，脉搏过缓＜60次/分，须报告医师及时处理。

（3）输入碱性药物时需严密观察病情变化，酸中毒时钾离子逸出细胞外，纠酸后又移入细胞内，此时易促发和加重低血钾，因此输入碱性药物的同时应注意补钾。

（4）输注高浓度碱性药物还应注意选择较大的血管，经常观察注射部位有无红肿，血管走向是否呈条索状，如发现有外渗，应及时更换注射部位。

2. 低钾血症

（1）观察低血钾表现，有无恶心、呕吐、肌无力和软瘫等表现。

（2）严密观察心电图变化，监测血钾及补钾后症状改善情况。在补钾过程中如尿量＜30ml/h应减慢补钾速度，并且注意避免过量补钾导致的心脏改变，严重高钾血症可发生心跳骤停。

3. 低钙血症

（1）严密观察脉搏、心率及心律的变化。

（2）观察有无手足抽搐的表现，有抽搐者应防止坠床及舌咬伤。

（3）输入碱性药物的同时注意补钙，根据医嘱给予滴注10%葡萄糖酸钙，注意输液巡视，避免药物外渗，必要时心电监护。

七、健康教育

（一）病情指导

遗传性 RTA 通常为永久性疾病，应终生服药，告知患儿家长补碱治疗能有效改善患儿的生长发育并阻止各年龄段肾钙化的进展；继发性 RTA 去除原发病，坚持服药，病情可缓解。指导家长观察患儿神志、发育、营养状况，教会家长测量血压、体温、脉搏、呼吸等；如有疼痛，指导患儿家长评估疼痛部位、程度并告知家长缓解疼痛的方法；告知患儿家长低钾血症、高钾血症、代谢性酸中毒的表现，注意病情变化。

（二）自我管理

指导患儿家长遵医嘱按时按量服用碱剂，不可擅自增减药量或停药，尤其是避免肾毒性药物；少食多餐，避免暴饮暴食；选择低盐、高热量、高维生素、优质蛋白饮食。

（三）疾病预防

继发性 RTA 患儿应告知家长积极治疗原发病，避免接触肾毒性药物；注意保暖，加强个人卫生，注意体温变化，预防上呼吸道感染或皮肤感染。

（四）随访

本病需长期随访，定期复查尿常规、血压、肾功能等。

（五）出院指导

1. 指导正确服药，坚持终身服药，并定期复查。

2. 出现恶心、呕吐、抽搐、四肢无力、软瘫等症状、应立即到医院就诊。

3. 指导正确留取尿标本的方法及对诊断的意义。

第十三节　肾性尿崩症

一、概述

肾性尿崩症（nephrogenic diabetes insipidus，NDI）是指血浆抗利尿激素（ADH）水平正常或增高时，由于远端肾小管和集合管对抗利尿激素（ADH）不敏感或无反应导致尿浓缩功能障碍而出现多饮多尿和尿比重低等临床表现。

二、病因

病因分先天性和继发性。①先天性：多为性连锁显性遗传，男性发病多见；②继发性：可继发于低血钾症、高血钙症或某些药物抑制了 ADH 的效应，亦可继发于某些全身性疾病，如镰状细胞性贫血、Fanconi 综合征、肾小管酸中毒、多囊肾、慢性间质性肾炎、严重肾衰等。

患儿下丘脑功能和 ADH 的功能是正常的，主要缺陷在于远端肾小管和集合管对 ADH 的反应不敏感，其机制可能有两种。①cAMP 生成障碍：远端肾小管上皮细胞上与 ADH 受体紧密相连的腺苷环化酶的激活受抑制，或 ADH 受体数量过少、亲和力降低等均可导致 cAMP 生成减少，从而不能进一步浓缩；②cAMP 激活后系统障碍：由于注射外源性 cAMP 后也未能起到尿液减少的作用，尿中 cAMP 亦不增加，动物模型显示 cAMP 磷酸化二酯酶的活性异常增高，提示可能存在 cAMP 激活后系统的障碍。遗传性肾性尿崩症可能与编码垂体后叶素受体（AVPR）及水通道 2（AQP2）的基因突变有关。前者为常染色体隐性遗传，后者为 X 染色体显性遗传，多发于男童，且症状较重。由于垂体后叶素（AVP）与 AVPR 结合障碍，使其信号传导通道受阻，AQP2 通道关闭，水重吸收明显减少，故引起大量低渗尿。研究发现遗传性肾性尿崩症患者尿前列腺素 E2 分泌明显高，也可通过抑制 AVP 介导水通道，减少水的重吸收。

三、临床表现

90% 的遗传性肾性尿崩症病例为 X 连锁遗传，多发生于男性，表现为完全型，病情较重；女性发病较少，表现为不完全型，病情较轻，一般无症状或不同程度尿浓缩功能障碍。男性遗传给男性少见。先天性者起病早，出生后即可有此病，但一般不易发现，在充分供给水后才出现多尿、烦渴及持续性低比重尿，或者严重脱水、高热、呕吐、惊厥而尿液不浓缩，才可能拟诊此病。有些患儿 10 岁后才出现症状，出现多尿、多饮、烦渴、持续性低比重尿、高渗性脱水、便秘、生长发育障碍及反复发热，高渗性脱水还可导致惊厥和智力障碍。由于多尿可发生巨大膀胱，出现膀胱输尿管反流甚至肾盂积水。继发性者首先表现原发病后，出现多尿、多饮、烦渴、持续性低比重尿等。由于脱水致血液浓缩，血钠增高，而尿比重却很低，常见<1.012。血氯亦可增高，测血及尿中 ADH 存在，注射外源性 ADH 后排出量增加达 60%～80%（正常为注射量的 5%～15%），外源性 ADH 治疗无效。

四、辅助检查

（一）持续性大量低比重尿，比重不大于 1.006～1.012，尿渗透压多在 150～180mOsm/kgH$_2$O。

（二）由于脱水致血液浓缩，血钠、血氯、血红蛋白及血细胞比容均升高。

（三）对禁水试验、高强盐水试验及加压素试验无反应。如患儿有血容量降低的临床表现，或血浆渗透压大于 295mOsm/kgH$_2$O，同时存在低比重尿，则患儿可能为肾性或垂体性尿崩症，可不做禁水试验，直接做加压素试验来区别二者。

五、治疗

（一）应早期诊断本病，去除肾性尿崩症的潜在病因。

（二）基本原则是供给大量液体，防止脱水，补液时以低渗（2.5%）葡萄糖液补充足够的液体，限制钠盐的摄入。

（三）限制蛋白质的摄入，如给予低盐、低蛋白饮食，以减少对水的需要，并补充足够的能量和营养素。

（四）噻嗪类利尿剂可减少有效的血循环量，促进近端小管的重吸收以减少尿量，口服氢氯噻嗪 0.5～1.5mg/（kg·d），分2～3次服。注意事项：①肝、肾功能减退或糖尿病患儿慎用；②应同时补充钾，以减少低钾所致的不良反应；③可有粒细胞缺乏、血小板减少、皮疹、光敏性皮炎等；④可致血清尿酸增高，糖耐量降低。

（五）非甾体抗炎药，如消炎痛（吲哚美辛），可抑制肾性前列腺素的产生而减少多尿，因其对肾功能有不良影响应慎用，只用于对其他疗法无效者。

六、护理

（一）饮食护理

1. 供给大量液体防止脱水，补液时以低渗葡萄糖液补充足够的液体。

2. 减少钠的摄入，以降低肾脏渗透性溶质负荷和口渴感，保证足够热量。

3. 限制蛋白质摄入，给予低盐低蛋白饮食，以减少对水的需要，并补充足够的能量和营养素。

4. 由于大量排尿，易造成大量电解质流失，形成低钠血症及低钾血症。血钠低时，可在摄取食物中适当增加钠盐；血钾低时，可鼓励患儿多饮用橙汁或食用香蕉等含钾高的食物。

（二）病情观察

1. 准确记录尿量、饮水量，监测尿比重，观察患儿液体出入量是否平衡，以及体重的变化。

2. 注意患儿全身情况，有无食欲不振、便秘、发热、皮肤干燥、倦怠、睡眠不佳等症状。

3. 观察脱水症状，有无头痛、恶心、呕吐、胸闷、虚脱、昏迷等。

（三）用药护理

用药过程中观察药物疗效和不良反应。给予垂体加压素期间应注意患儿水分摄入量，防止水中毒。

（四）并发症的护理

脱水造成口腔黏膜及皮肤表面干燥、弹性差，应保持口腔清洁，增加漱口次数。温水洗浴，浴后涂润肤露保护皮肤，婴幼儿要勤换尿布，防止尿频引起的皮肤红肿、瘙痒。

（五）心理护理

患儿容易烦躁、精神紧张、不配合检查和治疗，应对其进行心理疏导，消除紧张和恐惧心理。

（六）休息和运动

患儿夜间多尿，白天容易疲倦，尽量为患儿提供安静、舒适的住院环境，以保证患儿充分休息。

（七）专科护理

1. 每日测体重，准确记录24h出入量，备足温开水以便饮用，维持出入量平衡。

2. 及时留取血、尿标本，监测尿比重、血清钠、血清钾的水平，如有脱水、高钠血症必须缓慢补给水分，以免造成脑水肿。

3. 掌握禁水试验方法，按时正确留取血、尿标本送检，试验过程中严密观察患儿反应。如患儿烦渴加重并出现严重脱水症状，或体重下降5%，或血压明显下降时，应及时告知医师，迅速终止试验并给予饮水。

七、健康教育

（一）在治疗过程中，应让父母和家庭成员参与，强调充分饮水的重要性，保证自由饮水或液体摄入。建议母乳喂养婴儿，以减少溶质负荷。

（二）尽量避免让患儿暴露在过热的环境中。

（三）向家长解释本病需要长期药物替代治疗，告知家长药物的名称、用法、副作用及不良反应，并教会家长如何观察和处理。

（四）保证足够热量和蛋白质的摄入，监测生长发育情况。

第十四节　泌尿道感染

一、概述

泌尿道感染（urinary tract infection，UTI）是指细菌、真菌等病原体在泌尿道异常繁殖，并侵犯泌尿道黏膜或组织而引起的泌尿道急性或慢性炎症。在儿科，泌尿道感染是常见的感染性疾病之一，可仅局限于下泌尿道，也可累及肾脏，更会导致持续性肾损害和瘢痕化，尤其是在合并有膀胱输尿管反流（vesicoureteral reflux，VUR）等泌尿系统发育畸形时。发热原因不明的婴儿和小于 2 岁小儿中，UTI 占 5%，其中女孩高于男孩 2 倍以上。此外，未做包皮环切术的男孩 UTI 发病率是已做环切术男孩的 5~20 倍。

二、病因

（一）病原体

儿童泌尿道感染最常见的病原体为大肠埃希菌（多数报道在 30%~60%），其他革兰阴性菌如克雷伯杆菌、变形杆菌、铜绿假单胞菌也占一定比例。但不同国家、不同地区报道的病原菌比例有差异。一份来自中国台湾地区的报道显示，在新生儿中革兰阳性球菌感染有上升趋势，尤其是 B 族链球菌所致的泌尿系感染明显高于其他年龄组。随着抗生素的广泛应用，近年耐药甚至耐多药菌株的产生呈增加趋势。结合国内其他医院大样本的研究，均能得出儿童泌尿道感染病原菌以 G^- 菌为主，但 G^+ 菌有增加趋势和近年病原菌对部分抗生素耐药性有所变迁的结论。

（二）感染途径

1. 上行感染

上行感染是指致病原体从尿道上行进入膀胱，引起膀胱炎，然后再由输尿管蔓延至肾脏，导致肾盂肾炎。这是泌尿道感染的最常见途径，占95%以上，其最常见的细菌为大肠埃希杆菌。正常情况下，尿道口及其周围是有细菌寄生的，但一般不引起感染。当机体抵抗力下降或尿道黏膜有轻微损伤，或者细菌的毒力强时，黏附尿道黏膜和上行的能力强，容易侵袭膀胱和肾脏，造成感染。

2. 血行感染

血行感染是指致病原体从肾外任何部位的感染灶，经血液播散到肾脏，而引起泌尿道感染。血行感染较少见，仅占3%左右，其致病菌主要为金黄色葡萄球菌。病原体能否介导肾脏感染取决于病原体的毒力和肾脏本身对细菌的清除能力。

3. 其他

多数学者认为不存在直接感染和淋巴道感染，即使有也极为罕见。少数学者认为下腹部和盆腔器官的淋巴管与肾周围的淋巴管有多数交通支，升结肠与右肾之间也有淋巴管沟通。当盆腔器官炎症、阑尾炎和结肠炎时，细菌可从淋巴道感染肾脏。外伤或邻近肾脏的脏器有感染时，细菌可直接侵入肾脏引起感染。

三、临床表现

临床上UTI年长儿多有尿频、尿急等泌尿道刺激症状，但是小年龄儿通常缺乏典型症状，婴幼儿的特异性更差。英国国家健康和临床优化研究所（NICE）认为不明原因发热的儿童需考虑 UTI，并对不同发热儿童的年龄及症状进行细致的划分。还有部分儿童无任何泌尿系感染的症状，但存在着有意义的菌尿。

在检查和诊断过程中还需注意是否存在女婴外阴炎、男婴包茎合并感染等情况。研究发现 2 月龄以内的发热婴儿 UTI 更加常见，其中女孩和未行包皮环切术的男孩发生率分别为 5% 和 20.3%。2 月龄后的发生率有所变化，3% 的青春期前女孩和 1% 的男孩被诊断为 UTI。

由于儿童 UTI 缺乏特异的临床症状和体征，造成早期诊断的困难，因此尿液分析以及尿液培养成为诊断泌尿系感染的重要依据，同时还应结合影像学检查除外一些器质性病变。

（一）分类

泌尿道感染根据感染部位、次数、临床表现和复杂因素不同广泛被分为四类。对于急性期的治疗，感染部位和严重程度是最重要的。

1. 根据感染部位分类

可分为上泌尿道感染与下泌尿道感染，前者是指感染累及输尿管、肾盂和肾实质，又称肾盂肾炎，伴有发热（38.8℃）症状。但与成人不同，婴儿和年幼儿可能出现非特异的表现，如食欲缺乏、发育停滞、昏睡、易激惹、呕吐或腹泻；后者是指感染仅累及尿道和膀胱，是膀胱黏膜的炎症，症状包括排尿困难、尿不尽、尿频、尿急、尿液恶臭、尿失禁、血尿和耻骨上区疼痛。然而，对于新生儿和婴儿，很少能准确诊断这些症状。

2. 根据发病次数分类

可分为初次感染和复发感染。复发感染可进一步分为未缓解或持续存在和再次感染。

3. 根据临床表现分类

可分为症状性泌尿道感染与无症状性菌尿两类。无症状性菌尿是指宿主泌尿道病原菌的减少或膀胱无毒菌的繁殖，而这还不足以激活一个症状性的反应（无白细胞尿或症状）。有明显细菌尿的患儿可以仅出现白细胞尿而没有任何症状。症状性泌尿道感染包括排尿刺激症状、耻骨上区疼痛（膀胱炎）、发热和身体不适（肾盂肾炎）。对于有神经源性膀胱和尿液恶臭的患儿，则很难区分无症状性菌尿和症状性泌尿道感染。

4. 根据复杂因素分类

可分为简单性泌尿道感染与复杂性泌尿道感染。简单性泌尿道感染是指感染的患儿具有正常形态和功能的上泌尿道、正常的肾功能和完善的免疫系统。复杂性泌尿道感染常发生于：①新生儿；②大多数有临床肾盂肾炎证据的患儿；③伴有明确发病机制或功能性上/下泌尿道梗阻或问题的儿童。

（二）并发症

儿童泌尿道感染的预后与成人单纯性泌尿道感染的预后不同，大多数学者认为，泌尿道感染引起的肾损害大多数发生在儿童期，且常在 5 岁以前，通常伴有解剖或功能上的异常，尤其应高度警惕泌尿道畸形、输尿管狭窄或伴有膀胱输尿管反流。重症肾盂肾炎病例经过治疗后，仍有持续高热和血白细胞显著增加，可以产生肾乳头球死、肾周围炎和肾周围脓肿、革兰阴性杆菌败血症等严重并发症。

四、辅助检查

（一）尿液取样、分析和培养

在给予抗菌药物之前，应先留取尿液样本。尿液分析或培养时获取尿液的方法（尤其在婴儿早期）影响着尿液的污染率，进而影响结果的解释。

1. 尿液取样

（1）新生儿、婴儿和未受排尿训练的儿童

欧洲泌尿外科协会（EAU）/欧洲儿童泌尿外科协会（ES-PU）指南认为，对于新生儿、婴儿和未受排尿训练的儿童，下列四种获取尿液的方法各有不同的污染率和创伤性。

在干净的外生殖器上附上一个塑料袋是最常用的方法。但由于污染率和假阴性率高，单纯的尿袋培养诊断 UTI 是不可靠的。然而，在排除 UTI 时此方法非常有用，在培养结果阴性时，即如果试纸检测白细胞酯酶和亚硝酸盐都是阴性，或镜下分析脓尿和细菌尿均为阴性时，那么没必要通过培养证实就可以排除 UTI。

将婴儿置于父母或护士膝部，将无菌碗放于婴儿生殖器下面收集清洁尿液；或者通过耻骨上膀胱穿刺（SPA）收集尿液培养是获取尿液的另两种方法。SPA 是获取无污染尿液样本最敏感的方法。用超声评估膀胱充盈程度简化了穿刺抽吸。对于 <2 月龄的婴儿，膀胱穿刺比导尿更加疼痛。局麻共晶混合物（一种包含比例 1∶1 的利多卡因和丙胺卡因混合物乳胶）可以局部应用以减轻疼痛。各项研究显示，清洁尿液收集组污染率明显高于 SPA 组。

膀胱导尿是 SPA 的一个替代方法，但污染率更高。此法高污染率的风险因素包括：年龄 <6 个月、导尿困难和男孩未行包皮环切。因此，对于年龄 <6 个月的儿童和未行包皮环切的男孩，每次尝试重复导尿时运用新的无菌尿管可能会减少污染。否则就应该选择 SPA。在急性期考虑留置导尿时，尿脓毒症儿童优选导尿方法。

（2）排尿训练的儿童

对于排尿训练的儿童，清洁排泄的中段尿样本准确率较高。取样之前清洗外生殖器对于减少污染率很重要。在这个年龄组，清洁获取的排泄尿（最好是中段尿）敏感度为 75% ~ 100%，特异度为 57% ~ 100%。

如果高度怀疑上泌尿道感染且要鉴别脓毒症时，可通过导尿或 SPA 获取足够的尿液样本。对于婴儿，在试纸阴性时运用尿袋是可靠的；否则，应通过导尿或 SPA 获取尿液。对于病情较重的年长儿童，在排除或证实 UTI 时也推荐如此。

2. 尿液分析

试纸和显微镜常用于尿液分析。一些中心运用血流成像分析技术。大多数试纸可检测亚硝酸盐、白细胞酯酶、蛋白、葡萄糖和隐血。试纸检测白细胞酯酶和亚硝酸盐阳性对 UTI 高度敏感。EAU/ESPU 指南在总结大量研究中得出结论：检测白细胞酯酶和亚硝酸盐阴性对排除 UTI 具有高度特异性。试纸检测隐血的敏感度差（25%）但特异度高（85%）。葡萄糖也是一个有用的指标。

显微镜用于检测脓尿和细菌尿。单纯细菌尿比单纯脓尿敏感性更高，但当两者都是阳性时，UTI 可能性更高。

血流成像分析技术越来越多地用于分类未离心的尿液标本颗粒。血白细胞、鳞状上皮细胞和红细胞的数量与手工方法检测的结果有很好的相关性。

3. 尿培养

对于试纸检测、显微镜或自动化尿液分析结果阴性的患儿，如果有其他发热或炎症指征原因，尿培养则不是必需的。如果试纸和（或）尿液分析是阳性的，通过尿培养证实 UTI 就是必需的。

经典定义（排泄尿液中细菌数 $> 10^5 \text{CFU/ml}$）仍然用于定义成年女性明显的 UTI。然而，计数是变化的，且与尿液标本收集和利尿的方法以及尿液收集和培养期间保存的时间和温度有关。AAP 指南建议，UTI 的诊断应同时具备两点：①脓尿；②SPA 样本中细菌数至少为 50000CFU/ml。然而，一些研究显示，排泄的尿液标本中微生物≤10000 可能意味着明显的 UTI。

如果是通过导尿获取尿液，1000～50000CFU/ml 则被认为阳性；而通过 SPA 获取的尿液，任何培养计数都应被认为是显著的（表4-6）。

表 4 - 6　EAU/ESPU 指南的儿童泌尿道感染诊断标准

耻骨上区膀胱穿刺尿液标本	膀胱导尿的尿液标本	排泄的中段尿液标本
每毫升中任何数量的 CFU（至少 10 个相同的菌落）	≥1000 ~ 50000CFU/ml	≥10^4 并伴有症状 ≥10^5 并不伴有症状

注：CFU 为菌落形成单位。

（二）血液检测

应该获取血细胞计数和血清电解质来监测发热性 UTI 患儿。C - 反应蛋白在鉴别肾皮质受损的患儿中特异性较差，而血清降钙素原（>0.5ng/ml）可被当作一个可靠的血清指标。对于病情危重的儿童，应进行血培养和泌尿系统超声显像检查。

（三）影像学检查

1. 超声检查

对于伴有发热性 UTI 和尿脓毒症的儿童，早期超声检查在最初鉴别复杂和非复杂性 UTI 时是有指征的。如果 UTI 与疼痛或血尿有关，超声也是有指征的。

患发热性 UTI 的儿童都应该进行肾脏和膀胱超声检查，以排除上下泌尿道的扩张或异常。对于以前超声检查正常的儿童，可以根据临床情况推迟超声检查。约 15% 的病例可见异常结果；1% ~2% 的病例可见畸形，需要尽快处理（例如额外的评估、转诊、改道或手术）。

对于排尿训练的儿童，应测排泄后残余尿，以排除排尿异常。如果盆腔超声显示直肠充盈＞30mm，应该考虑有便秘。EAU/ESPU 指南认为单纯超声会漏诊 33％的风险患者，建议影像学检查（DMSA/VCUG）。

2. 核素肾静态扫描（DMSA）

一些儿童和婴儿需要镇静才能获得较好的扫描质量。在起初和随访的影像学检查期间，多次的 DMSA 扫描大约需要 1mSv 的辐射剂量。急性 UTI 期间，DMSA 清除率的改变意味着肾盂肾炎或皮质损害，并且它们与扩张性反流、进一步感染和未来肾瘢痕风险都有很好的相关性。

大多数 DMSA 扫描异常的儿童可见有扩张性 VUR。基于这个发现，DMSA 扫描可被作为一线诊断工具。为早期排除反流、避免复发性 UTI，应该在 UTI 期间的 1~2 个月间进行 DMSA 扫描。在初次有症状的社区获得性 UTI 后，大多数伴Ⅲ级以上 VUR 的肾单位具有早期正常的 DMSA 扫描。

3. 排泄性膀胱尿道造影（VCUG）

VCUG 仍然是排除或确诊 VUR 的金标准。用网格控制的可变率脉冲透视（而不是连续透视）可减少（8 倍的）辐射剂量。≤10 岁儿童的辐射剂量大约是 0.1~0.55mSv。对于新生儿常规地运用辐射保护技术将辐射剂量减少至最低参考水平以下也是有可能的。

由于肾瘢痕的风险，建议在初次发热性 UTI 后根据性别、年龄和临床表现进行 VCUG 或 DMSA 扫描。诊断 VUR 推荐两个办法：自下而上法（VCUG，如果阳性则进行 DMSA 扫描）或自上而下法（DMSA 扫描，如果阳性再进行 VCUG）。

EAU/ESPU 指南中提到：反流患儿中永久性肾瘢痕的比例比没有反流者高，VCUG 的时机不会影响 VUR 的存在或其严重性。对于确定尿液无菌的患儿，早期进行 VCUG 不会导致任何并发症。应该在治疗 UTI 后再进行 VCUG 检查。

英国国家健康和临床优化研究所（NICE）指南对影像学检查方法有更详尽的建议。可根据患儿的年龄和临床特点选择影像学检查方法，任何年龄段非典型 UTI 患儿需在感染期行急诊泌尿系 B 超以发现泌尿系畸形；首次患 UTI 的 6 个月以下儿童且对抗生素治疗有反应者在感染 6 周内行超声检查；3 岁以下非典型或反复 UTI 患儿在急性感染期后 4～6 个月行核素肾静态扫描（DMSA），以发现肾实质损伤（如肾瘢痕形成）。

五、治疗

应该在抗生素治疗前留取尿液标本做尿液分析和尿培养。EAU/ESPU 指南认为对于有 UTI 迹象［临床征象、试纸和（或）阳性的镜下发现］的发热儿童，应该尽早开始抗生素治疗，以根除感染、预防菌血症、改善临床结果、减少急性期肾损害的可能性和肾瘢痕的风险。如若患儿有发热性 UTI 却没有以前的正常超声检查，应根据临床情况在 24h 内进行泌尿系统超声检查以排除梗阻性肾病。

（一）一般治疗

急性期需卧床休息，多饮水，饮食宜清淡，并改善便秘。男童应注意包茎的清洁，女童应注意外阴部清洁。对高热、头痛、腰痛者可应用解热镇痛药。对泌尿道刺激症状明显者，可口服碳酸氢钠等药。

（二）抗菌药物治疗

选用抗生素的原则有以下七条。①感染部位：对肾盂肾炎应选择血浓度高的药物，对膀胱炎应选择尿浓度高的药物，婴幼儿按上泌尿道感染用药；②选用对肾功能损害小的药物；③根据尿培养及药敏试验结果，同时结合临床疗效选用抗生素；④药物在肾组织、尿液、血液中都应有较高的浓度；⑤选用的药物抗菌能力强，抗菌谱广，最好能用强效杀菌剂，且不易使细菌产生耐药菌株；⑥若没有药敏试验结果，对上泌尿道感染/急性肾盂肾炎，推荐使用二代以上头孢菌素、氨苄西林与克拉维A酸复合物；⑦在留取尿标本后用药；⑧用药应规范、足量、足疗程。

综合各指南建议，总结抗菌药物治疗如下。

1. 上泌尿道感染/急性肾盂肾炎的治疗

（1）≤3月龄婴儿：全程静脉敏感抗生素治疗10~14d。

（2）>3月龄：若患儿有中毒、脱水等症状或不能耐受口服抗生素治疗，可先静脉使用敏感抗生素治疗2~4d，后改用口服敏感抗生素治疗，总疗程10~14d（NICE为7~10d）。

（3）静脉抗生素治疗后，用口服抗生素治疗与全程应用静脉抗生素治疗相比同样有效和安全，两组在退热时间、复发率等方面没有差别。

（4）在抗生素治疗48h后需评估治疗效果，包括临床症状、尿检指标等。若抗生素治疗 48h 后未能达到预期的治疗效果，需重新留取尿液进行尿培养细菌学检查。

（5）如影像学相关检查尚未完成，在足量抗生素治疗疗程结束后仍需继续予以小剂量（1/3～1/4 治疗量）的抗生素口服治疗，直至影像学检查显示无 VUR 等泌尿道畸形。

2. 下泌尿道感染/膀胱炎的治疗

（1）口服抗生素治疗 7～14d（标准疗程）。

（2）口服抗生素 2～4d（短疗程）：短疗程（2～4d）口服抗生素治疗和标准疗程（7～14d）口服抗生素治疗相比，两组在临床症状持续时间、菌尿持续时间、UTI 复发、药物依从性和耐药发生率方面均无明显差别。

（3）在抗生素治疗 48h 后需评估治疗效果，包括临床症状、尿检指标等。若抗生素治疗 48h 后未能达到预期的治疗效果，需重新留取尿液进行尿培养细菌学检查。

3. 无症状性菌尿

单纯无症状性菌尿一般不需治疗，但若合并泌尿道梗阻、VUR、泌尿道畸形等，或既往感染使肾脏形成瘢痕者，则应选用敏感抗生素治疗 7～14d，以后再用小剂量抗生素长期使用，直到泌尿道梗阻等诱因被矫治为止。

4. 复发性或慢性泌尿道感染

根据尿培养结果，联合两种敏感抗生素治疗 10～14d，也可交替使用 2～3 种敏感抗生素，每种用 1 个疗程，然后使用预防性抗生素治疗。反复多次感染或肾实质已有不同程度损害者疗程可延长至 1～2 年。为防止耐药菌株产生，可交替使用 2～3 种敏感抗生素，每种药物用 2～3 周。同时检查有无泌尿系异常（如 VUR），积极矫治泌尿道结构异常。患儿在接受预防性抗生素治疗期间出现泌尿道感染，需换用其他抗生素而非增加原抗生素的剂量。

5. 复杂性泌尿道感染

治疗原则是根除病原体、控制感染、采取措施去除诱发因素和预防再发。对可以手术纠正的复杂因素（如 VUR 或梗阻者）必要时手术治疗。此外，临床上还会出现医源性泌尿道损伤，通过置入双 J 管是处理医源性泌尿道损伤的有效方法。

（三）矫治泌尿道畸形

VUR 最常见，临床上遇到以下几种情况，我们应考虑到 VUR 存在的可能性：①反复复发和迁延的泌尿道感染；②长期尿频、尿淋漓或遗尿；③年龄＜2 岁和（或）男孩泌尿道感染；④中段尿培养持续阳性；⑤泌尿道感染伴泌尿道畸形；⑥家族一级亲属有 VUR、反流性肾病患者；⑦胎儿或婴儿期有肾盂积水。其确诊主要依赖排泄性膀胱泌尿道造影（MCU）。一经确诊应及时予以矫治，一般的 VUR 多行内科保护治疗：①注意卫生；②加强膀胱排空的训练；③坚持长期低剂量抑菌治疗。严重的 VUR、泌尿道梗阻、膀胱憩室者需行外科手术治疗。

（四）局部治疗

顽固性慢性膀胱炎经全身给药治疗无效者，可行膀胱内药物灌注治疗。建议根据患儿的年龄和感染部位采取不同的给药途径和疗程。

（五）发热儿童给药途径

当选择口服或肠外治疗时，需要考虑这些因素：患儿年龄；临床可疑的尿脓毒症；病情严重性；拒绝液体、食物和（或）口服给药；呕吐；腹泻；不依从性；以及复杂的发热性UTI（例如上泌尿道扩张）。新生儿和 <2 月龄婴儿的尿脓毒症和严重肾盂肾炎发生率增加，因此推荐进行肠外抗生素治疗。

（六）发热性泌尿道感染的疗程

肠外用药的疗程存在争议。EAU/ESPU 建议偏向于长疗程法：肠外抗生素治疗应该一直用到患儿没有发热的时候，此后应该继续口服抗生素治疗 7~14d。而 NICE 指南则建议根据患儿的年龄和感染部位采取不同的给药途径和疗程：对于 3 个月以下婴儿予静脉抗生素治疗；对于 3 个月以上儿童，需区分上、下泌尿系感染；对于急性肾盂肾炎/上泌尿系感染者建议口服抗生素疗程达 7~10d 或静脉应用 2~4d 后改为口服总疗程 10d；对于急性膀胱炎/下泌尿系感染者建议口服抗生素 3d，若无好转则需重新评估并送尿培养。

（七）泌尿道感染的监测

治疗成功后 24h，尿液通常是无菌的；正常情况下，白细胞尿会在 3~4d 消失。预计 90% 的病例体温会在治疗后 24~48h 变得正常。对于持续发热和不能恢复的患儿，应考虑其存在治疗耐受的泌尿道病原体、先天性泌尿道疾病或急性泌尿道梗阻。如果没有在最初完成超声检查，那就有必要立刻检查。

六、护理

（一）饮食护理

1. 给予高蛋白、高维生素和易消化的清淡饮食，多吃富含维生素 C 和胡萝卜素的食物，以利炎症消退和泌尿道上皮细胞修复。

2. 鼓励患儿多饮水，增加尿量，以冲洗膀胱、尿道，促进细菌和炎性分泌物排出，减轻尿路刺激症状，减少细菌在尿路停留。

（二）病情观察

观察患儿生命体征变化及尿液颜色、性状、量的改变，注意有无发热、腰痛和尿路刺激征表现等。

（三）用药护理

遵医嘱按时足量、按疗程给予抗生素，注意观察用药后患儿体温变化、尿液变化及有无不良反应。

（四）高热护理

1. 密切观察患儿的体温变化，体温在 38.5℃ 以下时可采用物理降温措施，如冰袋或温水擦浴等；体温在 38.5℃ 以上时可遵医嘱选用药物降温。

2. 注意休息，待体温恢复正常，症状明显减轻后可下床活动。

3. 高热者应注意在补充水分的同时做好口腔护理。

（五）尿液检查

指导患儿家长正确留取中段尿行细菌培养，留取的时机应尽量选择在使用抗生素之前，并根据药敏结果遵医嘱使用抗生素。

（六）皮肤护理

1. 加强会阴部清洁，便后应及时清洗。穿着棉质内裤，不易过紧，勤换内裤。

2. 婴儿应勤换尿布，尿布用开水烫洗或消毒液浸泡消毒后晾干。

3. 尿路刺激征明显者，予以中药洗剂坐浴，以缓解症状。

（七）休息和运动

嘱患儿保持规律生活，避免劳累，适度运动。急性期应卧床休息，嘱患儿少站立或弯腰。尿频者提供床边小便用具。

（八）心理护理

1. 应向患儿家长讲解本病的特点及规律，告知紧张情绪不利于尿路刺激征的缓解，指导患儿及家长放松心态、转移注意力，消除紧张情绪及恐惧心理。

2. 对反复发作、迁延不愈的患儿，应与家长分析其原因，克服急躁情绪，保持良好心态，积极配合治疗。

七、健康教育

（一）告知患儿及家长多饮水、勤排尿的重要性。

（二）嘱患儿保持规律生活，避免劳累，适度运动，增加机体免疫力。

（三）加强个人卫生，勤换内衣裤，保持会阴清洁；教会家长正确清洁外阴的方法；指导家长便后擦拭由前向后，尽量减少肠道细菌侵入尿路而增加感染的机会。

（四）按时、按量、按疗程服药，勿随意停药，避免使用有肾毒性的抗生素。

（五）指导患儿家长监测症状的变化，追踪血、尿检查结果，教会家长如何看检查结果，如有不适及时就诊。

（六）出院指导

1. 向患儿及家长讲解引起和加重尿路感染的相关因素，积极治疗并消除易感因素。

2. 指导患儿及家长保持良好的生活习惯，学会正确清洁外阴的方法，注意劳逸结合，饮食营养均衡，增强机体抵抗力。

3. 按医嘱正确服药，学会观察药效和不良反应，不可随意停药或减量，避免复发。

4. 定期做尿常规检查和尿细菌培养。

第十五节　泌尿系统疾病知识拓展

一、膀胱输尿管反流和反流性肾病

（一）概述

膀胱输尿管反流（vesicoureteral reflux，VUR）是指尿液从

膀胱反流至输尿管或肾盂的一种疾病。膀胱输尿管反流可分为原发性和继发性，前者系活瓣机能先天性发育不全；后者多伴有先天性肾脏和尿路畸形（Congenital Anomalies of the Kidney and Urinary Tract，CAKUT），包括肾发育不良、梗阻性肾病和神经源性膀胱。

反流性肾病（Reflux Nephropathy，RN）是由于膀胱输尿管反流和肾内反流（Intrarenal Reflux，IRR）伴反复泌尿道感染（Urinary Tract Infection，UTI），导致肾脏瘢痕形成、萎缩和肾功能异常的综合征。反流性肾病可分为先天性 RN 和获得性 RN，是导致终末肾功能不全的重要原因之一。

（二）病因

1. 膀胱输尿管反流根据病因分为原发性和继发性两大类

（1）原发性 VUR。最常见，主要是膀胱输尿管瓣发育异常。膀胱黏膜下输尿管段的先天发育异常与基因密切相关。研究发现，VUR 多为单基因或多基因的显性遗传，也存在隐性遗传和 X – 连锁遗传方式。

（2）继发性 VUR。下尿路功能障碍（Lower Urinary Tract Dysfunction，LUTD）是继发性 VUR 的常见原因。包括膀胱颈或尿道梗阻引起的膀胱高压、神经性膀胱引起的膀胱肌无力、膀胱结核及膀胱手术后的输尿管损伤等。

2. 反流性肾病根据病因分为先天性和获得性两大类

（1）先天性 RN。出生前因为肾内反流导致肾脏发育不良，病变弥漫性，男孩多发。

排尿/排便功能障碍可引起膀胱内压升高，VUR 的等级越高，持续时间越长则肾瘢痕发生率越高。

（2）获得性 RN。出生后反复泌尿道感染导致肾脏瘢痕形成，病变多为局灶性，女孩好发。肾脏瘢痕形成与泌尿道感染时抗生素使用时间、反复发作的泌尿道感染和病原菌种类密切相关。

（三）分类

根据排尿期膀胱尿道造影（voiding cystourethrography，VCUG）结果，国际儿童膀胱输尿管反流研究组将 VUR 分为五个等级（见图 4 - 1）。

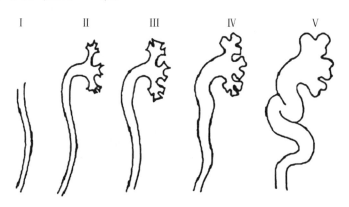

图 4 - 1　膀胱输尿管反流的分级

Ⅰ级：反流仅达下段输尿管。

Ⅱ级：反流至肾盂、肾盏但无扩张。

Ⅲ级：输尿管轻或中度扩张、纡曲，肾盂轻或中度扩张。

Ⅳ级：肾盂肾盏中度扩张和（或）输尿管中度扩张纡曲，

肾盏维持乳头形态。

Ⅴ级：肾盂肾盏严重扩张，多数肾盏失去乳头形态，输尿管明显纡曲。

Ⅰ～Ⅱ级为轻度反流，Ⅲ级为中度反流，Ⅳ～Ⅴ级为重度反流。

（四）临床表现

1. VUR 的临床表现

有反复泌尿道感染、胎儿肾积水、排尿/排便功能障碍等。

（1）反复泌尿道感染。反复泌尿道感染是 VUR 最大的临床表现。绝大多数 VUR 都是在泌尿道感染后行 VCUG 检查明确诊断的。大样本研究结果显示，泌尿道感染的婴儿中 VUR 的比例达 46%，而学龄前儿童 VUR 比例只有 9%。在泌尿道感染时患儿可以出现发热、尿频、尿急、尿痛、腰痛等泌尿道感染症状。

（2）胎儿肾积水。胎儿肾积水的新生儿行 VCUG 检查 VUR 的比例高达 10%～30%。其中男婴的比例更高。先天性胎儿肾积水的患儿其 VUR 的自发缓解率较高，生后 4 岁缓解率可达 59%，其中包括严重的Ⅳ～Ⅴ反流。男孩中轻度的单侧反流自发缓解率较高。

（3）家族聚集倾向。一级亲属确诊 VUR 的患儿中原发性 VUR 发病率较高。研究发现，VUR 患儿的兄弟姐妹中 32% 也有 VUR。筛查 VUR 患儿的兄弟姐妹，筛查出的 VUR 患儿约 75% 无临床症状，女孩比例略高。肾脏受损的比例在筛查出来的 VUR 中要明显低于先证者。随访 18 个月，发现 52% 的 VUR 亲属能自发缓解。年龄大于 7 岁筛查 VUR 的阳性率较低。

（4）排尿/排便功能障碍。VUR 与排尿/排便功能障碍相关。在一项含有 366 例患者的研究中，有 30% 患儿报告存在便秘，白天尿床 89%，夜间尿床 79%，反复尿路感染占 60%。在行 VCUG 检查的患儿中，VUR 的发生率为 20%。排尿功能障碍易使泌尿道感染反复，导致 VUR 或 VUR 持续存在，甚至造成永久性肾脏损伤。

2. RN 的临床表现

有反复发作的泌尿道感染、蛋白尿、高血压、夜尿、多尿、肾功能不全等。

（1）反复发作的泌尿道感染。排尿时腰痛或膀胱充盈时腰痛，合并感染时可有典型急性肾盂肾炎症状。

（2）蛋白尿。蛋白尿的出现，提示 VUR 已导致进行性肾小球病变，为预后不良指标，即使术后 VUR 消失，肾功能仍继续恶化。尿微量白蛋白是提示肾小球受损的早期敏感指标。可监测尿微量白蛋白和低分子量蛋白（β_2 - 微球蛋白、视黄醇结合蛋白、α_1 - 微球蛋白、NAG）等指标，做到早发现、早诊断、早干预，从而改善预后。

（3）高血压。高血压是 VUR 晚期常见并发症，也是儿童恶性高血压最常见病因。高血压与肾脏瘢痕、VUR 等级呈正相关。VUR 在 10 岁、15 岁、21 岁引起高血压的发病率分别为 2%、6% 和 15%。单侧反流和双侧反流的患儿中出现高血压的中位数年龄分别是 30 岁和 22 岁。

（4）夜尿、多尿。研究发现，VUR 患者远端小管功能最先受影响，尿液浓缩试验是反映远端小管功能的敏感指标。重复排尿、尿频，约 20% 患儿会遗尿。

（5）肾功能不全。有一项研究，新生儿期发现的 Ⅲ～Ⅴ 反流患儿平均随访 5 年，90% 的患儿肾脏异常；78% 的患儿肾功能维持原水平，18% 出现肾功能损害。由于反复的泌尿道感染和肾内反流导致肾瘢痕逐渐增多，最终发展成肾功能不全（发生率为 2%～5%）。

（五）辅助检查

1. 尿常规检查

可有蛋白、红细胞、白细胞或管型。

2. 尿细菌培养

新生儿尿培养病原菌如为肺炎克雷伯杆菌，VUR 的可能性较大肠埃希菌高 4 倍。

3. 肾功能检查

可正常，或呈不同程度肾小管和肾小球功能不全。

4. 排尿期膀胱尿道造影（VCUG）

VCUG 是诊断 VUR 的金标准。VCUG 患儿取仰卧位，通过导尿管向膀胱注入 10%～20% 泛影葡胺，至患儿有排尿感，然后拔出导尿管，嘱患儿排尿，同时用电视透视观察和摄片。VCUG 检查需要插导尿管，是一种侵袭性操作。射线暴露是其另一个缺点。目前已有低放射量设备应用于临床，能显著降低辐射剂量。

5. 超声检查

超声检查为无创性检查，安全、可靠，可重复检查，有较好的特异性。观察肾脏大小、输尿管、肾盂肾盏扩张情况及排尿期反流情况。肾脏的超声检查诊断急性肾盂肾炎敏感性较低。超声诊断急性肾盂肾炎的阳性率不足 69%。肾脏超声对于发现肾脏脓肿、肾脏积脓以及肾脏周围病变有较高的敏感性。超声对于发现 VUR 的敏感度较低。超声检查能有效发现输尿管口反流的尿流，可发现严重的 VUR，特异性与 VCUG 相当，对于轻度 VUR 阳性率较低。

6. 锝99（^{99m}Tc）放射性核素检查

检查有无肾瘢痕形成，肾的排泄功能和排尿时各时段放射强度的变化。锝99（^{99m}Tc）放射性核素检查（DMSA）是诊断急性肾盂肾炎和肾脏瘢痕的金标准。DMSA 在诊断肾脏瘢痕方面比超声、静脉肾盂造影和 MRI 敏感度更高。

7. 磁共振检查

磁共振检查能有效区分肾皮质的瘢痕区域与水肿区域。肾皮质瘢痕与水肿在 DMSA 影像上很难区分。同样磁共振还能发现 DMSA 不能发现的肾脏结石。新的成像方法，如动态增强 MRI 和 MRI 的 STIR 序列扫描能诊断肾脏瘢痕。泌尿系水成像（MRU）诊断肾脏瘢痕的敏感度和特异度分别为 80% 和 82.6%，与 DMSA 诊断肾脏瘢痕能力相当。

8. 尿流动力学检查

中重度 VUR 患儿中膀胱过度活跃（74%）、高充盈压

（72.7%）、低顺应性（56%）和低膀胱容量（51%）是主要的尿流动力学异常表现，尿流动力学的异常可能是反流的原因之一。排尿功能障碍和便秘也是泌尿道感染的高危因素。因泌尿道感染后诊断 VUR 的训练过上厕所小儿有 43% 存在排尿功能障碍。排尿功能障碍可引起泌尿道感染复发或危害 VUR 的缓解。

9. 肾脏损伤的生物标志物

低分子量蛋白包括 β_2 - 微球蛋白、视黄醇结合蛋白、α_1 - 微球蛋白和溶菌酶。尿微量白蛋白在反流性肾病的早期即能出现升高，尿微量白蛋白的程度与反流性肾病的严重程度成正比，是反流性肾病诊断和监测治疗疗效的重要指标。

降钙素原（PCT≥0.5ng/ml）是肾脏瘢痕形成的高危因素，也是预测中重度反流的指标之一。如果 PCT≥1.0ng/ml，预测 VUR 的敏感度和阴性预测度分别为 94.3% 和 96.4%；PCT≥1.0ng/ml 时，无论是否合并有超声异常，均应推荐 VCUG 检查。

（六）治疗

VUR 治疗原则是预防及减少肾盂肾炎发生，保护肾脏功能，有内科保守治疗和外科手术治疗两种模式。内科保守治疗包括长期抗生素预防治疗、排尿功能训练、纠正便秘、随访评估 VUR 的缓解情况和肾脏瘢痕情况。外科抗反流手术治疗包括开放性手术、内镜手术和硬化剂注射等手术模式。

1. 内科保守治疗

长期小剂量抗生素预防治疗是最常用的内科保守治疗模

式。美国、英国、欧洲的 VUR 诊疗指南均推荐小剂量抗生素预防治疗 VUR。长期抗生素预防治疗的常用药物有复方磺胺甲噁唑、呋喃妥因、头孢氨苄等。随着大肠埃希菌耐药率的增高，氨苄西林和阿莫西林的耐药率较高，呋喃妥因疗效肯定。抗生素预防治疗的剂量为治疗剂量的 1/4 ~ 1/2，每晚临睡前顿服。长期小剂量抗生素预防治疗是否适用所有等级的 VUR 尚存争议。多项研究结果表明，长期低剂量的抗生素预防治疗能有效降低泌尿道感染的发生。

排尿功能障碍易使泌尿道感染反复，导致 VUR 或 VUR 持续存在，降低 VUR 自发缓解率，甚至永久性肾脏损伤。排尿功能训练包括：训练定时排尿（每 2 ~ 3h），盆底肌训练，行为纠正，抗胆碱能药物的使用。

纠正便秘可以降低泌尿道感染的复发率，可以通过饮食调整、大便习惯的培养和服用缓泻药来纠正便秘。

2. 外科手术治疗

外科手术抗反流治疗并不是 VUR 治疗的首选方案。手术治疗包括开放性手术、内镜手术和膨胀剂注射等手术模式。手术指征包括经积极正规内科保守治疗仍有突破性泌尿道感染者、肾静态显像提示新瘢痕形成、重度反流、年龄大自发缓解率低、不能耐受预防性用药。5 ~ 7 岁后 VUR 的自发缓解率较低，建议手术治疗。

3. 反流性肾病的治疗

RN 治疗的主要目标是保护肾功能防止肾脏瘢痕形成。RN 的防治最主要是制止尿液反流和控制感染，防止肾功能进一步损害。

积极控制急性感染。急性感染控制后改用 1/4 ~ 1/2 治疗剂量、每晚临睡前顿服的小剂量长期抗生素预防疗法。预防感染有效，每个月做尿培养 1 次，每 6 个月做肾静态显像和排泄性膀胱造影，观察反流程度。反流消失后仍需每 3 ~ 6 个月做尿培养 1 次。

多饮水、多排尿，建立定时排尿习惯，排空膀胱，降低膀胱压力。多食纤维丰富食物，养成定时大便习惯。

高血压和蛋白尿推荐 ACE – I 或 ARB 类药物治疗。ACE – I 或 ARB 类药物治疗不仅能够降低血压，而且能够保护肾脏降低蛋白尿。ACE – I 联合 ARB 类药物治疗能启动更佳的肾脏保护作用。

4. 亲属筛查

VUR 患儿的一级亲属中患 VUR 的比例可达 30% ~ 50%，二级亲属和三级亲属患病率逐级降低。VUR 患者的子代中罹患 VUR 的比例达 66%。中重度 VUR 患儿若年龄小于 3 岁，亲属应接受 VCUG 筛查。

二、梗阻性肾病

（一）概述

梗阻性肾病（obstructive nephropathy）是指由于多种不同原因的疾病导致尿路任何部位的梗阻，使尿液排出受阻，梗阻部位以上尿路压力增高，引起肾脏病理和功能损害的临床综合征。其主要表现为肾积水、肾实质萎缩及肾功能减退，是导致儿童期慢性肾脏病（CKD）、终末期肾脏病（ESRD）最主要的原因之一。梗阻性肾病与尿路梗阻的概念有所不同，前者主要研究范围为尿路梗阻后肾脏结构和功能的改变；后者更侧重于对尿路的损害。

（二）病因及分类

尿路梗阻有多种分类方法：根据病因可分为先天性梗阻和后天性梗阻；根据梗阻的程度可分为部分性梗阻和完全性梗阻；根据梗阻持续时间可分为急性梗阻和慢性梗阻；根据梗阻部位可分为上尿路梗阻和下尿路梗阻、单侧梗阻和双侧梗阻；根据梗阻性质可分为机械性梗阻和功能性梗阻。

先天性梗阻在儿童中最为常见，是引起儿童 ESRD 的主要原因之一，如尿道口狭窄、后尿道瓣膜、尿道远端狭窄、异位输尿管、输尿管膨出、输尿管囊肿、输尿管膀胱和输尿管肾盂连接处狭窄、肾血管发育不良、膀胱输尿管反流、膀胱憩室、脊柱裂等。

后天性梗阻可分为泌尿系本身疾病和泌尿系以外疾病压迫所致，前者按照疾病部位又可分为腔内病变和壁内病变。常见的后天性梗阻性病因有：泌尿系结石、感染或损伤所致尿道狭窄、泌尿生殖系良性及恶性肿瘤、腹膜后纤维化或恶性肿瘤、神经源性膀胱等。医源性梗阻常见于输尿管插管、膀胱尿道镜损伤及盆腔手术时误结扎输尿管等（表4－7）。

表4-7　梗阻性肾病的常见病因

先天性	后天性
肾血管发育不良	泌尿系结石或异物
输尿管异位	肾乳头坏死
输尿管膨出或囊肿	神经源性膀胱
输尿管肾盂连接处狭窄	炎症或外伤致尿路狭窄
膀胱输尿管反流	膀胱肿瘤
膀胱憩室	盆腔肿瘤
尿道口狭窄	输尿管肿瘤
后尿道瓣膜	腹膜后纤维化或肿瘤
尿道远端狭窄	输尿管插管损伤
前尿道瓣膜	膀胱尿道镜损伤
脊柱裂	误扎输尿管

（三）临床表现

因多种病因引起尿路任何部位的梗阻均可导致梗阻性肾病，因此梗阻性肾病的临床表现差异较大，主要取决于病因、发病缓急、梗阻部位、梗阻持续时间、梗阻严重程度以及有无并发症等。

1. 症状

（1）上尿路梗阻：常见病因有输尿管狭窄、肾输尿管结石等，典型临床表现为血尿和疼痛。急性梗阻时可出现肾绞痛；慢性梗阻致肾积水时，可出现肾区胀痛或隐痛。部分不完全性尿路梗阻，如先天性肾盂输尿管畸形，可无症状或仅表现为多尿与少尿交替出现。感染为梗阻性肾病的常见并发症，患儿可出现尿路刺激征、寒战、高热及胃肠道症状。部分患儿仅表现为反复尿路感染或难以控制的感染，需注意是否有梗阻性肾病的存在。

（2）下尿路梗阻：常见病因为下尿路狭窄、神经源性膀胱、膀胱颈梗阻等，临床可表现为排尿困难、尿流细小、排尿不尽、排尿延迟、血尿、尿潴留和尿失禁。

（3）其他梗阻性肾病：可导致慢性肾功能不全或肾衰竭，临床可表现为恶心、呕吐、乏力、食欲缺乏、嗜睡、体重减轻。急、慢性单侧或双侧梗阻均可引起高血压，梗阻解除后仅部分患者血压可恢复正常。双侧梗阻多为容量性高血压，与钠水潴留有关。肾肿瘤、肾囊肿、多囊肾或肾积水患儿可出现红细胞增多症。

2. 体征

（1）上尿路梗阻腹部可扪及增大的肾脏或积液、肿瘤、炎性包块。合并感染时肾区压痛及叩痛更明显。急性尿路梗阻或梗阻晚期，尿液可外渗至膀胱，引起尿性腹水，腹围增大。

（2）下尿路梗阻前尿道狭窄时可触及尿道狭窄与硬化瘢痕，神经源性膀胱者可出现会阴区感觉消失、肛门括约肌松弛，梗阻加重时在耻骨以上可触及尿液潴留的膀胱。

（四）辅助检查

1. 尿液检查

尿液可表现为血尿、蛋白尿、管型。肾输尿管结石及膀胱肿瘤患儿可出现血尿。部分患儿无蛋白尿或仅为轻度蛋白尿

（<1.5g/24h）。急性或早期梗阻时尿渗透压增高，慢性肾梗阻时尿渗透压降低。合并感染时尿红细胞、尿白细胞增多，尿培养可检出致病菌。

2. 血液检查

急性感染时血白细胞增多，分叶核左移、急性相蛋白升高。红细胞增多症的患儿血红细胞增多。肾功能不全时可有不同程度的贫血、尿素氮和肌酐升高、肌酐清除率下降、血钙降低、血磷增高。

3. 影像学检查

（1）X线：腹部X线平片可发现肾、输尿管阳性结石及肾积水，了解肾脏大小和轮廓、是否有恶性肿瘤及骨转移等。若发现脊髓裂，提示可能有神经源性膀胱的存在。但腹部X线平片无法显示其他梗阻病因，且对纯尿酸结石及胱氨酸结石不显影。排泄性尿路造影及逆行膀胱造影可进一步显示尿路梗阻的部位及程度，但需注意过多的造影剂可加重尿路扩张、加重肾损害。

（2）超声：B超可区别肾积水和肾实质性病变，了解肾脏大小、皮质厚度及膀胱残余尿量。B超检查无创、方便、价格便宜，怀疑尿路梗阻时可作为首选检查。需注意10%～20%的肾积水存在假阳性，易误诊为肾外肾盂、先天性巨肾盏、扩张的肾盂、膀胱输尿管反流等。近年来一些新的超声技术应用于临床，通过产前胎儿超声检查，可早期诊断出先天性尿路梗阻。彩色多普勒血流成像中阻力指数可用于判断肾脏的病变情况，超声造影剂和实时超声造影及定量分析技术的可定量评价肾脏血流灌注。

（3）CT：普通 CT 平扫即可较好地显示尿路梗阻的部位和程度、肾脏大小和肾轮廓、肾皮质厚度、肾积水程度、肾阳性及阴性结石，同时 CT 可较好地发现肾外压迫或腔内梗阻等病因，且不受肠腔积气的影响，适用于肾功能不全或肾功能明显减退者。

（4）MRU：磁共振尿路成像可直观显示尿路梗阻的病因、部位及程度，通过二维成像可清晰显示尿路的解剖结构，属无创性操作且不需要造影剂，适用于严重肾功能损害、对造影剂过敏、梗阻程度严重、儿童及其他方法不适用者。

（5）静脉尿路造影：怀疑上尿路梗阻、肾功能正常且排除糖尿病肾病及对造影剂过敏者，可通过静脉给予造影剂，探查尿路梗阻的部位和原因，大致了解肾脏功能。但对于肾功能不全或严重尿路梗阻患儿，肾脏内造影剂浓度低，显影效果差，且造影剂对尿路会造成一定损害，可选择其他影像学检查。同时静脉肾盂造影可发现肾、输尿管阴性结石，但对于结石致严重肾功能不全者，肾脏结石显影较差或不显影，而且会加重肾功能损伤，因此不宜选择此方法。

（6）逆行肾盂造影：对于不能行静脉尿路造影或者怀疑下尿路梗阻者，可选用逆行肾盂造影，同时通过逆行插管可放置输尿管支架，暂时解除梗阻。存在尿道狭窄、尿路感染、近期有下尿路外伤或手术者禁忌使用此检查。该检查需在膀胱镜下操作，为有创性检查，易并发感染和损伤，应谨慎选择。

（7）放射性核素肾图：无须使用造影剂，可间接了解上尿路梗阻的部位及程度，评估两侧肾功能。

（8）膀胱尿道镜：可直接了解尿路梗阻的病因、部位及梗阻程度，部分患儿可通过内镜解除梗阻。

（五）治疗

梗阻性肾病的治疗原则为：①迅速解除梗阻，挽救生命；②尽可能保护肾功能，防止肾功能进一步损害；③积极寻找并去除梗阻病因。

1. 外科治疗

明确诊断为梗阻性肾病后，首先应根据尿路梗阻的部位，采取简单有效的手术紧急缓解梗阻，阻止肾功能进一步恶化及急性肾衰竭的发生。上尿路梗阻时可在超声引导下放置肾造口引流管；膀胱梗阻时可留置导尿管或行耻骨上膀胱造瘘。经内科保守治疗无效的尿路结石，需进行外科手术，如体外震波碎石、输尿管镜碎石、膀胱镜取石等。对于持续梗阻或存在尿路感染时，应通过手术解除梗阻，如尿道狭窄时可行尿道扩张或尿道内切开术治疗；输尿管梗阻时可在膀胱镜下放置输尿管支架。患者病情稳定后，应积极寻找并去除梗阻病因，评估肾功能及恢复可能性，合理选择外科手术方式，对于肾功能已不能恢复者，可选择肾切除术或保守治疗。

2. 内科治疗

发生紧急梗阻时，若出现严重高钾血症、酸中毒及心包炎等，需紧急透析治疗。对合并败血症者应迅速采取有效的抗感染治疗，积极处理高血压、酸中毒、心包炎等并发症。其次应尽可能保护肾功能，防止肾功能进一步损害。对于直径 <5mm 的结石，可先选择保守治疗排石，若直径 >7mm、合并感染或保守治疗无效时，应尽快采取外科手术去除结石。梗阻解除后可出现梗阻性利尿，应积极处理脱水、低血压、电解质紊乱等并发症。进一步评估肾功能，对于不能行外科手术者，可予保守治疗。内科治疗中药物治疗如下。

（1）血管紧张素转换酶抑制剂（ACEI）和 Ang Ⅱ 受体拮抗剂（ARBs）。ACEI 类药物，如普辛普利、依那普利等，可抑制 Ang Ⅱ 的表达及活化，减少细胞外基质的沉积和成纤维细胞的增殖。ARBs 类药物，如缬沙坦、氯沙坦等，可有效抑制 Ang Ⅱ 的生物学活性。

（2）表皮生长因子。实验发现在梗阻性肾病模型中，外源 EGF 可显著促进新生鼠肾小管上皮细胞的增殖，抑制细胞凋亡和 TGF-β_1 的表达，改善肾脏纤维化及肾萎缩，同时对梗阻解除后的肾功能恢复也有一定作用。

（3）肝细胞生长因子。动物实验模型中，外源性 HGF 可抑制细胞凋亡，减少 TGF-β_1 和 TGF-β_1 mRNA 的表达，与 ARBs 联用能协同减少胶原及细胞外基质的沉积，抑制肾脏纤维化的发展。

（4）钙通道阻滞剂（CCB）。CCB 为治疗梗阻性肾病的一种新型药物，通过改善肾脏血流动力学，可增加肾小球滤过率，从而减轻肾小球及肾间质纤维化，且与 ACEI 类药物联合效果显著。

（5）其他。他汀类药物不仅能起到降脂作用，同时可干扰巨噬细胞、内皮细胞等促炎症细胞的活化，产生较强的抗炎症作用，具有一定的保护肾脏作用。

第五章　血液净化

血液净化是把患儿的血液引出体外，并通过一种净化装置除去其中某些致病物质，以净化血液达到治疗疾病的目的。血液净化包括：血液透析、血液透析滤过、血液灌流、血浆置换、连续性肾脏替代治疗等。腹膜透析虽然没有将血液引出体外，但其原理相同，广义而言腹膜透析也在血液净化技术的范畴之内。由于血液净化治疗的专业性和特殊性，对护理工作的要求非常高，护理操作的正确性及质量的高低将直接影响血液净化治疗的效果。对大多数慢性肾功能不全患儿而言，血液净化是一种终身替代疗法，全面、专业、高质量的护理是有效延长患儿生命、提高生活质量的重要保障。

第一节　血液透析

血液透析（hemodialysis，HD）采用弥散和对流原理清除血液中代谢废物、有害物质和过多水分，是最常用的终末期肾脏病患者的肾脏替代治疗方法之一，也可用于治疗药物或毒物中毒等。

一、原理

血液透析（简称血透）是利用半透膜原理，将患儿血液与透析液同时引进透析器，在透析膜两侧呈反方向流动，凭借半透膜两侧的溶质梯度、渗透梯度和水压梯度通过弥散清除毒素，通过超滤清除体内多余的水分，同时补充需要的物质，纠正电解质和酸碱平衡紊乱。

（一）弥散

溶质通过半透膜由高浓度侧向低浓度侧的运动称为弥散，如血液中代谢积累的尿素、肌酐等向透析液中的流动。溶质的跨膜弥散遵循质量守恒和 Fick 定律。当溶质由血液侧跨膜向透析液侧弥散，将受到血液侧、半透膜、透析液侧三层阻力，三部分阻力之和即总传质阻力。透析效率与血液流率、血液与透析液中溶质浓度差、透析器膜面积、透析液流速呈正相关，与膜厚度呈负相关。

（二）超滤

超滤是利用透析膜两侧压力差，使血液中的水分向透析液侧流动，以达到清除体内潴留过多水分的目的。驱动力取决于透析膜两侧的静水压以及渗透压梯度。透析时血液通过透析器膜时，水和小分子溶质通过膜形成超滤液。超滤液形成的比率受膜的特性，即超滤系数和膜两侧的压力梯度两个因素影响。

（三）吸附

吸附是通过正负电荷的相互作用使膜表面的亲水性基因选

择性吸附某些蛋白质、毒素及药物，如 β_2 微球蛋白、补体、炎症介质、内毒素等，以达到清除作用。

二、透析装置

透析装置主要包括透析器、透析机、透析液、透析用水及水处理系统等。

（一）透析器

透析器是血液透析溶质交换的场所，由半透膜和支撑材料组成。透析器分三类：平板型、蟠管型、空心纤维型。目前最常用的透析器为空心纤维器，血液透析时，血液从空心纤维管腔内流过，空心纤维的管壁为人工合成的半透膜，即透析膜。透析膜是透析器中最重要的部分，透析膜材料是影响血液透析治疗效果的关键因素。儿童膜面积一般为 $0.25 \sim 1.7 m^2$，通常选择的滤器面积等于或接近患儿的体表面积，但不能超过患儿的体表面积。几种常用儿童透析器见表 5-1。

表 5-1 几种常用儿童透析器

透析器	类型	预充量（ml）	表面积（m^2）	尿素清除率*（ml/min）	超滤系数 ml/（mmHg·h）
F3 （Fresenius）	空心纤维型	28	0.4	125	1.7
F4 （Fresenius）	空心纤维型	42	0.7	155	2.8
F5 （Fresenius）	空心纤维型	63	1.0	170	4.0
F6 （Fresenius）	空心纤维型	82	1.3	180	5.5

*注：血流量为 200ml/min 时的测定值。

（二）透析机

血液透析机是一个复杂的机电一体化设备，由体外血液循环通路、透析液通路和控制监测电路三部分组成。体外血液循环通路由血泵、肝素泵、压力监测器、气泡监测及静脉夹组成；透析液通路包括加热/热交换、除气装置、配比装置、电导率监测、流量控制、旁路阀/隔离阀、超滤控制系统和漏血监测。

（三）透析液

透析液含有钾、钠、氯、钙、镁、碱基及葡萄糖等，各种电解质与血液中的正常浓度相近。根据所含的碱基不同，透析液分为醋酸盐透析液和碳酸氢盐透析液。碳酸氢盐透析液更符合生理要求，纠正酸中毒迅速，不良反应少，因此临床多使用碳酸氢盐透析液。碳酸氢盐透析液的具体成分及浓度见表5-2。

表5-2　碳酸氢盐透析液成分及浓度

成分	浓度（mmol/L）	成分	浓度（mmol/L）
钠	135～145	醋酸根	2～4
钾	0～4	碳酸氢根	30～40
钙	1.25～1.75	葡萄糖	0～5.5
镁	0.5～0.75	二氧化碳分压	40～110mmHg
氯	100～115	pH	7.1～7.3

（四）透析用水及水处理系统

目前最好的透析用水是反渗水，无离子、无有机物、无菌，用于稀释浓缩透析液。对于血液透析患儿，水与血液的接触仅通过一层半透膜，而半透膜对通过它的物质没有选择。所以，对于透析用水纯度的要求非常高。透析用水中的细菌总数应＜100CFU/mL，细菌总数≥50CFU/mL时应给予干预。透析用水中的内毒素含量＜0.25EU/mL，内毒素含量≥0.125EU/mL应给干预。水处理系统主要包括过滤器、活性炭过滤器、软水器、反渗透系统、离子交换装置等。目前反渗水代替了软化水，未来有可能被超纯水进一步替代。

三、适应证及禁忌证

（一）适应证

1. 终末期肾病。

2. 急性肾损伤。

3. 药物或毒物中毒。

4. 严重水、电解质和酸碱平衡紊乱。

5. 其他，如严重高热、低体温，以及常规内科治疗无效的严重水肿、心力衰竭、肝功能衰竭等。

（二）禁忌证

无绝对禁忌证，但下列情况应慎用。

1. 颅内出血或颅内压增高。

2. 药物难以纠正的严重休克。

3. 严重心肌病变并有难治性心力衰竭。

4. 活动性出血。

5. 精神障碍不能配合血液透析治疗。

四、血管通路的建立

(一) 临时性血管通路

1. 直接穿刺

使用穿刺针或留置针直接穿刺足背动脉、肱动脉、桡动脉或股静脉作为血液出路，选择肘正中静脉或大隐静脉作为血液回路。

2. 经皮静脉置管

主要有单腔、双腔和三腔导管，目前双腔导管最常用。可选择锁骨下静脉、颈内静脉、股静脉插管。新生儿和婴幼儿可用导管型号见表5-3。

表5-3 新生儿和婴幼儿可用导管型号

年龄	导管
<6个月	4~5F 单腔导管或 6.5F 双腔导管
6~12个月	6.5~7.5F 双腔导管
1~3岁	8.5~9F 双腔导管
>3岁	9~11F 双腔导管
>6岁	11~14F 双腔导管

(二) 长期性血管通路

1. 动静脉内瘘

动静脉内瘘是维持性血液透析最常用的血管通路。内瘘形成术是指通过外科手术将患儿的外周动脉和浅表静脉进行吻合，使静脉的血流量增加，管壁动脉化达到血液透析所需的血流量。最常采用前臂桡动脉和头静脉作吻合，小婴儿（5～10kg）用大隐静脉远端与股动脉侧壁吻合，6～8周后内瘘成熟方可使用。

2. 血管移植

包括人造血管、自体血管移植、异体血管移植。人造血管主要是聚四氟乙烯，较理想，现多使用。移植部位主要在前臂桡动脉—贵要静脉、肱动脉—贵要静脉。

五、抗凝剂的使用

（一）普通肝素

肝素的剂量主要根据患者贫血和出血倾向的程度来进行计算。首次剂量按体重 20～50U/kg 计算，维持量 10～20U/（kg·h），治疗结束通常不需要鱼精蛋白中和。透析结束前30min 停止追加肝素。对于有明显出血倾向的患者，可采用微量肝素化进行血液透析，血透3h。

（二）低分子肝素

儿童或婴幼儿按体重 60～80U/kg 静脉注射，一般无须追加剂量。低分子肝素由肝素降解获得，与肝素相比对凝血因子 $X\alpha$ 抑制作用强，血小板减少发生率低。

（三）无抗凝剂透析

无抗凝剂透析主要用于活动性出血患儿，包括凝血功能障碍、血小板减少症、颅内出血、近期手术以及肾移植患者。常规方法是：应用40mg/L的肝素生理盐水冲洗管路和透析器，保留20min后，再给予生理盐水 500ml 冲洗，血液透析过程中每30～60min 用50～100ml 生理盐水冲洗管路和透析器，超滤量应扣除冲洗盐水量。

六、血液透析操作

（一）操作流程

血液透析操作流程见图 5－1。

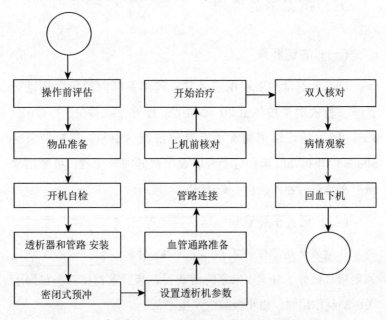

图 5－1 血液透析操作流程图

（二）操作步骤

操作前检查并保持透析治疗区干净整洁。患儿及陪护人员在候诊区等候。操作护士应洗手、戴口罩。

1. 操作前评估

（1）评估环境：环境宽敞明亮、干净整洁。

（2）评估机器：检查透析机电源线连接是否正常，是否处于备用状态；打开机器电源开关，并按照提示进行消毒；消毒完毕后，连接 A、B 透析浓缩液（或安装透析干粉）后完成机器自检。

（3）核对患儿身份：核对患儿床号、住院号及姓名。

（4）评估患儿。①一般情况：如意识状态、生命体征、睡眠情况、透析间期有无不适等。②血管通路：评估血管通路的类型；用视、触、听的方法评估内瘘是否通畅，穿刺部位皮肤情况有无红肿、溃烂、分泌物等；评估导管是否妥善固定，伤口敷料有无渗血、渗液。③出血倾向：评估患儿有无出血倾向。④容量负荷：观察患儿有无胸闷、憋气、水肿及体重情况。

2. 物品准备

血液透析器、血液透析管路、内瘘患儿备穿刺针、无菌治疗巾、生理盐水、皮肤消毒剂和棉签等消毒物品、止血带、一次性使用手套、透析液等。检查所有物品是否在有效期内，外包装是否完好无破损，并核对透析器的型号。

3. 开机自检

（1）检查透析机电源线连接是否正常。

（2）打开机器电源总开关。

（3）按照机器要求完成全部自检程序，严禁简化或跳过自检步骤。

4. 血液透析器和管路的安装

（1）检查血液透析器及透析管路有无破损，外包装是否完好。

（2）查看有效日期、型号。

（3）按照无菌原则进行操作。

（4）管路安装顺序应按照体外循环的血流方向依次安装。

5. 密闭式预冲

（1）启动透析机血泵 80～100ml/min，用生理盐水先排净透析管路和透析器血室（膜内）气体。生理盐水流向为动脉端→透析器→静脉端，不得逆向预冲。

（2）将泵速调至 200～300ml/min，连接透析液接头与透析器旁路，排净透析器透析液室（膜外）气体。

（3）生理盐水预冲量应严格按照透析器说明书中的要求，若需要进行闭式循环或肝素生理盐水预冲，应在生理盐水预冲量达到后再进行。

（4）预冲生理盐水直接流入废液收集袋中，并且废液收集袋放于机器液体架上，不得低于操作者腰部以下，不建议预冲生理盐水直接流入开放式废液桶中。

（5）冲洗完毕后检查预冲是否达标，管路连接是否紧密、有无残留气体。

6. 设置透析机参数

根据医嘱设置透析方式、超滤量、透析时间、透析液流速、温度、电导度、肝素追加时间及剂量等。

7. 血管通路准备及管路连接

（1）中心静脉留置导管连接。①准备治疗包、消毒物品和医用垃圾袋等。②颈部静脉置管的患儿头偏向对侧，戴口罩。打开静脉导管敷料，观察导管固定情况、敷料有无渗血等情况。③对导管和导管夹子消毒。④打开治疗包，戴无菌手套，将治疗包内无菌治疗巾垫于静脉导管下，将导管放于无菌治疗巾上。⑤先检查导管夹子处于夹闭状态，再取下导管肝素帽。⑥分别消毒导管接头，并避免导管接触非无菌表面。⑦用注射器回抽导管内封管液，推注在纱布上检查是否有凝血块，回抽量为动、静脉管各2ml左右。如果导管回血不畅，认真查找原因，严禁使用注射器用力推注导管腔。⑧根据医嘱从导管静脉端推注首剂量抗凝剂，连接体外循环。⑨医疗污物放于医疗垃圾桶中。

（2）动静脉内瘘穿刺。①检查血管通路：有无红肿、渗血、硬结、穿刺部位清洁度，摸清血管走向和搏动，听诊瘘体杂音。②选择穿刺点后，选用合规有效的消毒剂消毒皮肤，按产品使用说明书规范使用。③根据血管的粗细和血流量要求等选择穿刺针。④采用阶梯式、扣眼式等方法，以合适的角度穿刺血管。先穿刺静脉，再穿刺动脉，固定穿刺针，根据医嘱推注首剂量抗凝剂。

8. 上机前核对

（1）核对患儿床号、姓名、住院号。

（2）核对透析机参数：根据医嘱设置透析方式、超滤量、透析时间、透析液流速、温度、电导度、肝素追加时间及剂量等。

（3）核对管路连接：各连接处是否紧密，连接方式是否正确。

9. 开始治疗

（1）开启血泵，流量开始为 30~50ml/min，血流稳定后逐渐调至目标流速。

（2）血液引至静脉壶时，进入透析状态，开启超滤。

（3）给患儿测量血压、心率并记录各项透析参数。

（4）对机器控制面板和按键部位等高频接触部位进行消毒擦拭。

10. 双人核对

核对患儿身份、机器参数、管路连接及肝素剂量等。

11. 病情观察

血液透析治疗过程中，至少应 30~60min 测量血压、脉搏，观察穿刺部位有无渗血、穿刺针有无脱出移位，并准确记录。如果患儿血压、脉搏等生命体征出现明显变化，应随时监测，必要时进行心电监护。

12. 回血下机

（1）调整血液流量至 30~50ml/min。

（2）打开动脉端预冲侧管，使用生理盐水将存留在动脉侧管内的血液回输 20~30s。

（3）关闭血泵，靠重力将动脉侧管近心侧的血液回输入患儿体内。

（4）夹闭动脉管路夹子和中心静脉置管动脉端夹子。

（5）打开血泵，用生理盐水全程回血。回血过程中，可使用双手左右转动滤器，但不得用手挤压静脉端管路。当生理盐水回输至静脉壶、安全夹自动关闭后，停止继续回血。回血过程中禁止将管路从安全夹中强制取出。

（6）夹闭静脉管路夹子和中心静脉置管静脉端夹子。

（7）分别消毒导管、导管夹和管路接头，将已开包装肝素帽放置无菌敷料上。戴无菌手套，先断开中心静脉导管动脉端与管路连接，固定导管动脉端，消毒导管接头，连接已抽吸生理盐水注射器，打开导管夹，以脉冲式手法推注生理盐水冲洗留置导管管腔后，按照导管标记的管腔容量推注封管液，正压封管，关闭导管夹，连接肝素帽。再按照同样操作断开中心静脉导管静脉端与管路连接，消毒导管接头，冲洗留置导管管腔，注射封管液，连接肝素帽。用无菌敷料包扎中心静脉导管，胶布固定。如为动静脉内瘘，先拔出动脉内瘘穿刺针，再拔出静脉内瘘穿刺针，放入透析专用锐器盒，注意避免针刺伤和血、液体滴洒。压迫穿刺部位 2～3min，用弹力绷带或胶布加压包扎动、静脉穿刺部位。

（8）通过机器的污水管道排空血液透析器膜内外及其管路内的液体，排放完毕后，将体外循环管路、滤器取下，就近放入医疗废弃物容器内，封闭转运。

（9）擦拭机器完毕后，脱下手套，洗手。

（10）嘱患儿平卧 10～20min 后：①检查动、静脉穿刺针部位无出血或渗血后松开包扎带；②测量生命体征；③听诊内瘘杂音。

（11）整理用物，记录治疗单，签名。

（12）如患儿生命体征平稳，穿刺部位无出血，内瘘杂音良好，则向患儿及家长交代注意事项，送患儿离开血液净化中心。

（13）做好透析机的消毒。

七、常见机器报警原因及护理对策

透析机是血液透析的重要组成部分，血液透析护士必须熟悉透析机的各系统性能，如出现机器报警或异常，应立即采取措施，查清原因并及时排除故障，保证透析的安全进行。常见机器报警原因及护理对策见表 5 - 4。

表 5 - 4　报警原因及护理对策

报警	原因	护理对策
动脉压力报警	血管通路出血不畅 动脉管路受压或扭曲 体位改变	针对原因采取对策 解除管路受压、扭曲的状态 更换体位
静脉压力高报警	管路静脉端凝血 静脉压监测点与回路管之间的管道受压、扭曲 血管通路静脉端狭窄或阻塞	回血并更换管路 解除管路受压、扭曲的状态 溶栓或介入治疗
静脉压力低报警	血管通路出血不畅 静脉管路断开或有裂缝 血流速过慢 传感器漏气或保护罩阻塞	针对原因采取对策 紧密连接管路 适当增加血流速 更换压力传感器

报警	原因	护理对策
跨膜压高报警	透析器或管路凝血 透析管路折叠、受压、阻塞 有效血流量不足 透析液管路打折	更换透析器或管路 解除管路扭曲或夹闭状态 针对原因采取对策 解除管路受压状态
跨膜压低报警	血流速过低	适当提高血流速
电导度报警	浓缩液吸液管阻塞、漏气或浓缩液吸完 浓缩液型号或成分错误 水流量不足、水压过低 报警线设置过高或过低 电导测试系统故障、机器除钙不彻底	观察吸液管是否吸入浓缩液 检查浓缩液是否正确、均匀，更换浓缩液 检查水处理设备 设置适当的报警线 通知工程师进行机器维修
漏血报警	透析器破膜 假报警：透析液内有气体 透析液流速过快	更换管路及透析器 排出管路内气体 适当降低透析液流速
空气报警	静脉壶内有气泡 静脉壶液面过低	充分预冲，除去管壁气泡 调整静脉壶液面

八、血液透析并发症及处理

（一）低血压

低血压是血液透析常见并发症之一，与血容量不足、体外循环血量过多、血液流速过快、贫血、超滤量过大等有关。临床表现为头晕、胸闷、冷汗、恶心、呕吐等。

1. 处理

发现低血压应立即处理，减慢血流量，减少或停止超滤，遵医嘱给予氧气吸入，静脉滴注生理盐水或葡萄糖，严重者可停止血透。

2. 预防

治疗前对血容量不足的患儿补充血容量，停用降压药，避免在透析期间进食。治疗过程中制定合理计划，选择合适的血流量及超滤量，超滤脱水不超过体重的5%，血流量3~5ml/（kg·min），监测生命体征的变化，观察患儿有无恶心、呕吐、头晕、头痛等症状，同时了解患儿透析间期体重增加情况、透析时间以及服用的降压药等。

（二）肌肉痉挛

多出现在每次透析的中后期，透析中低血压、低血容量、超滤速度过快及应用低钠透析液治疗等导致肌肉血流灌注降低是引起透析中肌肉痉挛最常见的原因，血电解质紊乱和酸碱失衡也可引起肌肉痉挛，如低镁血症、低钙血症、低钾血症等。

1. 处理

根据诱发原因酌情采取措施，包括快速输注生理盐水（0.9%氯化钠溶液100ml，可酌情重复）、50%葡萄糖溶液或20%甘露醇溶液，对痉挛肌肉进行外力挤压按摩也有一定疗效。

2. 预防

防止透析低血压发生及透析间期体重增长过多。每次透析间期体重增长不超过干体重的5%，积极纠正低镁血症、低钙血症和低钾血症等电解质紊乱。

（三）头痛、恶心和呕吐

常见原因有透析低血压、透析失衡综合征、透析器反应。

1. 处理

（1）对低血压导致者采取相应处理措施。

（2）在针对病因处理基础上采取对症处理，如应用止吐剂等。

（3）加强对患儿的观察及护理，避免发生误吸事件，尤其是神志不清者。

2. 预防

针对诱因采取相应预防措施是避免出现恶心呕吐的关键，如采取措施避免透析中低血压发生。

（四）失衡综合征

失衡综合征是指发生于透析中或透析后早期，以脑电图异常及全身和神经系统症状为特征的一组病症，轻者可表现为头痛、恶心、呕吐及躁动，重者出现抽搐、意识障碍甚至昏迷。发病机制是由于血液透析快速清除溶质，导致患儿血液溶质浓度快速下降，血浆渗透压下降，血液和脑组织液渗透压差增大，水向脑组织转移，从而引起颅内压增高、颅内 pH 改变。失衡综合征可以发生在任何一次透析过程中，但多见于首次透析、透前血肌酐和血尿素氮高、快速清除毒素（如高效透析）等情况。

1. 处理

（1）轻者仅需减慢血流速度，以减少溶质清除，减轻血浆渗透压和 pH 过度变化。对伴肌肉痉挛者可同时输注 4% 碳酸氢钠、10% 氯化钠或 50% 葡萄糖溶液，并予相应对症处理。如经上述处理仍无缓解，则提前终止透析。

（2）重者（出现抽搐、意识障碍和昏迷）建议立即终止透析，同时予输注 20% 甘露醇。

2. 预防

避免短时间内快速清除大量溶质。首次透析血清尿素氮下降控制在 30% ~40% 以内。建议采用低效透析方法，包括减慢血流速度、缩短每次透析时间（每次透析时间控制在 2 ~3h 内）、应用膜面积小的透析器等。

（五）透析器反应

又称"首次使用综合征"，但也见于透析器复用患者。临床分为两类：A 型反应（过敏反应型）和 B 型反应。其防治程序分别如下。

1. A 型反应

主要发病机制为快速的变态反应，常于透析开始后 5min 内发生，少数迟至透析开始后 30min。依据反应轻重可表现为皮肤瘙痒、荨麻疹、咳嗽、打喷嚏、流清涕、腹痛、腹泻，甚至呼吸困难、休克、死亡等。

（1）紧急处理。立即停止透析，夹闭血路管，丢弃管路和透析器中血液。予抗组胺药、激素或肾上腺素药物治疗。如出现呼吸循环障碍，立即予心脏呼吸支持治疗。

（2）预防措施。透析前充分冲洗透析器和血路管，对于高危人群可于透前应用抗组胺药物。

2. B 型反应

常于透析开始后 20~60min 出现，其发作程度常较轻，多表现为胸痛和背痛。B 型反应多认为是补体激活所致，与应用新的透析器及生物相容性差的透析器有关。

（1）处理。B 型透析器反应多较轻，予鼻导管吸氧及对症处理即可，常无须终止透析。

（2）预防。选择生物相容性好的透析器叮预防部分 B 型透析器反应。

（六）空气栓塞

与任何可能导致空气进入血路管管腔部位的连接松开、脱落有关，如动脉穿刺针脱落、血路管接口松开或脱落等，另有部分与血路管或透析器破损开裂等有关。表现为胸闷、气急、呼吸困难、发绀，甚至昏迷。

1. 处理

立即夹闭静脉血路管，停止血泵。采取左侧卧位，头低脚高位，予心肺支持，包括吸纯氧、采用面罩或气管插管等。

2. 预防

上机前严格检查血路管和透析器有无破损，做好内瘘穿刺针或深静脉插管的固定，以及透析血路管之间、血路管与透析器之间的连接。透析过程中密切观察内瘘穿刺针或中心静脉导管、透析血路管连接等有无松动或脱落，透析结束时严禁空气回血。注意透析机空气报警装置的维护。

（七）发热

透析相关发热可出现在透析中，透析开始后 1~2h 内出现；也可出现在透析结束后。多由致热原进入血液引起，如透析血路管和透析器预冲不规范、透析液受污染等。透析时无菌操作不严，可引起病原体进入血液；或原有感染因透析而扩散，引起发热。

1. 处理

对于出现高热患者，首先予对症处理，包括物理降温、口服退热药等，并适当调低透析液温度。考虑细菌感染时做血培养，并予抗生素治疗；考虑非感染引起者，可以应用小剂量糖皮质激素治疗。

2. 预防

透析操作时应严格无菌操作，避免因操作引起致热原污染。透析前应充分冲洗透析血路管和透析器。加强透析用水及透析液监测，避免使用受污染的透析液进行透析。

（八）体外循环凝血

凝血发生常与不用抗凝剂或抗凝剂用量不足等有关。另外如下因素易促发凝血，包括：血流速度过慢、超滤率过高、透析中输注血液、血制品或脂肪乳剂、透析血管通路再循环过大、各种原因引起动静脉壶气泡增多、液面过高。

1. 处理

（1）轻度凝血常可通过追加抗凝剂用量，调高血流速度来解决。在治疗中应严密监测患儿体外循环凝血情况，一旦凝血程度加重，应立即回血，更换透析器和血路管。

（2）重度凝血常需立即回血。如凝血重而不能回血，则建议直接丢弃体外循环血路管和透析器，不主张强行回血，以免凝血块进入体内发生栓塞事件。

2. 预防

（1）透析治疗前全面评估患儿凝血状态、合理选择和应用抗凝剂是预防关键。

（2）加强透析中凝血状况的监测，并早期采取措施进行防治。包括：压力参数改变（动脉压力和静脉压力快速升高、静脉压力快速降低）、血路管和透析器血液颜色变暗、透析器中空纤维凝血、血路管的动脉壶或静脉壶内出现小凝血块等。

（3）避免透析中输注血液、血制品和脂肪乳等，特别是输注凝血因子。

（4）避免透析时血流速度过低。如需调低血流速度，且时间较长，应加大抗凝剂用量。

九、护理

（一）术前准备

1. 做好心理护理及健康教育

透析前进行术前谈话，向患儿家长讲解血液透析的原理、目的、作用、注意事项及护理要点。了解患儿及家长的心理状态，经常与患儿及家长交流，消除其紧张心理，建立战胜疾病的信心，更好地配合治疗与护理。

2. 评估患儿

了解患儿的一般情况、饮食、体重、尿量、有无出血倾向等，透析前测体重及生命体征。

3. 建立血管通路

建立临时血管通路可使用双腔静脉留置管进行股静脉或颈静脉置管，股静脉置管前训练患儿在床上大小便，并指导家长正确的护理方法，治疗前检查置管处皮肤有无出血、红肿、溃烂、感染，置管固定是否妥善。建立长期血管通路可选择动静脉内瘘，治疗前检查内瘘的通畅情况，使用听诊器听诊内瘘杂音。

4. 术前检查

尿常规、血常规、血型、凝血象、肾功能、内生肌酐清除率、电解质、心肌酶谱、肝功能等检查。

（二）术中护理

1. 透析导管的连接

连接导管时应严格执行无菌操作规程，对置管部位进行严格消毒以防感染。各个管路应连接紧密，静脉壶的液面不可过低，防止空气栓塞的发生。妥善固定好透析管路，避免受压、扭曲、折叠。

2. 血流量

血流量由 20～50ml/min 开始，30min 后若生命体征稳定可逐渐增加血流量至患儿常规透析血流量 3~5ml/kg/min。

3. 生命体征监测

透析过程中每 30~60min 测量脉搏、呼吸、血压一次，必要时持续心电监测，以便及时发现并发症，及时处理。

4. 机器参数的观察

观察机器各项参数是否在正常范围并记录，正确排除报警故障，密切注意动脉压、静脉压、跨膜压的变化以及血液颜色等，及早发现凝血情况。血液颜色变深或动、静脉壶的滤网内出现血凝块，说明发生凝血，可用生理盐水冲洗透析器，同时遵医嘱追加肝素。

5. 出血的观察

观察置管处有无出血、渗出，皮肤、黏膜、牙龈等处有无出血，以及呕吐物、排泄物的颜色及量的变化。

6. 血管通路的观察

巡视患儿血管通路是否通畅、固定胶布有无松动、穿刺针和导管有无脱落、穿刺部位或置管口部位有无渗血等。

7. 并发症的观察及护理

发生并发症时，立即通知医生，遵医嘱进行相应处理。

（三）术后护理

1. 抽血方法

血液透析结束后抽取血标本查肾功能、电解质、血常规，了解透析疗效。正确的血标本留取方法可以反映透析的效果，可指导临床治疗方案的调整。根据患儿血管通路及抽血时间的不同，操作规程如下。

（1）透前抽血。动静脉内瘘者于透析开始前从静脉端内瘘穿刺针处直接抽血。深静脉置管者于透前先抽取 5ml 血液并丢弃后，再抽血样送检，避免血液标本被肝素封管溶液等稀释。

（2）透后抽血

①方法 1：首先设定超滤速度为 0，然后减慢血流速度至 50ml/min 维持 10s，停止血泵，于 20s 内从动脉端抽取血标本。

②方法 2：首先设定超滤速度为 0，然后将透析液设置为旁路，血流仍以正常速度运转 3～5min 后，从血路管任何部位抽取血标本。

2. 体位

（1）股静脉置管的患儿取平卧位或未置管侧取侧卧位，应尽量避免下床活动，置管侧下肢不可过度弯曲，避免股静脉置管受压、脱落或堵塞。

（2）颈静脉置管的患儿应减少颈部的活动，以防导管滑脱。头偏向一侧，颈部肌肉持续疲劳可引起头痛，可根据情况给予按摩，以减轻长期插管带来的不适。

（3）躁动不安的患儿，可使用约束带，注意松紧适宜，并密切观察肢端的颜色及温度，避免造成伤害。

3. 饮食护理

准确记录 24h 出入量，给予低盐、低脂、优蛋白饮食，适当控制水分的摄入。少尿期避免钾的摄入及水分的过多摄入，多尿期注意保持水、电解质的平衡。

4. 中心静脉导管的护理

每日用肝素正压封管一次，封管时首先回抽血液，检查有无血凝块，再用生理盐水冲净导管内的血液，最后再用肝素正压封管。置管处敷料 1～2d 更换一次，观察穿刺部位有无出血、红肿，导管有无脱落、扭曲、受压，管腔内有无血液等情况。如发现管腔内有血液，应再次封管。

5. 动静脉内瘘的护理

透析前后检查内瘘是否通畅，透析后应加压止血 10min 以上，也可用弹力绷带加压包扎止血。不可在内瘘侧肢体测血压、抽血、静脉注射、输血或输液。

6. 病情观察

（1）密切观察生命体征变化及尿量、尿色情况，有异常及时通知医生并配合处理。

（2）由于透析过程中使用抗凝剂，因此应严密观察有无皮肤出血点、鼻部及牙龈出血等出血倾向，发现问题及时报告医生并配合处理。透析结束后 24h 内尽量避免进行侵入性操作，预防跌倒、坠床等意外损伤，以免引起出血。

7. 基础护理

加强基础护理，防止各种并发症的发生。

8. 预防感染

严格执行无菌操作规程，经常开窗通风，保持室内空气新鲜。

9. 拔管的护理

拔管后立即用无菌纱布压迫 20～30min，穿刺部位每 1～2d 更换敷料一次，注意观察有无出血、红肿等情况。

十、健康教育

1. 告知患儿家长血液透析的原理、作用、护理措施及注意事项，取得患儿及家长的信任，增强治疗的依从性。

2. 告知家长血液透析管道的护理方法，保障管道的通畅，以免影响治疗。

3. 预防感染的发生，防止受凉、感冒，不可与感染性疾病的患儿接触，加强皮肤护理，保持皮肤清洁，勤换内衣裤。

第二节　血液透析滤过

血液透析滤过（hemodiafiltration，HDF）是血液透析和血液滤过的结合，具有两种治疗模式的优点，可通过弥散和对流两种机制清除溶质，在单位时间内比单独的血液透析或血液滤过清除更多中小分子物质。

一、透析装置

透析装置主要包括透析机、透析滤过器、置换液、透析用水与水处理系统等。

（一）透析机

HDF 是血液透析和血液滤过两者的结合，因此需要血液透析装置，还需要输入置换液的装置。机器具有联机生产置换液的功能，并配有容量控制和液体平衡系统，设置各种报警装置。

（二）透析滤过器

HDF 透析滤过膜是一种高通量、高效透析膜。透析膜应具有以下条件。

1. 高水分通透性。

2. 高溶质清除率。

3. 大的表面积。

（三）置换液

每次治疗的水和电解质平衡取决于透析液弥散和置换液补偿两者的平衡，置换液必须是无菌、无致热源和无内毒素。置换液成分与细胞外液一致，联机生产的置换液安全、可靠、成本也较低。置换液的输入方式分为前置换和后置换两种。

1. 前置换法

前置换法是在透析器前输入置换液，由于进入滤器前血液被稀释，清除率显著降低，因此跟后置换法相比，需要使用大量的置换液以达到同样的溶质清除效果。

2. 后置换法

后置换法是在透析器后输入置换液，置换液用量小，但血液容易被浓缩，透析器凝血发生率高，因此需要较大剂量的抗凝剂。

（四）透析用水与水处理系统

同血液透析。

二、适应证和禁忌证

（一）适应证

同血液透析，下列情况更具优势。

1. 营养不良。

2. 贫血。

3. 感染。

4. 透析相关的淀粉样变。

5. 心血管功能不稳定。

6. 神经系统并发症。

（二）禁忌证

无绝对禁忌证，但出现如下情况时应慎用。

1. 患儿处于濒危状态，药物难以纠正的严重休克。

2. 精神障碍不能配合血液净化治疗。

三、血管通路的建立

见第五章第一节"血液透析"。

四、操作

（一）操作流程

见第五章第一节"血液透析"。

（二）操作要点

1. 密闭式管路预冲的操作要点

（1）严格按照无菌操作原则，将置换液连接管安装在置换液补液泵上，并与透析管路动脉端连接，将透析管路静脉端与冲洗接头侧口连接插入冲洗端口并固定。

（2）按照机器提示，开始在线冲洗透析管路，直到完成预冲液体总量和超滤总量可退出冲洗。

2. 上机操作要点

（1）移出静脉管路，封闭冲洗端口，连接患儿静脉端。

（2）断开透析管路动脉端与置换液连接管，遵医嘱将置换液连接管连接至静脉壶（后稀释）或动脉壶（前稀释）上的分支，并打开分支的夹子及置换液连接管夹子。核对无误后，方可开启血泵。

（3）进入治疗状态后，遵医嘱并根据患儿血流速设定置换液补液量。

3. 下机操作要点

（1）治疗目标完成后开始回血，降低血流速至 50ml/min。

（2）将置换液连接管与静脉壶或动脉壶上的分支夹闭并断

开连接，连接至动脉管路的第一个分支，并打开夹子，采用双向密闭式回血方法，回输体外血液。

五、并发症及处理

（一）反超滤

低静脉压、低超滤率或采用高超滤系数的透析器时，在透析器出口，血液侧的压力可能低于透析液侧，从而出现反超滤，严重可致患儿肺水肿，临床不常见。

处理：调整适当的跨膜压，提高血流量，补液同时增加超滤等措施。

（二）耗损综合征

高通量透析膜的应用，使得白蛋白很容易丢失，在行血液透析滤过治疗时，白蛋白丢失增多，尤其是后稀释置换法。同时高通量血液透析能增加可溶性维生素、微量元素和小分子多肽等物质的丢失。因此，在行血液透析滤过治疗时，应及时补充营养。

（三）致热原反应和败血症

血液滤过时需输入大量置换液，如置换液被污染可发生发热和败血症。

处理方法如下。

1. 定期检测反渗水、透析液及置换液的细菌和内毒素。

2. 定期更换内毒素过滤器。

3. 置换液配制过程无菌操作。

4. 使用前必须严格检查置换液、血滤器及管道的包装与有效使用日期，检查置换液的颜色与透明度。

5. 出现发热者，应同时做血液和置换液细菌培养及置换液内毒素检测。

6. 予以抗生素治疗。

六、护理

血液透析滤过的护理与血液透析的护理基本一致。此外，血液透析滤过的护理具备特殊性。

1. 操作过程中严格遵守无菌操作原则，不可将置换液连接管与透析管路提前连接，以免造成污染。

2. 反渗水监测与机器的消毒。由于血液透析滤过治疗过程中，大量的置换液进入人体血液，所以要保证透析用水的高度洁净。

3. 饮食指导。血液透析滤过在清除毒素和代谢废物的同时还会丢失大量营养物质，所以应指导患儿增加优质蛋白、维生素、微量元素及矿物质的摄入，指导家长记录饮食日记，定期评估患儿的营养状况，避免营养不良的发生。

第三节　血液灌流

血液灌流（hemoperfusion，HP）是指将患儿的血液引出体外，并经过具有广谱解毒效应的血液灌流器，通过吸附的方法清除体内有害的代谢产物或外源性毒物，最后将净化后的血液回输患儿体内的一种血液净化疗法。在临床上被广泛用于药物和化学毒物的解毒、尿毒症、肝性脑病等治疗。

一、装置

（一）吸附剂

1. 理想的血液灌流吸附剂必须符合以下标准

（1）与血液接触无毒、无过敏反应。

（2）在血液灌流过程中不发生任何化学反应和物理变化。

（3）具有良好的机械强度，耐磨损，不发生微粒脱落，不发生变形。

（4）具有较高的血液相容性。

（5）易消毒、清洗。

2. 经典的吸附剂包括活性炭、离子交换树脂和非离子型多孔树脂

（1）活性炭。活性炭是一种由动植物物质经高温炭化、活化制备而成的颗粒或粉状吸附剂。根据需要可加工成圆柱状、纤维状或球状。活性炭的特点是大面积（$1000m^2/g$ 以上）、高孔隙和孔径分布宽，孔径的大小决定了其吸收效率，相对分子质量越大者吸附容量越高。活性炭是一种广谱吸附剂，能吸附多种化合物，特别是极难溶于水的化合物，对肌酐、尿酸和巴比妥类药物具有良好的吸附性能。活性炭的吸附速度快、吸附

容量高，但吸附选择性低、机械强度差，在血液灌流过程中微粒易脱落形成微血管栓塞，故临床应用受到一定限制。

（2）树脂。树脂是一类具有网状立体结构的高分子聚合物，根据合成的单体及交联剂的不同分为不同种类。合成树脂是由苯乙烯（或丙烯酸酯）与二乙烯苯通过悬浮聚合制成的环球共聚体，在苯乙烯骨架上带有交换基团的称为离子交换树脂，不带有交换基团的称为吸附树脂。吸附树脂又分为极性吸附树脂（骨架上带有极性基团）和非极性吸附树脂。前者容易吸附极性大的水溶性物质；后者易吸附脂溶性物质。根据需要，通过改善合成技术条件，制备出不同物理结构的吸附树脂，使其具有不同孔径尺寸和不同表面积，孔径和表面积是影响吸附树脂吸附性能的两个重要因素。

（二）血液灌流器

血液灌流器有圆柱形、腰鼓形、梭形等造型。灌流器设计符合流体力学特点，能使罐的无效腔最小、阻力最低。灌流器内的吸附剂有饱和性，一般 120min 即达到饱和状态。几种常见的灌流器见表 5-5。

表 5-5　几种常见的灌流器

型号	主要用途	血室容积 （ml）	吸附分子量 范围（kD）
TSY60 TSY100 TSY150	适用于各种中毒或者尿毒症	80 100 120	非特异性
HA80/130	联合血液透析吸附尿毒症患儿体内的尿毒症毒素	67/114	10~40

（续表）

型号	主要用途	血室容积（ml）	吸附分子量范围（kD）
HA230	适用于各种药物、毒物中毒	146	0.5～10
HA280	适用于治疗自身免疫相关性疾病	155	15～30
HA330	各种炎性介质导致的各种危重症	188	10～50
HA330‑Ⅱ	重症肝病患儿	186	10～70
DNA230	危重症狼疮	130	ds-DNA、ANA

（三）机器

1. 血液灌流机

专用血液灌流机内有加温装置，可根据需要设定温度。

2. 血液透析机

应用血液透析机进行血液灌流治疗时不使用透析系统，在静脉血路中需附加加温装置，以补偿血液温度丧失。如进行血液透析（HD）与血液灌流联合应用时，灌流器应置于透析器前，利用 HD 加温系统，不需要附加加温装置。

二、适应证和禁忌证

（一）适应证

1. 急性药物和毒物中毒。

2. 尿毒症。

3. 肝性脑病。

4. 败血症。

5. 风湿、免疫性疾病。

6. 肺间质疾病和急性肺损伤。

7. 其他。用于重症胰腺炎、牛皮癣、精神分裂症、银屑病、重症痤疮、湿疹、天疱疮、重症药疹、甲状腺危象、肾移植排斥反应等。

（二）禁忌证

除对灌流器相关材料过敏者外，目前尚无绝对禁忌证。

三、血管通路的建立

血液灌流应用临时血管通路时，首选股静脉、颈内静脉及锁骨下静脉进行中心静脉置管，也可采用桡动脉—贵要静脉，足背动脉—大隐静脉直接穿刺。HD、血液灌流联合治疗尿毒症患儿，可采用其原有的动静脉内瘘。

四、操作

（一）操作流程

见第五章第一节"血液透析"。

（二）操作要点

1. 动脉末端管路充满盐水后，关闭血泵，按照血流方向连接灌流器及管路，将灌流器以动脉端向下、静脉端向上的方向固定于固定支架上。

2. 启动血泵，速度以 200～300ml/min，一般预冲盐水总量为 2000 ~ 5000ml，或参照相关产品说明书为宜。如果在预充过程中可以看到游离的吸附剂颗粒冲出，提示吸附剂包膜破损，必须更换血液灌流器。

3. 预冲即将结束前，予 4% 肝素生理盐水（配制方法为：生理盐水 500ml 加入普通肝素 20mg，可根据临床实际情况做相应调整）浸泡管路和滤器 30min，在上机前应给予不少于500ml 的生理盐水冲洗。但肝素类药物过敏或既往发生肝素诱导血小板减少症患儿禁用。

五、并发症及处理

（一）低血压

为儿童 HP 过程中常见的并发症，发生率为 20% ~ 50%，最常发生在 HP 初始阶段。当体外循环建立时，小儿的体外循环容量占有效循环血量比例较大，有效血容量不足而引起血压下降，尤其婴幼儿、心血管功能不稳定者。

处理：体外循环开始运行时，立即测量血压或每 3 ~ 5min测量一次，半小时后每 15 ~ 30min 测量血压。年龄小或贫血者，在 HP 开始治疗前，先用生理盐水、血浆或全血预充，可预防低血压发生。患儿出现低血压时，应在静脉端注入药物或用其他的补液通道注入，不可在动脉端注入，否则药物会被灌流器吸附，达不到有效治疗量。

（二）血小板减少

血小板减少较常见，灌流器包膜不同，破坏程度可不同。

主要发生在 HP 的 2h 内，血小板减少一般在 10% ~ 30%，通常不需处理。

（三）生物相容性差或热原反应

多发生在治疗开始 0.5 ~ 1h，表现为寒战、发热、血小板及白细胞下降。

处理：可静脉推注地塞米松，予以氧气吸入，注意保暖，防止低血压的发生。如果患儿出现低血压、休克者，应停止灌流并积极对症治疗。

（四）空气栓塞

处理：如发生空气进入体内，应立即钳夹静脉管路、关闭血泵，置患儿于左侧卧位，抬高下肢，给予高浓度吸氧或高压氧治疗等。同时观察患儿病情变化，可轻拍患儿背部，并根据具体情况给予对症处理。

（五）出血

与治疗过程中使用抗凝剂有关，同时灌流器可吸附一定量的血小板和凝血因子，加重出血症状。

处理：应密切观察患儿有无出血倾向，动态监测出凝血时间、血小板变化，必要时输血或血小板。灌流结束后应用鱼精蛋白中和肝素，使用内瘘灌流的患儿要增加按压的时间，做好宣教工作。嘱患儿避免剧烈运动，如需侵入性治疗时要延缓治疗时间，防止出血的发生。

（六）凝血

其原因与肝素量不足、患儿血流量不足、环境温度过低有关。

处理：进行血液灌流时要加强巡视，密切观察早期凝血现象并及时给予对症处理。肝素剂量要准确，确保血流量。

六、护理

护理基本与血液透析护理相同，但需要特别注意以下两点。

（一）巡视过程中，注意观察灌流器内血色有无变暗，动脉和静脉壶内有无变暗；观察有无炭粒脱落的发生；活性炭可以吸附血小板、白细胞和纤维蛋白原，易导致血压下降、发热、出血等，所以要严密监测生命体征。

（二）抗凝剂的剂量较单纯血液透析要大，所以要遵医嘱调整肝素剂量并观察患儿有无出血倾向。

第四节　血浆置换

血浆置换（plasma exchange，PE）是一种清除血液中大分子物质的血液净化疗法，是将血液引出至体外循环，通过膜式或离心式血浆分离方法，从全血中分离并弃除血浆，再补充等量新鲜冰冻血浆或白蛋白置换液，以非选择性或选择性地清除血液中的致病因子（如自身抗体、免疫复合物、冷球蛋白、轻链蛋白、毒素等），并调节免疫系统、恢复细胞免疫及网状内皮细胞吞噬功能，从而达到治疗疾病的目的。

根据治疗模式的不同，血浆置换分为单重血浆置换和双重血浆置换（double filtration plasmapheresis，DFPP）。单重血浆置换是将分离出来的血浆全部弃除，同时补充等量的新鲜冰冻血浆或白蛋白溶液；DFPP 是将分离出来的血浆再通过更小孔径的膜型血浆成分分离器，弃除含有较大分子致病因子的血浆，同时补充等量的白蛋白溶液。

一、装置

（一）血浆分离器

多采用醋酸纤维素膜、聚甲基丙烯酸甲酯膜或聚砜膜所制成的空心纤维型分离器。具有膜材料稳定、生物相容性好和通透性高的特点。不同型号的儿童血浆置换分离器和管路见表 5 - 6。

表 5 - 6　不同型号的儿童血浆置换分离器和管路

产商	产品种类	产品型号	膜材料	膜面积（m²）	容量（ml）离器/管路	适宜儿童体重（kg）
A	膜型血浆分离器	OP - 02W OP - 05W OP - 08W	聚乙烯	0.2 0.5 0.8	25/37.2 55/37.2 80/75	<20 >20 >40
B	膜型血浆分离器	TPE - 1000 TPE - 2000	聚丙烯	0.15 0.35	71（离器加管路） 125（离器加管路）	<20 >20
C	膜型血浆分离器	P1 dry P2 dry	聚砜膜	0.3 0.6	35/54 67/54	<20 >20

(二)血浆置换机

现在许多医院应用血液滤过机进行 PE，应用于 PE 机器必须具备三个泵。第一个为驱动体外循环动力，第二个是置换液泵，第三个是滤出液泵。三个泵必须同时运转，还具有压力、漏血等安全监测报警系统和静脉系统的空气探测器以及精确的平衡装置。应用血液滤过机进行 PE 时，置换液必须连接在静脉管路上。

二、适应证和禁忌证

(一)适应证

1. 肾脏疾病

ANCA 相关的急进性肾小球肾炎、抗肾小球基底膜肾病、肾移植术后复发局灶节段性肾小球硬化症、骨髓瘤性肾病、新月体性 IgA 肾病、新月体性紫癜性肾炎、重症狼疮性肾炎等。

2. 免疫性神经系统疾病

急慢性炎症性脱髓鞘性多发性神经病、重症肌无力、多发性硬化、儿童链球菌感染相关性自身免疫性神经精神障碍、复杂性区域疼痛综合征等。

3. 风湿免疫性疾病

重症系统性红斑狼疮、乙型肝炎病毒相关性结节性多动脉炎、嗜酸性粒细胞肉芽肿性血管炎、重症过敏性紫癜、抗磷脂抗体综合征等。

4. 消化系统疾病

急性肝衰竭、重症肝炎、肝性脑病、胆汁淤积性肝病、高胆红素血症等。

5. 血液系统疾病

血栓性微血管病、冷球蛋白血症、高黏度单克隆丙球蛋白病、自身免疫性溶血性贫血、新生儿溶血性疾病、肝素诱导性血小板减少症、难治性免疫性血小板减少症、血友病、纯红细胞再生障碍性贫血、噬血细胞综合征等。

6. 自身免疫性皮肤疾病

大疱性皮肤病、天疱疮、中毒性表皮坏死松解症、硬皮病、特异性皮炎、特异性湿疹等。

7. 代谢性疾病

家族性高胆固醇血症和高脂蛋白血症等。

8. 药物/毒物中毒

药物中毒（与蛋白结合率高的抗抑郁药物、洋地黄药物中毒等）、毒蕈中毒、动物毒液（蛇毒、蜘蛛毒、蝎子毒等）中毒等。

（二）禁忌证

无绝对禁忌证，相对禁忌证包括以下几种。

1. 对血浆、人血白蛋白、肝素、血浆分离器、透析管路等有严重过敏史。

2. 药物难以纠正的全身循环衰竭。

3. 颅内出血或重度脑水肿伴有脑疝。

4. 存在精神障碍而不能配合治疗者。

三、血管通路的建立

多采用临时血管通路，首选股静脉、颈内静脉及锁骨下静脉进行中心静脉置管，也可采用桡动脉—贵要静脉，足背动脉—大隐静脉直接穿刺。

四、操作流程

（一）操作流程

见第五章第一节"血液透析"。

（二）操作要点

由于血浆置换存在不同的治疗模式，并且不同的设备其操作程序也有所不同，应根据不同的治疗方法，按照机器及其所用的耗材管路、血浆分离器或血浆成分分离器等耗材的相关说明书进行。

五、并发症及处理

（一）过敏反应

过敏反应是术中常见的并发症，除各种过敏源外，与供血血浆中抗白细胞抗体有关。表现为皮疹、皮肤瘙痒、畏寒、高热，严重者出现过敏性休克。

处理：使用血浆前必须查血型，使用同型血浆，严格执行三查七对制度。了解患儿有无药物及食物过敏史，操作前给予地塞米松 5mg 静脉推注。在治疗过程中严密观察病情变化，若发生过敏反应立即停止治疗，加用地塞米松并迅速开放静脉通路大量补液，必要时予以吸氧、吸痰处理。若症状轻微，待病情平稳后，仍可继续行血浆置换。

（二）低血压

主要原因为血容量不足，如体外循环血量过多，置换过程中滤出过快、补充液补充过缓，置换中血浆胶体渗透压降低等。

处理：在治疗开始时血流量不宜过大，需缓慢阶梯性增加至目标流量，有助于减少低血压的发生。部分患儿由于紧张、疼痛刺激也可造成血压一过性下降，要充分做好患儿的心理护理。术中每 30~60min 监测血压一次，发现血压偏低及时告知医生。严重贫血者应在治疗前补充新鲜血液，血容量不足者可静脉滴注生理盐水、白蛋白。过敏所致低血压，可给予抗过敏治疗。

（三）低钙血症

血浆中的抗凝剂为枸橼酸钠，可以与血液中的钙离子结合，致使血钙浓度降低，尤其肝功能衰竭时，枸橼酸代谢迟缓更易发生枸橼酸中毒。有的患儿出现口周、舌、手足麻木及针刺感，重者出现手足抽搐。

处理：遵医嘱在治疗前给予 10% 葡萄糖酸钙 10~20ml 静

脉推注，可减少低钙血症的发生。

（四）出血倾向

由于重型肝炎患儿本身存在凝血机制障碍，再经过肝素化过程及大剂量血浆置换，常引起血浆中大量凝血物质及血小板丢失，从而引起出血或原有出血症状加重。

处理：治疗前应根据患儿凝血酶原时间，在保证管路畅通情况下尽量减少肝素用量，治疗后使用鱼精蛋白中和肝素。对于高危患儿及短期内多次、大量置换者，必须补充适量新鲜血浆。

（五）感染

重型肝炎及肝衰竭患儿白蛋白及白细胞均减少，机体抵抗力下降，加上在血浆置换过程中丢失大量含有致病因子的血浆而造成免疫球蛋白丧失，进一步降低对病原微生物的抵抗力，极易使患儿在置换过程中及术后并发感染。

处理：术前要全面了解患儿情况，治疗中严格执行无菌操作原则，治疗环境严格消毒。高危患儿可适量补充新鲜血浆或静脉输注大剂量免疫球蛋白。

（六）溶血

血浆分离器的滤膜或管路内表面接触物均对红细胞有机械性损伤，如患儿红细胞脆性差，易引起溶血，在异型输注时，也可发生溶血。

处理：治疗时注意所输注血浆的血型，发生溶血应立即停止输注血浆，严密监测血钾，避免发生高血钾等。

六、护理

（一）进行血浆置换治疗时，须保证血管通路引血通畅，减少发生再循环。

（二）治疗中的监测

1. 生命体征：严密监测患儿的血压、脉搏、血氧饱和度。如出现低血压，可将分浆速度减慢，加快补浆速度，使血压回升。如症状不缓解，应及时通知医生，必要时遵医嘱停止治疗。

2. 压力参数：观察动脉压、静脉压、TMP、血浆压、血浆入口压等，尤其是 TMP 和血浆入口压。根据血浆分离器的不同，其 TMP 正常值也不同，所以在治疗过程中 TMP 超出正常范围，早期可减慢分浆泵的速度；如 TMP 仍旧上升要停止治疗，以免发生破膜。

第五节　连续性肾脏替代疗法

连续性肾脏替代治疗（Continuous Renal Replacement Therapy，CRRT）是指一组体外血液净化的治疗技术，是所有连续、缓慢清除水分和溶质治疗方式的总称。传统 CRRT 应持续治疗 24h 以上，但临床上可根据患者的治疗需求灵活调整治疗时间。CRRT 治疗目的不仅仅局限于替代功能受损的肾脏，近来更扩展到常见危重疾病的急救，成为各种危重病救治中最重要的支持治疗措施之一。CRRT 溶质清除的主要方式有三种，即弥散、对流及吸附。目前 CRRT 主要包括以下技术：

缓慢连续性超滤（slow continuous ultrafiltration，SCUF）；

连续性静脉—静脉血液滤过（continuous veno-venous hemofiltration，CVVH）；

连续性静脉—静脉血液透析滤过（continuous veno-venous hemodiafiltration，CVVHDF）；

连续性静脉—静脉血液透析（continuous venovenous hemodialysis，CVVHD）；

连续性高通量透析（continuous high flux dialysis，CHFD）；

连续性高容量血液滤过（high volume hemofiltration，HVHF）；

连续性血浆滤过吸附（continuous plasma filtration adsorption，CPFA）。

除此之外，CRRT 常需联合使用一些其他血液净化技术，例如血浆置换（PE）、双膜血浆置换（DFPP）、内毒素吸附技术、体外二氧化碳去除技术（$ECCO_2R$）、体外膜肺氧合技术（ECMO）及人工肝技术。

一、适应证和禁忌证

（一）适应证

1. 肾脏疾病

（1）重症急性肾损伤（AKI）：伴血流动力学不稳定和需

要持续清除过多水或毒性物质，如 AKI 合并严重电解质紊乱、酸碱代谢失衡、心力衰竭、肺水肿、脑水肿、急性呼吸窘迫综合征、外科术后、严重感染等。

（2）慢性肾脏病并发症：合并急性肺水肿、尿毒症脑病、心力衰竭、血流动力学不稳定等。

2. 非肾脏疾病

包括多器官功能障碍综合征、脓毒血症或感染性休克、急性呼吸窘迫综合征、挤压综合征、乳酸酸中毒、急性重症胰腺炎、心肺体外循环手术、慢性心力衰竭、肝性脑病、药物或毒物中毒、严重容量负荷、严重的电解质和酸碱代谢紊乱、肿瘤溶解综合征、热射病等。

（二）禁忌证

CRRT 无绝对禁忌证，但存在以下情况时应慎用。

1. 无法建立合适的血管通路。

2. 严重的凝血功能障碍。

3. 严重的活动性出血，特别是颅内出血。

二、血管通路的建立

临时导管置管成功是儿童实施 CRRT 的关键步骤。儿童常用的血管有颈内或股静脉双腔导管，青少年还可采用锁骨下静脉。股静脉或右侧颈内静脉插管为首选，左侧颈内静脉置管易发生胸导管堵塞而发生乳糜胸。新生儿和婴儿采用单针双腔管常存在置管困难、血流不畅（导管失功能），可采用颈内静脉和股静脉联合单腔管。置管时严格无菌操作，B超引导可提高置管成功率和安全性。

三、操作

（一）操作流程

见第五章第一节"血液透析"。

（二）操作要点

1. 置换液的配制

CRRT治疗时需使用大量置换液，如果液体配制不严格，容量平衡失控，则可导致严重的并发症。护士需遵医嘱配制置换液，在配液和换液的过程中护士必须严格执行无菌操作。

2. 置换液补充方式

分为前置换法（又称为前稀释法）和后置换法（又称为后稀释法）两种。两种置换液的优缺点见表5-7。

表5-7　两种置换液的优缺点比较

	前置换	后置换
优点	血流阻力小 滤过率稳定 残余血量少 降低血液黏稠度 减少滤器内凝血 不易形成蛋白质覆盖层 肝素用量少	增加清除率 用量少 滤过液的浓度与血液基本相同
缺点	清除率低 用量大，价格昂贵	易发生凝血

（1）前置换法：置换液在滤器前输入（由动脉端输入）。

（2）后置换法：置换液在滤器后输入（由静脉端输入）。

四、机器报警原因及护理对策

常见报警原因及护理对策见第五章第一节"血液透析"，CRRT 机器其他报警原因及护理对策见表 5-8。

表 5-8　CRRT 机器其他报警原因及护理对策

报警	原因	处理
滤器前压力报警	血滤器阻力增大，滤器凝血	更换滤器
漏血报警	滤器破膜 假报警：废液管路内有气体 废液壶探测器被污染 假报警：阳光直射废液壶探测器	更换滤器 排出废液管路内气体 使用乙醇擦拭废液壶探测器 窗帘遮蔽，避免阳光直射
空气报警	空气探测器表面被污染	使用乙醇擦拭探测器
平衡报警	置换液/废液袋未正确悬挂、摇摆不定或破损引起漏液 置换液或废液袋体积过大触及机器周围部位 插入置换液或废液袋的针头根部打折、扭曲	正确悬挂置换液或废液袋、检查是否漏液 检查是否触及机器周围部位 解除置换液/废液袋的管路打折、扭曲状态
温度报警	机器温度过高	降低机器温度或室温

五、并发症及处理

CRRT 的患儿多病情危重，血流动力学不稳定，并发症的发生率相对较高，需要严密监控，积极处理。

1. 低血压

患儿体重小，低血压发生率较高，可以通过血浆等胶体液预冲管路，及时调整脱水速度，严密监护，减少低血压的发生。

2. 低钾或高钾血症、低钙血症、酸碱失衡

根据实际情况调整置换液和透析液。

3. 感染及机械因素相关并发症

严格落实无菌操作，加强对患儿的护理巡视。

4. 出血

由于治疗时间长，肝素等抗凝剂应用总量较大，需严密监测凝血指标并仔细查体，及时处理，避免大出血的发生。

5. 管路凝血

患儿血流量较低、血细胞比容较高或抗凝剂剂量不足，容易出现管路凝血，需注意机器参数尤其是跨膜压报警，及时调整抗凝剂剂量和速度。

6. 其他

如治疗时间较长，可导致维生素、微量元素和氨基酸等的丢失，应适当补充。

六、护理

见第五章第一节"血液透析"。

第六节 儿童腹膜透析

腹膜透析是利用患者自身腹膜的半透膜特性,通过弥散和对流的原理,规律、定时地向腹腔内灌入透析液并将废液排出体外,以清除体内潴留的代谢产物、纠正电解质和酸碱失衡、超滤过多水分的肾脏替代治疗方法。

腹膜透析技术相对简单,不需要血液透析(HD)所需的血管通路(婴幼儿的血管通路建立较为困难),是 ESRD(End-Stage Renal Disease)儿童首选的肾脏替代治疗方式。由于腹膜透析能够在家中进行,患儿可以有规律地上学及参加正常的社会活动;腹膜透析还能较血液透析更好地控制血压和电解质,因此对食物和饮水的限制较少。

腹膜透析方式包括持续非卧床腹膜透析(CAPD)和各种模式的自动腹膜透析(APD)。CAPD 和 APD 都能够为 ESRD 的儿童和婴儿提供有效、持久的透析。

一、透析开始时机

美国国家肾脏病基金会肾脏疾病预后与生存质量指导(NKF-K/DOQI)中推荐,当 eGFR <9 ~ 14ml/(min·1.73m²),或每周尿素清除指数(Kt/V) <2.0 时应开始透析。

当患儿出现持续的难以控制的营养不良、水钠潴留、高血压、高血钾、高血磷、酸中毒和生长障碍或尿毒症所致的神经症状，应及早透析。

二、禁忌证

（一）绝对禁忌证

1. 脐疝。

2. 腹裂。

3. 膀胱外翻。

4. 膈疝。

5. 腹膜腔缺失或腹膜无功能。

（二）相对禁忌证

1. 即将或最近进行的大型腹部手术。

2. 缺乏适合的看护者。

3. 严重肺功能不全。

三、导管置入

（一）导管选择

1. 儿童和婴幼儿腹膜透析导管应按年龄、身高、体重选择，插入腹腔内透析导管长度约相当于患儿脐至耻骨联合的距离。

2. 双涤纶套（cuff）儿童型腹膜透析导管适用于大多数的患儿，体重＜3kg 的婴儿需用单 cuff 透析导管；6 岁以上、体重＞30kg 的儿童，可以应用成人型腹膜透析导管。

3. 目前广泛使用的是 Tenckhoff 双 cuff 直管。为减少注入腹膜透析液疼痛及腹膜透析液流出梗阻等问题，可选用弯曲 Tenckhoff 腹膜透析导管。婴幼儿可使用鹅颈导管并使导管外出口定位在胸前，降低婴幼儿导管相关感染的发生率。

（二）皮肤出口位置

皮肤外出口应避开腰带位置，出口的方向应朝下，以减少出口感染及降低透析导管相关的腹膜炎风险。对于婴幼儿应在侧面尿布和尿裤区外，开口直接向上。

（三）手术前准备

1. 对有便秘的儿童，在手术前应服用缓泻剂。

2. 术前排空膀胱。

3. 在手术前 1h 和术后 6~12h 静脉给予预防性第一代头孢类抗生素（每次 25mg/kg）。

4. 检测患儿、看护者的鼻腔、咽部是否有金黄色葡萄球菌携带。

（四）手术中的注意事项

1. 因儿童腹膜薄、脆、嫩，为降低腹膜透析液外漏，应特别注意采用腹膜荷包缝合使深部涤纶套固定在腹膜，但切勿过分牵拉腹膜造成腹膜撕裂。

2. 儿童大网膜相对较长，大网膜包裹腹膜透析导管所致的导管阻塞较成人更易发生。部分大网膜切除可能降低日后透析导管阻塞的发生，尤其婴儿有必要切除部分大网膜。

（五）置管后开始腹膜透析的时机

1. 建议在置管后 2～6 周开始透析。

2. 腹膜透析导管处于关闭状态，保持腹膜透析导管固定，使用医用纱布或非封闭的敷料覆盖在外出口处。

3. 在最初 2～3 周，每周更换一次敷料，避免使用聚维酮碘和过氧化氢；每周肝素生理盐水冲管一次；婴儿推荐每日进行腹膜透析导管冲洗。

4. 最初每次灌入量 $300ml/m^2$，交换 12～24 次；在 7～14d 逐渐将交换容积提高到 $1100ml/m^2$，交换 5～10 次。

5. 如需立即开始透析，取仰卧位，低灌注量（$300ml/m^2$ 或 $10ml/kg$），交换 12～24 次 ×7d；在 14～21d 逐渐将交换容积提高到 $1100ml/m^2$，交换 5～10 次。

四、处方

（一）CAPD 的最初处方

1. 置管后 2～6 周开始 CAPD

（1）腹膜透析溶液：尽可能采用最低浓度（1.5%）的葡萄糖透析液。

（2）灌入容量：以体表面积（BSA）计算，从交换开始 $300～500ml/m^2$（婴儿为 $200ml/m^2$）；7～14d，缓慢增加灌入容量，白天增至 $800～1000ml/m^2$，夜间增加至 $1000～1200ml/m^2$；婴儿的最终交换灌入量不超过 $50ml/kg$；如患儿主诉不适，则不再增加灌入容量。

（3）交换次数：开始时每日交换 4～8 次；随着灌入量增加，减少交换次数至每日 4 次，并维持全天交换容量为 4000～5000ml/m²；根据残余肾功能和尿量，有时每日可交换 3～5 次。

（4）留腹时间：白天交换 3 次，每次留腹 4～6h；夜间交换 1 次，留腹 6～9h。

2. 置管后 2 周内开始 CAPD

（1）第 1 周

灌入容量：300ml/m² 或 10ml/kg（婴儿为 200ml/m²）。

交换次数：每天 12～24 次。

在透析液留腹期间，保持仰卧位，避免哭闹、咳嗽或用力。仔细观察外出口有无渗漏。

（2）第 2～4 周

灌入容量：缓慢增加至白天 800～1000ml/m²，夜间 1000～1200ml/m²，婴儿的最终交换灌入量不超过 50ml/kg。如患儿主诉不适，则不再增加灌入容量。

交换次数：随着灌入量增加，减少交换次数，由每日 8～12 次降至每日 4 次，并维持全天交换容量为 4000～5000ml/m²。

（二）CAPD 处方的调整

1. 增加溶质清除

（1）在未达到最大量前可增加灌入容量：首先增加 2 次交换液的容量，然后再增加全部 4 次交换液容量。每次交换量白天不超过 1200ml/m²，夜间不超过 1400ml/m² 或 50ml/kg。

（2）在白天增加额外的交换。

（3）考虑采用持续循环腹膜透析（CCPD）。

2. 增加超滤作用

（1）使用高浓度葡萄糖透析液：首先将高浓度葡萄糖透析液用于最长的一次交换，通常选择在夜间；然后，将高浓度葡萄糖透析液用于其他交换中；尽可能选择最低浓度的葡萄糖透析液以免发生代谢性并发症。

（2）在最长的一次交换使用艾考糊精腹膜透析液。

（3）增加额外的交换次数（减少留腹时间）。

（4）如果未达到最大灌入量，可考虑增加灌入容量。

（三）APD 的模式

1. 夜间间歇性腹膜透析（NIPD）

指夜间数次快速交换和白天干腹状态的腹膜透析模式。NIPD 模式的溶质清除不如 CCPD 充分，因为白天无透析液留腹。NIPD 适用于有一定残余肾功能或有机械问题（如渗漏）的患儿。

2. 持续循环腹膜透析（CCPD）

指夜间数次快速交换和白天留腹状态的腹膜透析模式。

3. 潮式腹膜透析（TPD）

指每次换液仅交换部分透析液（通常为 50%~75%）的 APD 模式。推荐用于高腹膜转运特性的患儿发生超滤问题时，或最大溶质清除受限于整夜交换时。

4. 持续性优化腹膜透析（COPD）

指夜间快速交换、白天长留腹，并在中午一次额外交换或在放学后、夜间透析之前一次交换的 APD 模式。此次额外交换可以用手动 CAPD，也可以使用自动透析机的一种"剪切状态"的功能。COPD 用于需要最大溶质清除，特别是当患儿出现尿毒症症状时。

（四）APD 的初始处方

1. 当有一定残余肾功能时可以开始 NIPD 模式。

2. 如果已很少或已无残余肾功能，可开始用 CCPD 并以 1/2 灌入容量白天留腹。

3. 灌入容量：$900 \sim 1100ml/m^2$。

4. 交换次数：每夜交换 $5 \sim 10$ 次。

5. 每夜透析时间：$8 \sim 12h$。

6. 透析溶液：依据患儿超滤需要，使用 1.5% 和 2.5% 的葡萄糖透析液。

（五）APD 透析处方的调整

1. 根据临床、营养状态和透析充分性的评估，当患儿不能达到溶质清除目标值时，应进行透析处方调整。

2. 如果需要增加透析液量，应优化 NIPD 模式，增加灌入容量至最大量 $1400ml/m^2$，并将整夜循环时间增加至最长 12h。

3. 如果 NIPD 不能达到理想效果，应选择 CCPD 模式。通常加上白天留腹对于增加全天腹膜小分子溶质清除是经济有效的方法，但可能导致净液体重吸收增加，超滤减少，特别是在高转运和高平均转运状态的患儿。

4. COPD 在白天额外增加一次交换，是改善溶质清除和超滤的下一步选择。

五、儿童腹膜平衡试验

腹膜平衡试验（peritoneal equilibration test，PET）是用于评估腹膜透析患者腹膜转运功能的一种半定量的临床检测方法，其基本原理是在一定条件下测得的腹膜透析液与血液中肌酐和葡萄糖浓度的比值，据此确定患者腹膜转运的类型。

1. 儿科腹膜透析研究协会（PPDSC）领导下多中心腹膜溶质转运研究采用 $1100ml/m^2$ 体表面积作为标准交换量。

2. 这一结果规定了每种溶质的平衡曲线，并根据 4h D/P 肌酐值或 D/D_0 葡萄糖值将儿科患者分类为高转运、高平均、低平均或低转运。

3. 方法如下：在 PET 前夜，以 2.5% 葡萄糖浓度的透析液 40ml/kg 全夜留腹 8～12h，采用 Twardowski 改良的标准 PET 操作，计算透析液与血浆的肌酐、尿素氮比值以及透析液中葡萄糖与其最初浓度的比值（D/D_0），并参考儿科标准曲线值（表5-9），判断患儿的腹膜转运特性。

表 5-9 PET 评估腹膜转运特性

D/P	D/D_0	转运类型
>0.77	<0.22	高
0.64～0.77	0.22～0.32	高平均
0.51～0.63	0.33～0.43	低平均
<0.51	>0.43	低

4. PET 的结果提示患儿腹膜对小分子溶质的清除和水分转运的能力，预示着患儿对特定处方可能的反应，从而帮助临床医师针对每个患儿的交换量和留腹时间设计出最有效的透析处方。

5. 高转运者采用短时间、多透析周期的 CCPD 或 NIPD 可能达到最有效的透析；低平均转运者可能更适于长留腹时间的方案，如 CAPD；根据不同的溶质转运类型的特点，推荐其最佳的腹膜透析方式（表 5-10）。

表 5-10　根据 PET 选择透析模式

溶质转运	超滤能力	溶质清除	推荐腹膜透析模式
高转运	差	充分	APD（NIPD，CCPD）
高平均	充分	充分	APD/CAPD
低平均	好	充分	APD（CCPD，COPD）/CAPD
低转运	很好	差	COPD/HD

6. 首次 PET 应在透析开始一个月后进行，因为透析第一个月内 PET 的结果不稳定。稳定的腹膜透析患儿可每半年评估一次。当发生腹膜炎后或出现临床异常状况，应重新评估。

六、充分性评价

充分透析通常被定义为以最小的透析液量透析，低于此剂量则明显增加发病率和死亡率。每周总 Kt/V（肾脏＋透析）和总 CCR 是反映溶质清除最有价值的指标。对于儿童，充分的透析不能仅限于达到溶质和液体的清除目标，还需包括一系列临床、代谢和社会心理方面的评价，包括液体平衡状态、营养状态、饮食摄入的能量、蛋白质、盐和微量元素、电解质和酸碱平衡、钙磷代谢平衡、贫血的控制、血压的控制、生长发育、社会心理回归的水平。

（一）计算所需的指标

1. 患儿身高（cm）和体重（kg）。

2. 血尿素氮和肌酐：CAPD 时，血样标本可以在任何时间抽取；在 NIPD 或 CCPD 时，血样标本应在白天的中位时间抽取。

3. 24h 透析液：容量、尿素、肌酐。

4. 24h 尿液：容量、尿素、肌酐（对于每日排尿少于 3 次的患儿，建议收集 48h 尿液；如果肾脏 Kt/V < 0.1，则不必检测 24h 尿液）。

（二）Kt/V 的计算（同成人）

见本节"八、相关计算公式"。

（三）评估的时间

在腹膜透析开始后 2 ~ 4 周评估，以后分别在 CAPD 开始后的 3 个月、6 个月、10 个月、14 个月评估。对于确实无残余肾功能或从其他肾替代方式转为腹膜透析的患儿，首次评估应在 2 周完成。常规评估应在患儿临床情况稳定或腹膜炎治愈至少 4 周后进行。在调整腹膜透析处方后或出现重大临床状态改变后，有必要在 4 个月内复查 1 次。

（四）腹膜透析充分性的目标

2006 年 NKF-K/DOQI 指南建议儿童患者每周总 Kt/V 至少

>1.8,并建议采用 Kt/V 作为评价儿童透析溶质清除充分性的单一指标。

(五) 儿童透析充分性的监测

腹膜透析是 ESRD 儿童长期治疗的手段,充分的透析是改善患儿预后的重要措施。腹膜透析患儿须定期进行临床和生化指标的监测 (表 5-11),以保证获得合理有效的治疗。

表 5-11 儿童腹膜透析患者定期临床和生化指标的监测

评价的指标	监测的频度
临床症状评价	每月 1 次
身高	
体重	
头围 (婴儿)	
血压	
血尿素氮和肌酐	
血电解质	
血气分析	
血红蛋白/血球压积	
血清白蛋白	每 3 个月 1 次
每日尿量和超滤	
血清铁、铁蛋白、总铁饱和度	
血清碱性磷酸酶	每 3 个月 1 次
甲状旁腺素	每年 1 次
Kt/V 和 Ccr	
神经运动发育评价	
24h 动态血压监测	
超声心动图	
腕骨骨龄	

七、相关并发症的处理

腹膜透析相关感染并发症包括腹膜透析相关腹膜炎、出口处感染和隧道感染。其中，后两者统称为导管相关感染。腹膜透析相关腹膜炎是腹膜透析患儿最常见的并发症之一，也是增加腹膜透析患儿住院率和病死率的显著原因。

应重视腹膜透析相关腹膜炎的高危因素的识别和预防。除常见的操作时接触污染导管出口处和隧道感染外，应该注意设备相关因素，如紫外线消毒灯管失效、连接管路或碘伏帽重复使用、透析液过期、腹膜透析导管生物膜形成等。另外，患儿家庭中接触宠物、肥胖、低钾血症、低白蛋白血症、营养不良、长期使用糖皮质激素等也是危险因素。

（一）腹膜透析相关腹膜炎的诊断和治疗

1. 诊断

腹膜透析相关腹膜炎指患者在腹膜透析治疗过程中由于接触污染、胃肠道炎症、导管相关感染及医源性操作等原因造成致病原侵入腹腔引起的腹腔内急性感染性炎症。

腹膜透析患者具备以下三项中的两项或以上可诊断腹膜炎。

（1）腹痛、腹水浑浊，伴或不伴发热。

（2）透出液中白细胞计数 $>100 \times 10^6/L$，中性粒细胞比例 $>50\%$。

（3）透出液中培养有病原微生物生长。

2. 治疗（图5-2）

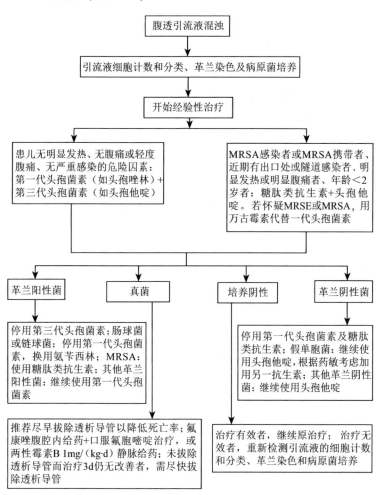

图5-2 腹膜炎处理流程

（1）一旦考虑腹膜透析相关性腹膜炎，在留取标本送检后即应开始经验性抗感染治疗。

（2）引流液浑浊者，可采用 1.5% 腹膜透析液冲洗腹腔数次以减轻腹痛症状。

（3）为避免纤维蛋白凝块的形成，可在腹膜透析液中加入肝素（500U/L）。

（4）初始治疗时抗生素的选择：腹膜炎时首选腹腔内给药，通常联合应用第一代头孢菌素（如头孢唑林）和第三代头孢菌素（如头孢他啶），对既往有耐甲氧西林金黄色葡萄球菌（MRSA）感染者或 MRSA 携带者，近期有出口处或隧道感染者、明显发热或明显腹痛者或年龄 <2 岁的患儿，需考虑联合应用糖肽类抗生素（如万古霉素）和头孢他啶。由于考虑到氨基糖苷类药物的肾毒性和耳毒性，不推荐在儿童中使用。儿童腹膜炎以革兰阳性菌感染居多，主要包括凝固酶阴性葡萄球菌或金黄色葡萄球菌，其次为链球菌或肠球菌，革兰阴性菌感染中以假单胞菌较常见，而真菌性腹膜炎在儿童中较为少见。

（5）抗生素经腹腔给药剂量（表 5 - 12）

①持续腹腔内给药方案：对急性期腹膜炎患儿，特别是 APD 患儿，需延长每次腹膜透析液的留腹时间至 3~6h 并予以负荷剂量抗生素以达到最好的治疗效果。待症状缓解且引流液转清后（一般在治疗 48h 内），可恢复至原透析方案并给予维持剂量抗生素治疗。

②间歇性（每日 1 次）腹腔内给药方案：CAPD 患儿夜间腹膜透析液留腹或 APD 患儿日间腹膜透析液留腹（留腹时间 >6h）时予以腹腔内抗生素治疗。

③腹膜炎时推荐的每次透析液交换量为 $1100ml/m^2$，若交

换量偏小，则应相应增加抗生素的浓度。

④糖肽类抗生素：间歇性给药（每日 1 次）效果较好，但需监测药物浓度。推荐用药后 3 ~ 5d 监测药物浓度，若万古霉素浓度 < 12mg/L 或替考拉宁浓度 < 8mg/L，需重复给药。

表 5 – 12　儿童腹膜炎腹腔内抗生素给药剂量

抗生素	持续腹腔内给药		间歇性给药
	负荷剂量	维持剂量	每日 1 次
头孢唑林	250 ~ 500mg/L	125mg/L	15mg/kg q24h
头孢呋辛	200mg/L	125mg/L	15mg/kg q24h
头孢他啶	250 ~ 500mg/L	125mg/L	15mg/kg q24h
头孢噻肟	500mg/L	250mg/L	30mg/kg q24h
氨苄西林	—	125mg/L	—
万古霉素	500mg/L	25 ~ 30mg/L	15 ~ 30mg/kg q5 ~ 7d
替考拉宁	200mg/L	20mg/L	15mg/kg q5 ~ 7d
氟康唑	—	—	3 ~ 6mg/kg q1 ~ 2d（最大剂量 200mg）

（二）出口处和（或）隧道感染的治疗

1. 若持续有分泌物，推荐每日更换敷料 1 ~ 2 次。

2. 不推荐使用含酒精的消毒剂和碘伏进行局部消毒。

3. 通常需等待培养结果方开始使用抗生素，但感染严重者可先予以口服第一代头孢菌素或环丙沙星（需年龄 > 12 岁）进行经验性治疗。

4. 对葡萄球菌感染患儿，可口服第一代头孢菌素或耐青霉素酶青霉素。避免使用糖肽类抗生素以防止耐药菌的产生。

5. 对革兰阴性菌感染患儿，若年龄 > 12 岁，可予以环丙沙星口服治疗[20mg(kg·d)，最大 1g/d]，其他患儿需头孢菌素腹腔内给药。

6. 持续抗生素治疗至症状完全缓解后 1 周。

7. 经 2 ~ 4 周治疗后症状无改善者，需予以相应处理，包括除去透析导管涤纶套、重置透析导管等。

8. 及时诊断和治疗金黄色葡萄球菌携带者：若患儿或看护者鼻腔携带金黄色葡萄球菌，需予以莫匹罗星涂鼻腔和出口处。

（三）非感染性并发症的处理

1. 透析液渗漏

对于新透析患者，可考虑延缓透析 1 ~ 3 周；对已开始腹膜透析的患者，可考虑暂时行血液透析或减少透析液交换量以减轻腹压；对反复发生透析液渗漏的患儿，需考虑外科修补或透析导管拔除。

2. 透析液引流不畅

针对不同原因需采取不同措施，包括使用含肝素的液体进行冲洗以缓解血凝块和纤维蛋白凝块；改变体位以增加引流量；外科手术以缓解大网膜包裹现象。

3. 疝

一般均需在透析治疗前行外科修补术治疗，术后需避免便秘和提重物等，同时需减少透析液交换量至少 1 周。

4. 腹膜功能衰竭

需停止腹膜透析而接受血液透析治疗。

八、相关计算公式

（一）肾功能（eGFR）计算公式

1. MDRD 简化公式

eGFR = 186 × 血肌酐 − 1.154 × 年龄 − 0.203 × 0.742（女性）× 1.21（黑人）

注：血肌酐单位为 mg/dl（1mg/dl = 88.4µmol/L）；年龄单位为岁；血尿素氮单位为 mg/dl（1mg/dl = 0.3570mmol/L）；血白蛋白单位为 mg/dl。eGFR 单位为 ml/（min·1.73m^2）。

2. 慢性肾脏病流行病学合作研究（CKD – EPI）公式[①]（表5 –13）

表5 –13 慢性肾脏病流行病学合作研究 （CKD – EPI） 公式

种族和性别		血肌酐水平 umol/L （mg/dL）	公式
黑人	女性	≤62 （≤0.7）	GFR = 166 × （Scr/0.7）$^{-0.329}$ × （0.993）^{年龄}
		>62 （>0.7）	GFR = 166 × （Scr/0.7）$^{-1.209}$ × （0.993）^{年龄}
	男性	≤80 （≤0.9）	GFR = 163 × （Scr/0.9）$^{-0.411}$ × （0.993）^{年龄}
		>80 （>0.9）	GFR = 163 × （Scr/0.9）$^{-1.209}$ × （0.993）^{年龄}
白人或其他人种	女性	≤62 （≤0.7）	GFR = 144 × （Scr/0.7）$^{-0.329}$ × （0.993）^{年龄}
		>62 （>0.7）	GFR = 144 × （Scr/0.7）$^{-1.209}$ × （0.993）^{年龄}
	男性	≤80 （≤0.9）	GFR = 141 × （Scr/0.9）$^{-0.411}$ × （0.993）^{年龄}
		>80 （>0.9）	GFR = 141 × （Scr/0.9）$^{-1.209}$ × （0.993）^{年龄}

① 陈美香. 血液净化标准操作规程［M］. 北京：人民卫生出版社，2021.

（二）残肾 GFR 和 Kt/V 操作步骤及计算

1. 残肾 GFR 计算

残肾 GFR =（肾尿素清除率 + 肾肌酐清除率）/2

肾尿素清除率（ml/min）=（尿尿素/血清尿素）× 24h 尿量/1440

肾肌酐清除率（ml/min）=（尿肌酐/血清肌酐）× 24h 尿量/1440

尿尿素和血尿素的单位为 mmol/L，尿肌酐和血肌酐的单位为 umol/L，尿量单位为 ml。

2. Kt/V 计算

每周总 Kt/V =（每日腹膜透析 Kt/V + 每日残肾 Kt/V）× 每周透析天数

每周腹膜透析 Kt/V =

$$\frac{24h\ 透析出液尿素(mmol/L) \times 24h\ 透析液排出总量(L)}{血清尿素(mmol/L) \times V}$$

$$每周残肾\ Kt/V = \frac{24h\ 尿尿素(mmol/L) \times 24h\ 尿量(L)}{血清尿素(mmol/L) \times V}$$

男性成年：$V = 2.447 - 0.09516 \times 年龄(yr) + 0.1704 \times 身高(cm) + 0.3362 \times 体重(kg)$

女性成年：$V = -2.097 + 0.1069 \times 身高(cm) + 0.2466 \times 体重(kg)$

男性儿童：$V = 0.01 \times (身高 \times 体重)^{0.68} - 0.37 \times 体重$

女性儿童：$V = 0.14 \times (身高 \times 体重)^{0.64} - 0.35 \times 体重$

3. Ccr 的计算

总 Ccr = 残肾 Ccr + 腹膜 Ccr

残肾 Ccr(L/周) =

$$\frac{\dfrac{\text{尿肌酐值(mmol/L)}}{\text{血肌酐值(mmol/L)}} \times \text{尿量(L)} \times 7 + \dfrac{\text{尿尿素值(mmol/L)}}{\text{血尿素值(mmol/L)}} \times \text{尿量(L)} \times 7}{2}$$

腹膜 Ccr(L/周) = $\dfrac{\text{透析液肌酐值(mmol/L)}}{\text{血肌酐(mmol/L)}} \times 24h$ 腹透液排出总量(L) ×7

上述结果需按 1.73m² 体表面积校正：校正值 = 计算值 × 1.73m²/体表面积

（三）腹膜平衡试验（PET）操作步骤及计算

1. 标准 PET 试验

①行 PET 前一晚，放出腹膜透析液，然后注入 1 袋 2.5%（2L）的腹膜透析液，留腹 8 ~ 12h。

②患者取站立位，将隔夜留腹的透析液放出，放出时间不超过 20 ~ 25min，并记录引流量。

③患者取平卧位，10min 内放入腹腔 1 袋 2L 2.5% 透析液，每放入 400ml 时身体向两侧转动。

④设腹膜透析液注入腹腔后的时间定为 0，腹膜透析液留腹 2h 时，从腹腔中放出 200ml 透析液，取其中 10ml 做透析液标本，将余下的 190ml 放回腹腔。

⑤在整个 4h 的腹膜透析液停留过程中，患者可取坐位或站位，并可自由走动。当 120min 时抽取血标本。

⑥停留4h后，患者取坐位，将全部腹膜透析液放出，放液时间不超过20min；取腹膜透析液10ml作透析液标本，并记录总引流量。同时抽取血标本。

将上述血和透析液标本送检，测定0h、2h、4h肌酐和葡萄糖浓度，计算0h、2h、4h透析液与血液中肌酐的浓度比值（D/Pcr）；计算2h、4h与0h透析液中葡萄糖浓度的比值（D/D_0）。

2. 改良PET试验

①标本采集其操作方法与标准PET相似，用2L含4.25%葡萄糖透析液留腹4h，分别收集0h、1h、4h的透析液及1h的血标本测定肌酐、葡萄糖和钠离子浓度。

②标本检测

4h透析液肌酐与血肌酐比值（4h D/Pcr）。

根据Garred公式计算肌酐的物质转运面积系数（MTAC）以反映有效腹膜表面积。

MTAC计算采用Garred公式：$MTAC = (V_d/t) \cdot Ln[V_i \cdot P / V_d(P - D_t)]$

其中，V_d为透析液引流量；t为留腹时间；V_i为透析液注入量；P为溶质的血浆浓度；D_t为溶质的透析液浓度。

测定1h透析液钠与血钠比值（1h D/P_{Na}），反映腹膜水通道介导的水转运。

记录净超滤量（nUF），nUF < 400ml定义为超滤衰竭。

九、护理

(一) 术前准备

1. 心理护理及健康教育

置管前进行术前谈话，向患儿家长讲解腹膜透析的原理、目的、作用、注意事项及护理要点。了解患儿及家长的心理状态及受教育程度，经常与患儿及家长交流，确定腹膜透析居家照顾者，消除其紧张心理，建立战胜疾病的信心，更好地配合治疗与护理。

2. 评估患儿

了解患儿的一般情况、饮食、体重、尿量、有无出血倾向等，停用抗凝血药物，术前24h内血液透析者采用无肝素透析。保持置管部位皮肤清洁，术前当日清洁肠道，必要时行清洁灌肠。

3. 腹透导管选择

目前广泛使用的是Tenckhoff双cuff直管。为减少注入腹膜透析液疼痛及腹膜透析液流出梗阻等问题，可选用弯曲Tenck-hoff腹膜透析导管。婴幼儿可使用鹅颈导管并使导管外出口定位在胸前，从而降低婴幼儿导管相关感染的发生率。

4. 术前检查

血常规、血型、出凝血功能、感染筛查、肾功能、内生肌酐清除率、电解质、心肌酶谱、肝功能等，同时检测患儿/看护者的鼻腔、咽部是否有金黄色葡萄球菌携带。

（二）术后护理

1. 术后如无特殊情况，在置管 2 ~ 6 周开始透析。

2. 术后保持腹膜透析导管固定妥当，建议使用腹膜透析专用腹带固定，防止牵拉，以利于导管出口处的愈合，减少渗漏、功能不良及导管相关感染的发生率。

3. 充分止痛，减少腹内压；第二天可以轻微活动，以减少腹膜透析液引流不畅。

4. 出口处由数层吸收性好的透气纱布覆盖，一周内避免频繁更换敷料，观察出口情况，伤口敷料无渗血渗液，5 ~ 7d 更换；如渗血渗液，应及时更换。术后第一次换药时做出口拭子培养，检测有无致病菌定植。术后 2 周拆线，拆线后 3 日换药。出口处用无菌生理盐水清洁直到定植完成（3 周）。3 周后，每日更换敷料直到出口处完全愈合（6 周）。6 周后，出口处每天用生理盐水或无刺激的消毒剂（如碘伏）清洁出口，然后用无菌纱布覆盖。

5. 早期清洁换药应由受过训练的专业人员严格按照无菌要求操作。每天检查导管出口处，保持出口处干燥。不要强行去除痂皮以免损伤出口，增加感染机会（用生理盐水湿化后，可自然脱落）。

6. 未行透析时每周肝素生理盐水（生理盐水 20ml ＋ 肝素钠 lmg）封管 1 次。

7. 导管与外接短管应紧密连接，避免脱落；外接短管使用 6 个月必须更换，如有破损或开关失灵应立即更换。

8. 术后6周内不推荐使用碘伏或淋浴；6周后可定期淋浴（在造瘘袋保护下）。

9. 鼻腔携带金葡菌者，鼻内涂莫匹罗星或口服敏感抗生素。

10. 对患儿的居家照顾者进行腹膜透析相关理论知识及腹透机操作培训，并经考核合格后方可独立进行腹膜透析操作及护理。

11. 对于居家腹膜透析照顾者，应定期再培训和考核，可有效减少腹膜炎的发生率。

（三）操作

见第六章第五节"自动化腹膜透析机的操作及护理、持续不卧床腹膜透析的操作及护理"。

（四）常见并发症及护理

1. 血性透析液

在腹膜透析患者中发生率约6.1%。

（1）原因：主要有外科原因引起的血性腹腔积液、女性月经期引起的血性腹腔积液等。

（2）处理：手术后第一次透析常见淡血性透析液，一般不需特殊处理；颜色较深时也可进行腹腔冲洗，颜色会逐渐变淡。手术中因腹腔脏器损伤引起活动性出血少见，若持续出现鲜红透析液，应及时报告医生并配合处理。女性月经期或排卵期前后出现的血性透析液，不用特殊处理。

2. 腹痛

（1）原因：术后最常见的腹痛多位于导管尖端附近，通常一周后疼痛减轻或消失。此外，腹痛的常见原因还有导管及腹膜透析液（低 pH 值、高糖、温度高、加入药物）的刺激。

（2）处理：减慢液体进出速度（减少高度差、关小短管开关），尤其是开始入液和引流将结束时；对于症状明显的患者，可于腹腔存留少量液体；也可在透析液中加入利多卡因。还须除外腹腔感染引起的疼痛（见第五章第六节"儿童腹膜透析"中的"相关并发症的处理"）。

3. 引流液出现纤维蛋白

引流液中出现纤维蛋白较常见，一般为白色或灰色，呈絮状、条索状或块状，量小且不影响入液及出液速度时，可以不用处理；当量大或怀疑是纤维蛋白导致管路堵塞时，遵医嘱使用肝素钠封管（1ml 肝素钠加 9ml 生理盐水，推入透析管路）或肝素钠 0.2ml 加入每袋透析液（2L）中。还可用尿激酶封管（尿激酶 5 万单位加 9ml 生理盐水）。

4. 引流不畅

引流速度减慢甚至提前停止，透析液引流量可正常或减少。

（1）原因：透析管路被肠管或充盈膀胱压迫、纤维蛋白堵塞、导管移位等。

（2）处理：更换体位、通便、导尿；仍然无效，遵医嘱使用肝素钠 1ml 加 9ml 生理盐水封管，并增加活动；1h 后引流，并在 24h 内每 2L 透析液中加入肝素钠 0.2ml。必要时需进行立位腹平片检查，除外导管移位。

5. 引流液浑浊

怀疑腹膜炎，立即留取腹膜透析液行常规检查以及细菌、真菌培养。怀疑乳糜腹腔积液时，查腹腔积液乳糜试验可证实，明确引流液浑浊原因后可针对原因进一步处理。

6. 腹膜炎

（1）原因

①接触污染：包括透析液交换时污染、加药过程污染、碘伏帽重复使用、透析液袋破损、透析导管或连接导管破损、脱落及透析液过期等。

②导管出口处和隧道感染：仔细检查导管出口处和隧道，留取出口处分泌物进行病原微生物培养。如果出口处和透出液培养是同一种细菌，腹膜炎可能源于导管感染。

③便秘、腹泻或肠道感染、泌尿系感染等。

④诊疗操作：肠镜等内窥镜检查、口腔科手术或女性患者妇科宫腔镜检查等侵入性检查和治疗。

⑤其他原因：如腹透导管生物膜形成、接触宠物等。

（2）处理

①出现典型腹膜炎表现的患者，如腹痛、透出液浑浊，一经发现，在留取透出液标本和更换连接短管后，应尽早开始经验性抗生素治疗，无须等待腹水常规及培养结果。

②严重腹膜炎患者如合并以下情况：发热（体温超过38.5℃）、血培养阳性、肺炎、感染性休克等，建议联合静脉抗生素及对症治疗。

③腹透液浑浊明显者，需在透析液中加入肝素 4mg/L 预防

纤维蛋白凝块堵塞腹透管；如纤维蛋白凝块阻塞透析管，出现出入液不畅者，予生理盐水加压进水，并予尿激酶（5000~20000U 加入生理盐水 20ml）注入透析管，1~2h 后放出，并继续加肝素 4mg/L 透析液留腹治疗。

④密切观察治疗反应：包括腹痛严重程度、透出液混浊程度、透出液白细胞计数等。检查有无合并出口处及隧道感染，是否存在肠梗阻、肠穿孔等外科情况等。

⑤不管是何种病原菌引起的腹膜炎，合适的抗生素治疗无效时，均应及时、尽早拔除透析管。

7. 出口处/隧道感染

（1）原因

①导管出口方向不正确。

②皮下隧道太短、涤纶套外露。

③导管周围渗漏或血肿。

④导管经常受到牵拉。

⑤污染或未注意局部卫生。

⑥全身性因素，如营养不良、糖尿病、长期使用糖皮质激素等。

（2）处理

①加强局部护理，每日进行局部清洁。若出口处无脓性分泌物时可局部使用抗生素软膏（如莫匹罗星软膏）；若有脓性分泌物应进行出口处分泌物涂片革兰染色和分泌物微生物培养，并立即开始经验性口服抗生素治疗，局部用 0.5% 碘伏清洗后再用生理盐水清洗，但应避免碘伏直接接触导管。

②抗感染治疗应持续至导管出口处完全恢复正常，通常至少需要2周，铜绿假单胞菌出口处感染治疗通常需要3周。金黄色葡萄球菌和铜绿假单胞菌导致的出口处感染易复发，需按医嘱规律随访。

③经局部处理及全身用药规范治疗2~3周，导管出口处感染仍难以控制者，应考虑拔除导管。拔除的导管需剪取末端进行病原菌培养。

十、健康教育

（一）遵医嘱按时服药，积极预防感染、高血压、出血等诱发因素。记录每天透析超滤量和饮水量，定时测量血压、体重等。

（二）养成良好的卫生习惯和生活方式，适当参加户外活动，以增强抵抗力。

（三）告知患儿家长腹膜透析的原理、作用、护理措施及注意事项，以及合理饮食对疾病治疗的重要性。

（四）保护好腹膜透析管道，怀疑有感染时应及时联系腹膜透析医护人员进行及时处理。

（五）保持大便通畅，每日按时排便，以减少毒素的吸收。

（六）定期随诊复查，评估腹膜功能，调整腹透处方。研究表明，系统的随访和健康教育是减少并发症的有效手段。

十一、腹膜透析居家指导

（一）良好的居家腹膜透析环境

1. 场所相对独立（分隔出约3m² 清洁干燥的空间作为固

定的换液区），能放下一张小桌子来放置治疗所需的物品，光线充足。

2. 建议家里不要养宠物，或不允许宠物透析时在场或在放置透析物品的房间里。操作前用酒精擦拭操作台面、湿扫地面。打扫后关闭门窗，30min 内避免人员走动，同时紫外线消毒 30min。

（二）居家腹膜透析用物准备

不要放置与腹透无关的物品。仪器平稳放置，勿倾斜，机器放在与病人相同高度或 30cm 内，备用腹透液存放在干燥阴凉处 25℃以下的室温，离地面 20cm。所有消耗品定时检查有效期。

1. 换液

自动腹膜透析机、腹膜透析液、四头管、引流袋、引流桶、消毒纱布、胶布、碘伏帽、两个蓝夹子。

2. 换药

安尔碘、生理盐水、棉签、敷贴、胶布。

3. 其他

口罩、免洗洗手液、洗澡保护袋、酒精、紫外线灯、体重机、电子血压计、体温表、腹透记录本、笔。

（三）护理

1. 病情的观察

（1）操作前测体重、血压，并做好记录，有异常与医护人员联系。

（2）准确记录24h出入量，并做好记录，观察是否平衡。

2. 导管的固定

（1）保持导管在自然位置，防止弯折，建议使用腹袋固定导管，避免导管接触锐器。

（2）腹透管和外接短管间钛接头处用无菌纱布加以包扎固定，避免患儿产生好奇心理，触摸钛接头引起松动。每周消毒一次，然后更换无菌纱布。

（3）外接短管每半年住院更换一次。如发生腹膜炎，及时更换并记录更换时间；如发现外接短管有裂隙，应立即停止治疗，更换外接短管。

（4）每日腹透结束更换新的无菌碘伏帽。

3. 导管出口处的自我检查

（1）每日换药。

（2）严格执行无菌操作，特别注意手部的消毒，按照六步洗手法步骤清洗，然后涂以消毒液，待干燥后进行操作。

（3）换药时患儿须戴口罩，仔细观察出口处情况，有异常根据评分标准及时与腹透医护人员联系。

（4）如有结痂不要强行揭掉，待其自行脱落；结痂较厚可用生理盐水软化。

（5）可淋浴，不能坐浴，避免擦洗出口处；沐浴时可用洗澡保护袋，避免污染出口处；沐浴后即换药。

4. 腹透液及腹膜炎的观察

（1）有腹痛、发热、寒战。

（2）腹腔流出液混浊。

（3）立即与腹透医护人员联系，来院就诊。

5. 腹膜透析异常情况的观察及处理

（1）导管意外（包括连接管松脱、渗漏，导管受锐器损伤断裂，连接头开裂，碘伏帽脱落，污染等）

①立即停止腹透。

②用蓝夹子在破损处的上方夹闭管路。

③如为连接管接头处松脱或渗漏，须夹闭腹透管，可用2~3层纱布包裹腹透管，用止血钳或蓝夹子夹在纱布包裹处，以免腹透管损伤；如腹透管已破损，则须更换腹透管，直接夹闭腹透管。

④联系腹透医护人员，及时就诊。

（2）导管引流不畅或堵塞（机器显示引流不足）

①按自动腹透机红色键消音，确认开关是否处于开启状态。

②保持腹透管路通畅，勿折叠、扭曲。

③换用不同体位引流。

④如有便秘，采用开塞露通便。

⑤联系腹透医护人员，及时就诊。

第六章 常用专科护理技术

第一节 导尿术

导尿术是指在严格无菌操作下，用导尿管经尿道插入膀胱引流尿液的方法。导尿术容易引起医源性感染，如在导尿过程中因操作不当造成膀胱、尿道黏膜的损伤；使用的导尿物品被污染；操作过程中违反无菌原则等原因均可导致泌尿系统的感染。因此为患者导尿时必须严格遵守无菌技术操作原则及操作规程。

一、目的

（一）为尿潴留患者引流出尿液，以减轻痛苦。

（二）协助临床诊断，如留取未受污染的尿标本作细菌培养；测量膀胱容量、压力及检查残余尿液；进行尿道或膀胱造影等。

（三）为膀胱肿瘤患者进行膀胱化疗。

二、操作前准备

(一) 评估患者并解释

1. 评估

患者的年龄、病情、临床诊断、导尿的目的、意识状态、生命体征、合作程度、心理状况、生活自理能力、膀胱充盈度、会阴部皮肤黏膜情况及清洁度。

2. 解释

向患者及家属解释有关导尿术的目的、方法、注意事项和配合要点。根据患者的自理能力，嘱其清洁外阴。

(二) 病人准备

1. 病人和家属了解导尿的目的、意义、过程、注意事项及配合操作的要点。

2. 清洁外阴，做好导尿的准备。若病人无自理能力，应协助其进行外阴清洁。

(三) 护士准备

衣帽整洁，修剪指甲，洗手，戴口罩。

(四) 用物准备

1. 治疗车上层

一次性导尿包（为生产厂商提供的灭菌导尿用物包，包括初步消毒、再次消毒和导尿用物。初步消毒用物有：小方盘、内盛数个消毒液棉球袋、镊子、纱布、手套。再次消毒和导尿用物有：手套、孔巾、弯盘、气囊导尿管、内盛 4 个消毒液棉球袋、镊子 2 把、自带无菌液体的 10ml 注射器、润滑油棉球袋、标本瓶、纱布、集尿袋、方盘、外包治疗巾）、手消毒液、弯盘、一次性垫巾或小橡胶单和治疗巾 1 套、浴巾。

导尿管的种类：一般分为单腔导尿管（用于一次性导尿）、双腔导尿管（用于留置导尿）、三腔导尿管（用于膀胱冲洗或向膀胱内滴药）三种。其中双腔导尿管和三腔导尿管均有一个气囊，以达到将尿管头端固定在膀胱内防止脱落的目的。根据患者情况选择合适大小的导尿管。

2. 治疗车下层

生活垃圾桶、医疗垃圾桶。

3. 其他

根据环境情况酌情准备屏风。

（五）环境准备

酌情关闭门窗，使用围帘或屏风遮挡患者。保持合适的室温，光线充足或有足够的照明。

三、操作步骤

（一）核对、解释

携用物至患者床旁，核对患者床号、姓名、住院号，再次

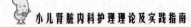

向患者及家属解释操作目的及有关事项。

（二）准备

1. 移床旁椅至操作同侧的床尾，将便盆放床尾床旁椅上，打开便盆巾。

2. 松开床尾盖被，帮助患者脱去对侧裤腿，盖在近侧腿部，并盖上浴巾，对侧腿用盖被遮盖。

（三）体位

协助患者取屈膝仰卧位，两腿略外展，暴露外阴。

（四）垫巾

将小橡胶单和治疗巾垫于患者臀下，弯盘置于近外阴处，消毒双手，核对检查并打开导尿包，取出初步消毒用物。操作者一只手戴上手套，将消毒液棉球倒入小方盘内。

（五）根据男、女性患者尿道的解剖特点进行消毒、导尿

对于女性患者操作如下。

1. 初步消毒

操作者一手持镊子夹取消毒液棉球初步消毒阴阜、大阴唇，另一戴手套的手分开大阴唇，消毒小阴唇和尿道口；污棉球置弯盘内；消毒完毕脱下手套置弯盘内，将弯盘及小方盘移至床尾处。

2. 打开导尿包

用手消毒液消毒双手后，将导尿包放在患者两腿之间，按

无菌技术操作原则打开治疗巾。

3. 戴无菌手套，铺孔巾

取出无菌手套，按无菌技术操作原则戴好无菌手套，取出孔巾，铺在患者的外阴处并暴露会阴部。

4. 整理用物，润滑尿管

按操作顺序整理好用物，取出导尿管，用润滑液棉球润滑导尿管前段；根据需要将导尿管和集尿袋的引流管连接；取消毒液棉球放于弯盘内。

5. 再次消毒

弯盘置于外阴处，一手分开并固定小阴唇；另一只手持镊子夹取消毒液棉球，分别消毒尿道口、两侧小阴唇、尿道口。污棉球、镊子放床尾弯盘内。

6. 导尿

将方盘置于孔巾口旁，嘱患者张口呼吸，用另一镊子夹持导尿管对准尿道口轻轻插入尿道 4~6cm（图 6-1），见尿液流出再插入 1cm 左右，松开固定小阴唇的手下移固定导尿管，将

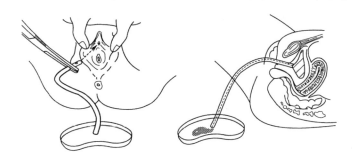

图 6-1　女性患者导尿

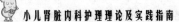

尿液引入集尿袋或方盘内。

对于男性患者操作如下。

1. 初步消毒

操作者一手持镊子夹取消毒棉球进行初步消毒，依次为阴阜、阴茎、阴囊。另一戴手套的手取无菌纱布裹住阴茎将包皮向后推暴露尿道口，自尿道口向外向后旋转擦拭尿道口、龟头及冠状沟。污棉球、纱布置弯盘内；消毒完毕将小方盘、弯盘移至床尾，脱下手套。

2. 打开导尿包

用手消毒液消毒双手后，将导尿包放在患者两腿之间，按无菌技术操作原则打开治疗巾。

3. 戴无菌手套，铺孔巾

取出无菌手套，按无菌技术操作原则戴好无菌手套，取出孔巾，铺在患者的外阴处并暴露阴茎。

4. 整理用物，润滑尿管

按操作顺序整理好用物，取出导尿管，用润滑液棉球润滑导尿管前段；根据需要将导尿管和集尿袋的引流管连接，放于方盘内；取消毒液棉球放于弯盘内。

5. 再次消毒

弯盘移至近外阴处，一手用纱布包住阴茎将包皮向后推，暴露尿道口；另一只手持镊子夹消毒棉球再次消毒尿道口、龟头及冠状沟。污棉球、镊子放床尾弯盘内。

6. 导尿

一手继续持无菌纱布固定阴茎并提起，使之与腹壁成60°角（图6-2），将方盘置于孔巾口旁，嘱患者张口呼吸。用另一镊子夹持导尿管对准尿道口轻轻插20～22cm，见尿液流出再插入1～2cm，将尿液引入集尿袋内或方盘内。

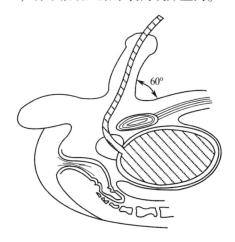

60°

图6-2　男性患者导尿

（六）夹管、倒尿

当方盘内盛2/3满尿液，夹闭导尿管尾端，将尿液倒入便盆内，再打开导尿管继续放尿；或将尿液引流入集尿袋内至合适量。

（七）取标本

若需做尿培养，用无菌标本瓶接取中段尿液5ml，盖好瓶盖，放置合适处。

（八）操作后处理

1. 导尿完毕，轻轻拔出导尿管，撤下孔巾，擦净外阴，收拾导尿用物弃于医用垃圾桶内，撤出患者臀下的小橡胶单和治疗巾放治疗车下层。脱去手套，用手消毒液消毒双手，协助患者穿好裤子。整理床单位。

2. 清理用物，测量尿量，尿标本贴标签后送检。

3. 消毒双手，记录。

四、注意事项

（一）严格执行查对制度和无菌操作技术原则。

（二）在操作过程中注意保护患者的隐私，并采取适当的保暖措施防止患者着凉。

（三）对膀胱高度膨胀且极度虚弱的患者，第一次放尿不得超过 1000ml。大量放尿可使腹腔内压急剧下降，血液大量滞留在腹腔内，导致血压下降而虚脱；另外膀胱内压突然降低，还可导致膀胱黏膜急剧充血，发生血尿。

（四）为女孩插尿管时，如导尿管误入阴道，应更换无菌导尿管，然后重新插管。

（五）为避免损伤和导致泌尿系统的感染，必须掌握男性和女性尿道的解剖特点。

【附】留置导尿管术

留置导尿管术（retention catheterization）是在导尿后，将

导尿管保留在膀胱内引流尿液的方法。

（一）操作目的

1. 抢救危重、休克患者时正确记录每小时尿量、测量尿比重，以密切观察患者的病情变化。

2. 为盆腔手术排空膀胱，使膀胱持续保持空虚状态，避免术中误伤。

3. 某些泌尿系统疾病手术后留置导尿管，便于引流和冲洗，并减轻手术切口的张力，促进切口的愈合。

4. 为尿失禁或会阴部有伤口的患者引流尿液，保持会阴部的清洁干燥。

5. 为尿失禁患者行膀胱功能训练。

（二）操作前准备

1. 评估患者

评估患者的年龄、病情、临床诊断、导尿的目的、意识状态、生命体征、合作程度、心理状况、生活自理能力、膀胱充盈度及会阴部皮肤黏膜情况。

2. 解释

向患者和家属解释留置导尿护理的目的、方法、注意事项及配合要点。

3. 患者准备

（1）患者和家属了解留置导尿的目的、过程、注意事项，学会在活动时防止导管脱落的方法；如患者不能配合时，请他人协助维持适当的姿势。

（2）清洁外阴，做好导尿的准备。

4. 护士准备

衣帽整洁，修剪指甲，洗手，戴口罩。

5. 用物准备

同导尿术。

6. 环境准备

同导尿术。

（三）操作步骤

1. 核对、解释

携用物至患者床旁，核对患者床号、姓名、住院号，再次解释。

2. 消毒、导尿

用导尿术初步消毒、再次消毒会阴部及尿道口，插入导尿管。

3. 固定

见尿液后再插入 7 ~ 10cm。夹住导尿管尾端或连接集尿袋，连接注射器根据导尿管上注明的气囊容积向气囊注入等量的无菌溶液，轻拉导尿管有阻力感，即证实导尿管固定于膀胱内（图 6 - 3）。

4. 固定集尿袋导尿成功后，夹闭引流管，撤下孔巾，擦净外阴，用安全别针将集尿袋的引流管固定在床单上，集尿袋固

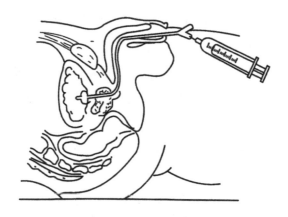

图6-3 气囊导管固定法

定于床沿下，开放导尿管。

5. 操作后处理

（1）整理导尿用物弃于医用垃圾桶内，撤出患者臀下的小橡胶单和治疗巾放置治疗车下层，脱去手套。

（2）协助患者穿好裤子，取舒适卧位，整理床单位。

（3）洗手，记录。

（四）注意事项

1. 同导尿术1~5。

2. 气囊导尿管固定时要注意不能过度牵拉尿管，以防膨胀的气囊卡在尿道内口，压迫膀胱壁或尿道，导致黏膜组织的损伤。

（五）留置导尿管患者的护理

1. 防止泌尿系统逆行感染的措施

（1）保持尿道口清洁。女患者用消毒棉球擦拭外阴及尿道口，男患者用消毒棉球擦拭尿道口、龟头及包皮，每天 1~2 次。排便后及时清洗肛门及会阴部皮肤。

（2）集尿袋的更换。注意观察并及时排空集尿袋内尿液，并记录尿量。通常每周更换集尿袋 1~2 次，若有尿液性状、颜色改变，需及时更换。

（3）尿管的更换。定期更换导尿管，尿管的更换频率通常根据导尿管的材质决定，一般为 1~4 周更换 1 次。

2. 留置尿管期间，如病情允许应鼓励患者每日摄入水分在 2000ml 以上（包括口服和静脉输液等），达到冲洗尿道的目的。

3. 训练膀胱反射功能，可采用间歇性夹管方式。夹闭导尿管，每 3~4h 开放一次，使膀胱定时充盈和排空，促进膀胱功能的恢复。

4. 注意患者的主诉并观察尿液情况，发现尿液混浊、沉淀、有结晶时，应及时处理。每周检查尿常规 1 次。

第二节　24 小时动态血压监测

24 小时动态血压水平可以比较准确地反映患者血压日夜的变化规律，且与靶器官损害的发生关系密切。清晨血压变异程度增高，明显增加高血压患者靶器官损害的风险，因此，24 小时动态血压监测可以为高血压的个体化治疗提供参考。

一、操作目的

动态血压记录盒可以在 24 小时内设定的不同时间段里，自动、准确地测量血压。

二、评估患儿

了解患儿病情，询问患儿有无头晕、头痛等不适，评估患儿上臂皮肤状况。

三、用物准备

动态血压记录盒。

四、操作步骤

（一）根据医嘱准备用物（在电脑上调节好记录盒内所需间隔时间）。

（二）核对床号、姓名、住院号，评估患儿。

（三）携用物至患儿床边，再次核对患儿信息。

（四）打开电源开关。

（五）选择测量部位，患儿取坐位或卧位，驱尽袖带内空气，平整缠于上臂，使下缘距肘窝 2 ~ 3 厘米，松紧以能放入一指为宜。

（六）血压测量方法分为自动和手动两种。

自动测量：长按黑色"AUAO"键，屏幕左上侧出现"A"显示。

手动测量：按红色"START STOP"键，开始血压测量。如果处于自动测量状态，应长按"AUAO"键将"A"删掉再使用手动测量（图6-4）。

（七）清理用物、整理床单位。

（八）交代注意事项。

（九）测量完毕后关闭电源，尽快传递数据。

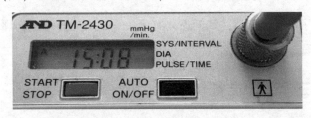

图6-4 动态血压记录盒界面

五、注意事项

（一）与患儿直接接触的部位应保持清洁干燥。

（二）开始一个新的测量前应清除老数据。

（三）避免强磁场和静电。

（四）病情危重或需重症监护的患儿不得使用记录盒。

（五）正在使用心肺设备和除颤器的患儿不得使用记录盒。

（六）如果患儿持续心律不齐或由于患儿移动使记录盒感觉到噪音时，记录盒不能正常进行测量。

（七）如果患儿感到胳膊疼痛或者记录盒不能正常测量时，应停止使用。

（八）清洁记录盒、袖带以及附件，不得拉伸或扭结软管，清洁时不得使用有机溶剂和防腐剂等溶液。

六、临床意义

（一）去除随机测血压的偶然性，避免情绪、运动、进食等因素影响血压，能够较为客观真实地反映血压情况。

（二）动态血压可获知更多的血压数据，能实际反映血压在全天内的变化规律。

（三）对早期无症状的轻度高血压或临界高血压患者，提高了检出率并可得到及时治疗。

（四）动态血压可指导药物治疗，在许多情况下可用来测定药物治疗效果，帮助选择药物，调整剂量与给药时间。

（五）判断高血压患儿有无靶器官（易受高血压损害的器官）损害，有心肌肥厚、肾功能改变的高血压患儿，其日夜之间的差值较小。

（六）帮助预测一天内心脑血管疾病突然发作时间，如在凌晨血压突然升高时，最易发生心脑血管疾病。

（七）动态血压对判断预后有重要意义，与常规血压相比，24 小时血压高者其病死率及第一次心血管发病率均高于 24 小时血压偏低者。

七、并发症及处理

（一）疼痛

1. 临床表现

（1）测压侧手臂疼痛、肿胀，放气后逐渐减轻。

（2）有的患儿感觉肢体疼痛，甚至感觉全身疼痛。

2. 预防措施

（1）向患儿及家属说明测量的目的、可能出现的并发症及注意事项，消除紧张心理，取得患儿的配合。

（2）选择大小合适的袖带，避免袖带过紧。

（3）避免测压侧手臂过度活动。

3. 处理措施

（1）评估疼痛，如与袖带有关，及时调整袖带松紧度。

（2）嘱患儿全身放松、深呼吸，帮助患儿分散注意力，减轻疼痛。

（二）局部组织反应

1. 临床表现

测量部位红肿、皮疹、瘙痒、水疱、湿疹、荨麻疹及头晕，烦躁不安。

2. 预防措施

（1）交代患儿及家长，测量前一日洗澡并穿着全棉内衣，减少感染的机会。

（2）如有异常不适，随时告知医护人员。

3. 处理措施

（1）立即停止测量。

（2）局部皮肤瘙痒者，交代患儿勿抓、挠，用 0.5% 碘伏溶液外涂。

（3）发生其他局部组织反应者，进行对症处理，预防感染。

第三节 生物反馈治疗

一、操作目的

通过安全有效的肌电刺激，加强机体对体内信息的直接感知，达到由意识控制内环境，调节机体和治疗疾病的目的。

二、评估患儿

了解患儿病情，评估患儿贴电极片处皮肤状况，询问患儿前一天使用情况，有无不适感等。

三、用物准备

生物反馈治疗仪，电极片，酒精棉球。

四、操作步骤

（一）根据医嘱准备用物。

（二）核对患儿床号、姓名、住院号。

（三）携用物至患儿床边，再次核对患儿信息。

（四）接通电源，打开电源开关，选择通道1，选择STIM（神经肌肉电刺激）模式。

（五）将电极与电极片相连接。

（六）粘贴电极至患儿身体相应的部位。

（七）选择需治疗的身体部位，按启动键开始工作，设置治疗强度。

（八）清理用物，整理床单位，询问患儿需要。

（九）交代注意事项。

（十）治疗结束后，取下电极片，观察局部皮肤情况，清理用物，做好记录。

五、注意事项

（一）保持传感器所在部位的皮肤清洁、干燥。

（二）治疗过程中观察患儿反应，如有不适需重新调节强度。

（三）有体内电子设备植入者（如心脏起搏器）禁用。

（四）皮肤破损、感染之处不宜使用电极片。

（五）治疗模式内可选择不同的治疗部位，刺激强度可选择0～100mA之间，刺激频率可选择2Hz～100Hz之间。调节治疗强度时以患儿感觉舒适和可以耐受为原则。

（六）评估患儿的配合程度，极不配合者不能使用。

第四节　中心静脉导管的维护

中心静脉导管是血液透析患者血管通路的常见类型之一。血液透析用中心静脉导管可以分为两类，一类为无隧道无涤纶套导管（又称非隧道导管 non-tunneled catheter，NTC）或无涤纶套导管（non-cuffed catheter，NCC）或称临时导管；另一类为带隧道带涤纶套导管（tunneled cuffed catheter，TCC）或称长期导管。

一、操作目的

通过维护中心静脉导管，保持其通畅性，达到抢救和治疗患儿生命的目的。

二、评估患者

（一）了解患儿病情，评估患儿有无潜在出血倾向，询问患儿前一天血透情况。

（二）导管内有无气泡及血凝块，导管皮肤出口处有无红肿、分泌物、压痛、出血等。

三、用物准备

碘伏、纱布、棉签、肝素钠、注射器、肝素帽、生理盐水、治疗巾、无菌手套、胶布、免洗手消毒液等。

四、操作步骤

（一）双人核对医嘱，准备用物。

（二）核对患儿床号、姓名、住院号（核对床尾卡及腕带）；向患儿及家长做好解释工作，取得合作，评估患儿。

（三）洗手，戴口罩，嘱患儿戴口罩。

（四）携用物至患儿床旁，再次核对，协助患儿取合适体位。

（五）垫治疗巾，取下导管上纱布，再次评估导管情况，戴无菌手套。

（六）消毒导管管夹和肝素帽、导管管口2遍，取下肝素帽，垫无菌纱布于导管下；消毒导管内口，回抽一侧管腔内肝素盐水及血液2ml，查看有无血凝块，如有血凝块再回抽1ml。

（七）再次消毒导管内口，用生理盐水10ml静推管腔内，使管腔内充满盐水。

（八）按照导管标记的管腔容量推注封管液，正压封管，扭紧肝素帽（另一侧管腔同法维护）。

（九）检查导管内有无气泡及血液，用无菌纱布包裹导管，并妥善固定。

（十）撤去治疗巾，脱下手套。

（十一）再次核对，在导管出口处的敷料上注明导管类型、穿刺日期、维护时间、责任人、外露长度。

（十二）清理用物、整理床单位。

（十三）洗手，摘取口罩。

（十四）做好记录。

五、注意事项

（一）向患儿及家长解释中心静脉导管维护的目的及作用。

（二）保持穿刺处皮肤清洁干燥，注意观察导管出口处皮肤有无压痛、红肿、分泌物、出血及渗液，以及导管尾翼缝线固定情况。如发现敷料有卷边、脱落或敷料因汗液而松动时，应及时予以更换。

（三）避免剧烈动作，穿脱衣服、变换体位时防止导管牵拉、脱出。

（四）观察导管外接头部分有无破裂、打折情况，以及管腔通畅程度。如果发现血流量不足或闭塞，要立即通过超声及影像手段判断导管内有无血栓及纤维蛋白鞘形成，及时行溶栓或换管处理。

（五）禁止将已经脱出的导管消毒之后再插入血管中。非抢救状况时，中心静脉导管仅用于血液净化治疗，不用于输血、输液。

（六）体位

1. 股静脉置管的患儿取平卧位或未置管侧侧卧位，置管侧下肢不可过度弯曲，避免股静脉置管受压、脱落或堵塞（见图6-5）。

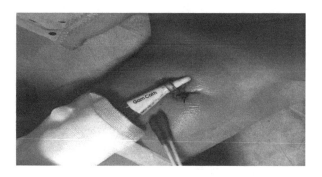

图6-5　股静脉置管

2. 颈静脉置管的患儿应减少颈部的活动，以防导管滑脱。若头偏向一侧，颈部肌肉持续疲劳可引起头痛，可根据情况给予按摩，以减轻长期插管带来的不适（见图6-6）。

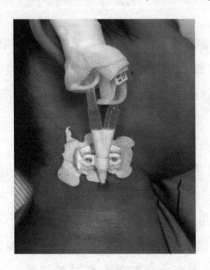

图6-6　颈静脉置管

（七）操作过程中要严格执行无菌操作原则。

六、常见并发症及护理

（一）血栓

1. 原因

（1）封管方法不正确。

（2）患儿高凝状态。

（3）抗凝剂的使用量不足。

（4）封管时肝素用量不足。

（5）留置导管使用时间过长。

2. 处理

（1）透析开始前，护士应严格按照标准化操作流程，抽回血后，应观察有无血块，必要时通知医生给予相应处理。

（2）上机前用生理盐水冲洗导管。

（3）透析结束时，护士应严格按照导管刻度进行正压封管。

（4）可遵医嘱给予尿激酶溶栓或封管。

（5）对于透析间期过长的患儿，增加封管次数。

（6）严密观察患儿的凝血状态，包括化验结果、透析器及小壶凝血情况，并及时反馈医生，进行相关处理。

（7）严格遵医嘱给予抗凝剂，不推荐使用预防性抗凝来预防血栓形成。

（二）感染

1. 原因

（1）护士违反无菌操作原则。

（2）导管保留时间长。

（3）导管血栓形成。

（4）插管部位：股静脉置管感染率高于颈内静脉或锁骨下静脉。

（5）导管类型：带隧道带涤纶套导管比普通导管菌血症的发生率低。

2. 处理

（1）加强置管处皮肤的护理，严格无菌操作，按时换药。

（2）指导患儿及家长做好自我观察和护理。

（3）严密观察导管相关性血液感染的征象，如有问题及时通知医生进行处理。

（4）如发生导管相关性血液感染，遵医嘱给予抗生素治疗及封管。

（三）导管功能障碍

导管功能障碍主要表现为导管内血栓形成、血流不畅、完全无血液引出或单向阻塞、不能达到目标血流量等。

1. 原因

（1）术后早期血流不畅，常因导管尖端位置或血管壁与导管侧孔贴合造成"贴壁"现象。

（2）后期多因血栓或纤维蛋白鞘形成导致。

（3）导管的位置发生变化。

2. 处理

（1）消毒局部皮肤后，小角度旋转导管或调整导管留置深度（适用于 NTC）。

（2）当导管动脉端血流不畅而静脉端流量充足时，可暂时将动静脉端对换使用。

（3）导管一侧堵塞而另一侧通畅，可将通畅的一侧作为动脉将血液引出，另行建立周围静脉作为血液回路。

（4）因体位造成的出血不畅可以协助患儿调整体位。

（四）导管脱落

1. 原因

（1）导管保留时间长，患儿活动多，造成固定导管的缝线断裂。

（2）人体皮肤对缝线的排斥作用，使其脱离皮肤。

（3）导管固定不佳，由于重力牵拉导致脱落。

2. 处理

（1）每次换药时，要严密观察导管的位置并记录；如与上次位置相差明显时，应及时通知医生。

（2）注意观察缝线的固定情况，如有异常，通知医生给予重新缝合。

（3）如发现导管脱出，及时通知医生给予相应处理。

第五节　腹膜透析的护理

一、自动化腹膜透析机的操作及护理

自动化腹膜透析（automatic peritoneal dialysis，APD）是指通过设定腹膜透析机的程序，由一台自动腹膜透析机完成透析液灌入和排出腹腔的过程。APD 技术与 CAPD 相比，具有以下优点：①夜间进行透析治疗使患儿日间能回归正常校园生活，以有效减少透析治疗对患儿及家长生活的影响；②夜间仰卧位进行透析可使用较大的注入量而有效提高透析充分性，日间干腹或较低的日间留腹量可减少患儿日间腹内压力，有效减少对其进食的影响并减少疝等并发症的发生；③可根据患儿年龄、体型大小、临床需求和腹膜转运特性制定个体化的治疗模式；④有效减少腹膜炎的发生。自动化腹膜透析的感染率低，与每日连接次数少相关。

（一）操作目的

通过正确地设定程序并将机器与患者外接短管端进行连接，顺利完成自动化腹膜透析的过程。以清除患者体内过多的水分和毒素、代谢废物，纠正水电解质紊乱。

（二）评估

1. 按三查七对核对医嘱单、患者信息及治疗方案。

2. 评估患者的衣着是否舒适，腹膜透析机摆放位置是否合适，透析管路连接之后患者是否有足够的活动空间，协助患者摆好体位。

3. 评估环境，关闭门窗，室内用紫外线消毒≥40min，用5%含氯消毒剂擦洗地面，擦拭桌面。

（三）操作前准备

1. 物品准备：腹膜透析机，腹膜透析机管路，蓝夹子若干（数量同所需腹膜透析液袋数相同），一次性碘伏帽，腹膜透析液5L若干袋（数量和浓度遵嘱），无菌纱布，胶布，废液桶（套好黄色垃圾袋），治疗巾。

2. 洗手，戴口罩。

（四）操作步骤

1. 检查用物

（1）检查透析液的有效日期、浓度、是否浑浊、是否渗漏，拉环是否紧扣。

（2）检查腹膜透析机管路、一次性碘伏帽、蓝夹子、治疗巾等均在有效期内，包装是否完好，有无潮湿、破损和漏气。

2. 推机器至床旁，根据医嘱核对患者信息。如患者不能对答时，可由陪护人员代为回答。患者须戴好帽子及口罩，请家属及其他陪护人员暂时回避，减少人员走动。

3. 操作流程（图6-7至图6-10）

透析前准备

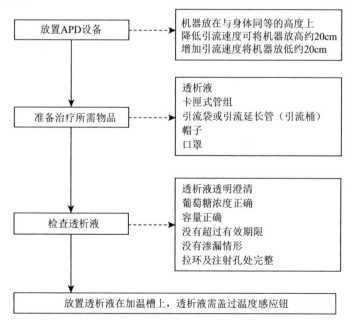

```
放置APD设备  ----→  机器放在与身体同等的高度上
                    降低引流速度可将机器放高约20cm
                    增加引流速度将机器放低约20cm

准备治疗所需物品  ----→  透析液
                        卡匣式管组
                        引流袋或引流延长管（引流桶）
                        帽子
                        口罩

检查透析液  ----→  透析液透明澄清
                    葡萄糖浓度正确
                    容量正确
                    没有超过有效期限
                    没有渗漏情形
                    拉环及注射孔处完整

放置透析液在加温槽上，透析液需盖过温度感应钮
```

开始透析治疗

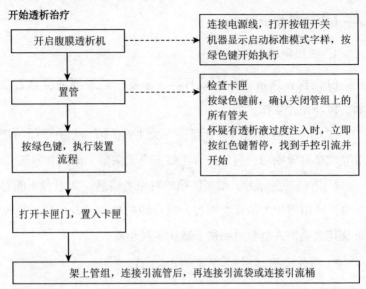

开启腹膜透析机 ┄┄→ 连接电源线，打开按钮开关 机器显示启动标准模式字样，按 绿色键开始执行

↓

置管 ┄┄→ 检查卡匣 按绿色键前，确认关闭管组上的 所有管夹 怀疑有透析液过度注入时，立即 按红色键暂停，找到手控引流并 开始

↓

按绿色键，执行装置 流程

↓

打开卡匣门，置入卡匣

↓

架上管组，连接引流管后，再连接引流袋或连接引流桶

连接透析液

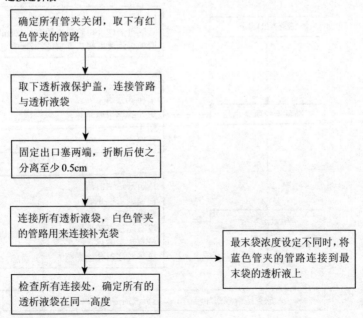

确定所有管夹关闭，取下有红 色管夹的管路

↓

取下透析液保护盖，连接管路 与透析液袋

↓

固定出口塞两端，折断后使之 分离至少0.5cm

↓

连接所有透析液袋，白色管夹 的管路用来连接补充袋

→ 最末袋浓度设定不同时，将 蓝色管夹的管路连接到最 末袋的透析液上

↓

检查所有连接处，确定所有的 透析液袋在同一高度

排气操作

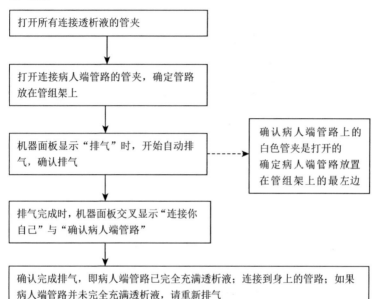

```
┌────────────────────────┐
│ 打开所有连接透析液的管夹 │
└────────────────────────┘
           │
           ▼
┌────────────────────────┐
│ 打开连接病人端管路的管夹，确定管路 │
│ 放在管组架上              │
└────────────────────────┘
           │
           ▼
┌────────────────────────┐      ┌────────────────────┐
│ 机器面板显示"排气"时，开始自动排 │ - - -▶│ 确认病人端管路上的   │
│ 气，确认排气              │      │ 白色管夹是打开的     │
└────────────────────────┘      │ 确定病人端管路放置   │
           │                    │ 在管组架上的最左边   │
           ▼                    └────────────────────┘
┌────────────────────────┐
│ 排气完成时，机器面板交叉显示"连接你 │
│ 自己"与"确认病人端管路"     │
└────────────────────────┘
           │
           ▼
┌──────────────────────────────────────────────┐
│ 确认完成排气，即病人端管路已完全充满透析液；连接到身上的管路；如果 │
│ 病人端管路并未完全充满透析液，请重新排气              │
└──────────────────────────────────────────────┘
```

连接腹透管至管组上

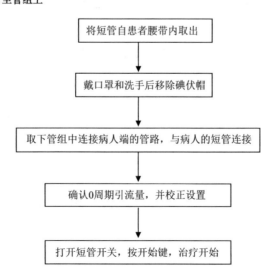

```
┌────────────────────────┐
│ 将短管自患者腰带内取出    │
└────────────────────────┘
           │
           ▼
┌────────────────────────┐
│ 戴口罩和洗手后移除碘伏帽   │
└────────────────────────┘
           │
           ▼
┌──────────────────────────────────┐
│ 取下管组中连接病人端的管路，与病人的短管连接 │
└──────────────────────────────────┘
           │
           ▼
┌────────────────────────┐
│ 确认0周期引流量，并校正设置 │
└────────────────────────┘
           │
           ▼
┌──────────────────────────┐
│ 打开短管开关，按开始键，治疗开始 │
└──────────────────────────┘
```

治疗结束

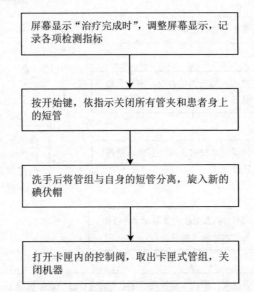

屏幕显示"治疗完成时",调整屏幕显示,记录各项检测指标

↓

按开始键,依指示关闭所有管夹和患者身上的短管

↓

洗手后将管组与自身的短管分离,旋入新的碘伏帽

↓

打开卡匣内的控制阀,取出卡匣式管组,关闭机器

图 6 - 7 自动化腹膜透析的操作流程（参照具体腹膜透析机说明书）

HOMECHOICE自动腹膜透析机主要操作步骤流程图

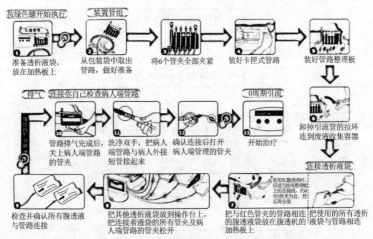

按绿色键开始执行　装置管组

准备透析液袋,放在加热板上

从包装袋中取出管路,做好准备

将6个管夹全部夹紧

装好卡匣式管路

装好管路整理板

卸掉引流管的拉环连到废液收集容器

排气　连接你自己检查病人端管路

0周期引流

管路排气完成后,关上病人端管路的管夹

洗净双手,把病人端管路与病人外接短管接起来

确认连接后打开病人端管理的管夹

开始治疗

检查并确认所有腹透液与管路连接

把其他透析液袋放到操作台上,把连接着液袋的所有管夹及病人端管路的管夹松开

把与红色管夹的管路相连的腹透析液袋放在腹膜机的加热板上

连接透析液袋

把使用的所有透析液袋与管路相连

使用乳酸透析时,应在开封后即应理好上的透连接,约1至5周末为宜,然后再安装

图 6 - 8 百特自动腹膜透析机上机操作流程图

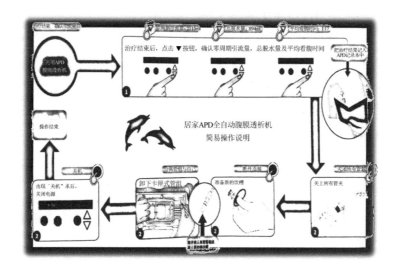

图 6 – 9　百特自动腹膜透析机下机操作流程图

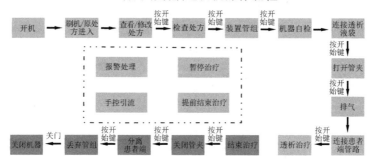

图 6 – 10　杰瑞自动腹膜透析机操作流程图

（1）备齐用物至患者床旁，做好解释工作。

（2）按机器背面开关，打开机器，按绿色键开始治疗，机器面板显示"治疗开始"。

（3）按绿色键开始执行（如需更改透析方案在此处更改），将腹膜透析液放在机器加温槽上，透析液袋须盖过温度感应钮处。

（4）装置管组：打开门，将卡匣装入；把门关好，将管组架挂在门上。

（5）连接引流管（引流液出液端接废液桶，用胶布固定末端）。

（6）按绿色键：机器自我监测，完成后显示"连接透析液袋"。

（7）洗手，戴口罩，注意无菌技术操作。关闭所有管夹后，以旋转的方式将透析液袋与管路连接（首先连接加热袋，用红色管夹），继续连接其余透析液袋（蓝色管夹连最末袋，白色管夹连接中间袋）。

（8）打开治疗中所有连接透析液袋的管夹（未连接透析液袋的管夹需要关闭），打开患者端管夹。

（9）按绿色键：排气（大约10min）。

（10）机器显示"连接你自己"。连接患者（使用无菌技术）。

（11）打开患者端外接短管。

（12）按绿色键开治疗：0周期引流。

治疗结束的操作如下。

（1）按▽键取得治疗信息（记录总超滤量及各个周期引流量）。

（2）按绿色键：关闭所有管夹。

（3）关闭所有管夹。

（4）按绿色键：分离管组与自己。

（5）使用无菌技术分离患者端，打开并盖上新的碘伏帽。

（6）打开卡匣门，取出管路，关上卡匣门。

（7）按绿色键：关机，关闭电源。

4. 处理废液

将废液倒入卫生间，废液袋放在医疗垃圾袋内，管路与透析液外包装扔到生活垃圾桶。若有感染性疾病，将废液与5%含氯消毒液充分混合后丢弃。

（五）注意事项

1. 腹膜透析机程序设定（即更改透析方案）要遵医嘱，且经双人核对无误后方可执行。

2. 设定透析方案的方法在操作流程的（3）中，按▽键进入"更改程式"，按照腹膜透析医嘱分别设定"总治疗量""总治疗时间""每袋注入量""最末袋注入量""最末袋葡萄糖浓度""0周期引流警讯"等。

3. 将透析液管路与患者外接短管相连后，可以将连接处用无菌纱布和治疗巾包裹，胶布固定，避免污染。

4. 当患者躺在床上时，机器要放在与患者同等高度上，上下不超过30cm。

5. 建议当室内温度较冷时，先将腹膜透析液放至腹膜透析机加温槽内，接通电源并打开开关，加温30~60min后，再开始治疗。

6. 腹膜透析液温度应与患者体温相当，勿使用其他加温装置加温腹膜透析液，如微波炉等。

7. 腹膜透析液管路与患者外接短管对接或分离时，管口要水平或朝下，避免朝上。

8. 手不可触及一次性碘伏帽内部及短管接口处，无菌物品不可触及污染物品。

9. 过度注入腹膜透析液会导致患者腹部不适。当患者怀疑腹膜透析液过度注入时，可立即按红色键（stop）暂停，再按▽键，找到手控引流，并开始执行手控引流，显示屏会显示引流量。按红色键（stop）可在任何时间结束手控引流，按绿色键继续治疗。

10. 排气完成时，需确认患者端管路已完全充满透析液，才可与透析管连接。如患者端管路未完全充满透析液，需重新排气。在屏幕显示"连接你自己"时，先按红色（stop）键，再按▽键，找到"患者端重新排气"，按蓝色确认键确认重新排气患者端管路，不需更换新管组。

二、持续不卧床腹膜透析的操作及护理

持续不卧床腹膜透析（continuous ambulatory peritoneal dialysis，CAPD）技术是指通过手术在患者腹部置入一根腹膜透析导管，将一定量的腹膜透析液灌入腹腔内，停留一段时间后再引流出腹腔的治疗过程。此过程需要将腹腔中废腹膜透析液（含有多余水分和毒素）引流出来，再灌入新的腹膜透析液，这一操作过程即为换液操作。

（一）操作目的

更换腹腔中的腹膜透析液，完成腹膜透析治疗过程。

（二）评估

1. 评估患者

（1）衣服保持清洁，剪短指甲，去除污垢。

（2）正确佩戴口罩、帽子，遮住口鼻和头发；如进入透析间需更换拖鞋。

（3）协助患者采取坐位或卧位。

（4）检查外接短管有无裂缝及开关有无脱扣。

2. 评估环境

（1）操作间密闭性好，关好门窗。

（2）操作间用紫外线消毒，每次40min，每日2次。

（3）用5%含氯消毒剂擦洗地面，每日1～2次。用75%酒精或5%含氯消毒剂擦拭桌面。

（三）操作前准备

1. 核对患者的透析方案，包括腹膜透析液浓度、灌入量、存腹时间。

2. 腹膜透析液加热只能采用干热法，通常使用恒温箱，一般温度控制在37℃左右；不能用湿热法，如热水浸泡、蒸汽熏蒸等。

3. 治疗车上层：加热好的腹膜透析液、1个一次性碘伏帽、2个蓝夹子、透析记录单、快速手消毒剂。

4. 治疗车下层：生活垃圾桶、医疗垃圾桶。

5. 其他：清洁的浅色盆、电子秤和剪刀。

（四）操作

1. 操作流程（图6－11）

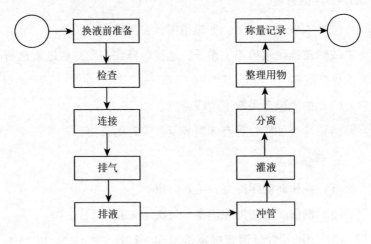

图6－11　CAPD 操作流程

2. 操作步骤

（1）洗手，戴口罩。

（2）检查

①检查一次性碘伏帽：有效日期，包装有无漏气。

②检查透析液：有效日期、浓度、是否浑浊、是否渗漏、温度是否合适、拉环是否脱落、绿塞子有无折断。透析液加热后内外袋之间可有少量水分；若水量较多，则认为可能存在渗漏不能使用。

③打开透析液外包装袋，按压内袋，再次确认腹膜透析液是否有渗漏。

④检查完毕，将透析液废液袋与管路顺自然方向撕开。使用电子秤对透析液进行称量。撕开时不要用力过猛，以免入液袋与废液袋粘连过紧导致袋子破损。撕开后应再次检查入液管路及排液管路有无漏孔、破损及漏液，拉环是否紧扣，绿塞子有无折断。

（3）连接

①先用蓝夹子夹住入液管路，再将绿塞子折断。

②协助患者取出外接短管。

③拉开透析液管路拉环，取下外接短管上的一次性碘伏帽，将外接短管与透析液管路按照无菌操作原则快速对接、拧紧，对接时外接短管管口平行或向下。

（4）排气

松开入液管路蓝夹子，见透析液流入废液袋中，立即用蓝夹子夹闭入液管路。此时应再次检查入液管路、排液管路及废液袋有无漏液。

（5）引流

①打开外接短管开关，排出腹腔中的腹膜透析液。持续观察入液管路、排液管路和废液袋有无漏液，流速是否正常。

②约20min排空液体，关闭外接短管开关。

（6）冲管

将入液管路的蓝夹子打开，冲洗Y型接头后，迅速用蓝夹子夹闭排液管路。

（7）灌液

①打开外接短管开关，透析液进入腹腔。

②按医嘱灌液，关闭外接短管开关，用蓝夹子夹闭入液管路。

（8）分离

①将一次性碘伏帽包装小心撕开。

②分离透析液管路。

③取出一次性碘伏帽，查看表面有无裂纹，内部有无碘伏海绵，海绵是否湿润。

④将一次性碘伏帽扣在外接短管接口处，拧紧。

⑤将外接短管放入腰袋中，妥善固定。

（9）整理用物。

（10）称量记录。

（五）注意事项

1. 不得用过氧化氢、碘伏及酒精等化学制剂擦拭短管，以免导致短管受损。

2. 若患者患有感染性疾病，须将含氯 10% 清洗消毒剂加入排出液，混匀后倒入污水池中。

3. 床旁换液操作常规：床旁换液是指患者因病情原因活动不便或受限，不能在专用操作间进行腹膜透析换液操作，只能在病室内做透析。此时腹膜透析操作须满足如下要求。

（1）透析空间环境：桌面、地面每日用含氯 0.5% 清洗消毒剂擦洗；室内用紫外线消毒 ≥40min，每日 2 次，如人员走动频繁，则需在透析前消毒 1 次。操作时关好门窗，其他无关人员（包括家属）禁止在室内停留。

（2）操作人员：进行腹膜透析换液操作的人员必须洗手，正确佩戴帽子、口罩（患者也需戴帽子、口罩），按照无菌原则进行操作。

（3）医务人员（若在医院）：遵守腹膜透析换液操作的操作常规，经过操作培训后方可进行操作。其他人员不得随意进入病室。

（4）患者及家属：要严格按照腹膜透析中心及病房的专业人员培训要求进行学习，经过训练符合要求并得到病房或腹膜透析中心专业人员的许可方能进行操作，以保证患者换液的安全。

（5）如没有符合要求的透析环境，为避免感染，透析换液操作时还可应用"腹膜透析患者清洁操作仓"及手套。

三、出口处及管道的护理

（一）外出口的护理

外出口是指腹膜透析导管腹内段从腹腔经过腹壁钻出皮肤的位置。根据外出口的特征，分为外面观和内面观。综合考虑外出口内、外面观的详细特征才能对外出口进行全面的评估和分级，从而为外出口护理、判断是否感染及处理提供依据。根据导管腹外段的方向，外出口可以分为水平和向下出口。

1. 操作目的

观察外出口的生长情况，同时对出口及周围皮肤进行清洁。

2. 评估

（1）评估患者

①评估患者的外出口位置及方向。

②评估患者的外接短管固定方法是否正确，松紧是否合适，管路有无抻拉。

（2）评估环境

换药室或密闭房间，紫外线消毒≥40min，光线充足。

3. 操作前准备

0.9%氯化钠10ml、0.5%碘伏、棉签、胶布、无菌纱布或敷料、砂轮、手电。

4. 操作

（1）操作流程（图6-12）

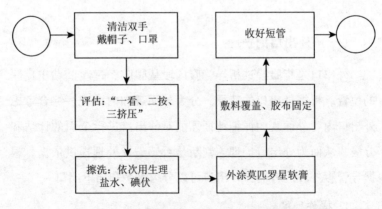

图6-12 腹膜透析患者外出口护理操作流程图

（2）操作步骤

①彻底清洁双手，正确佩戴帽子和口罩。

②评估过程可简要概括为"一看、二按、三挤压"。

一看：观察敷料清洁度；敷料外面是否有分泌物外渗；胶布是否脱落；管路固定是否正确。揭下敷料及胶布，查看敷料内面分泌物情况，查看外口外面观和内面观分别有无红肿、结痂及肉芽，以及管路清洁度。询问外口及隧道有无疼痛。

二按：沿隧道由切口处向外出口处按压。询问有无压痛，观察有无分泌物。

三挤压：用手提起管路沿隧道方向挤压，观察外出口内面分泌物及组织生长情况。

评估外涤纶套与可视外口边缘的距离。

根据外出口评估情况进行分级：目前通用的外出口分级方法是 Twardowski 等在 1996 年建立并逐渐完善的。他将外出口分为很好、良好、可疑感染、急性感染、慢性感染几个级别（表6-1）。根据国内外临床经验，在此五个级别外还常见外 cuff 感染和创伤的外出口。此外，2005 年国际腹膜透析学会在腹膜透析导管相关感染指南中还推荐了一个由儿科医师使用的 Schaefer 评分体系（表6-2）。其中，评分 4 分或以上认为有感染。即使是单有脓性分泌物，也足以诊断感染。小于 4 分则不排除感染。

表 6 – 1　修订的 Twardowski 外出口分级方法

	很好	良好	可疑感染	急性感染	慢性感染	外 cuff 感染	创伤
渗液	无	无	有	有，血或脓	无	有，间断或长期	有，血或脓
结痂	>7 天	>2 天	1 天	有	有	有或无	有
外出口颜色	正常微黑	橘红色	充血 >2 倍管径	充血 >2 倍管径	肉芽组织		
疼痛	无	无	无	有	无	有	有
时间				<4 周	>4 周		

表 6 – 2　Schaefer 外出口评分方法

	0 分	1 分	2 分
肿胀	无	仅限于出口，<0.5cm	>0.5cm 和（或）隧道
痂	无	<0.5cm	>0.5cm
发红	无	<0.5cm	>0.5cm
疼痛	无	轻微	严重
分泌物	无	浆液性	脓性

③换药

用生理盐水以外出口处为圆心由里向外环形擦洗，半径 1~2cm，然后用无菌棉签轻轻吸干或晾干后，用温和、无刺激的 0.5% 碘伏溶液由内向外环形擦洗，半径约 5cm，待干。注意勿使碘伏溶液浸湿管路，否则需用生理盐水擦洗。

换药后于外出口处涂抹莫匹罗星软膏预防出口感染。

用敷料覆盖，并在敷料边缘蝶形胶布固定导管，避免过度牵拉。顺应导管自然走形覆盖敷料，距离出口 6cm 以外再调转导管方向。

将外接短管放入腰带中固定。

5. 注意事项

（1）更换腹膜透析液操作和透析导管的操作需严格按照操作规程，严格无菌操作。

（2）密切观察置管部位伤口情况，保持腹膜透析置管处敷料干燥，无渗液、渗血，定期换药。

①术后一周敷料完好，无大量分泌物，可不换药；若敷料被血或其他液体渗透，以及敷料脱落时，应及时更换。

②淋浴或抻拉后立即更换（新患者外出口需经腹膜透析护士评估，愈合良好者方可在一次性肛袋的保护下淋浴）。因皮肤本身携带正常菌群，抻拉后周围组织损伤，若不及时进行换药有感染的风险。

③每天观察出口处情况，早期每周换药 2～3 次；规律透析后每日换药 1 次。

（3）如外出口处出现痂皮，不要强行撕扯，可用无菌棉签蘸取生理盐水，浸湿泡软后慢慢取下。

（4）管路可用生理盐水清洗。管路、外出口及周围避免使用油性清洁剂及酒精制剂，避免使用利器。

（5）生理盐水为一次性使用。切勿使用过期或被污染的消毒剂。

（6）若光线不好或者操作者视力不佳时，可借助手电和放大镜进行观察。

（7）感染外出口的护理

①评估：根据外出口评估分级方法诊断是否外出口感染。

②感染处理：局部换药和遵医嘱使用抗生素相结合。

局部换药：经验性治疗方案是在局部没有触痛、分泌物和水肿的情况下，可增加换药频率并局部用抗生素软膏。如用过氧化氢、碘伏擦洗，然后用庆大霉素覆盖外出口，也可应用莫匹罗星软膏涂抹。如果感染严重，指南中推荐在口服给药的同时每天用高渗性盐水纱布覆盖两次。若外出口感染和腹膜炎同时证实鼻腔内携带金黄色葡萄球菌，则在鼻腔内涂抹莫匹罗星软膏，每日 2 次。

全身用药：若有脓液可做细菌培养加药敏，并根据培养结果调整治疗。口服给药和腹腔给药的治疗效果相同。对于发生损伤的外出口，原则上严重的损伤要首先清创，挤出脓性分泌物后预防性应用抗生素；外出口发生轻微损伤则无须使用抗生素。损伤后的可疑感染也要进行抗生素治疗。如果外出口感染持续没有得到治愈，则需采取进一步措施以防止由此引发的隧道感染和腹膜炎，如外出口重置和涤纶套切除术。

（8）隧道感染的诊断和治疗

①典型隧道感染时隧道处红肿热痛，严重者伴有脓性分泌物流出。

②及时取分泌物行细菌培养，同时给予广谱抗生素静脉治疗。

③为明确诊断和观察疗效，建议行隧道 B 超，了解病变性质和范围。

④大多数隧道感染需要拔除腹膜透析管，拔管后继续清创

并全身应用抗生素 1~2 周。

（二）腹膜透析外接短管的护理

腹膜透析外接短管是腹膜透析液进出腹腔的通道，通过钛接头与腹膜透析导管腹外段连接。其材料为硅胶管，外接短管上带有旋钮开关，需定期更换。

1. 操作目的

定期更换腹膜透析外接短管，保证外接短管完整、清洁，避免管路老化，保证其正常使用。

2. 评估

（1）评估患者

①评估患者的配合程度和自理能力，局部皮肤的清洁及完整程度。

②评估患者体位是否舒适，协助患者摆好体位。

③讲解更换外接短管的目的和方法，取得患者配合。

（2）评估环境

换管室或密闭房间，紫外线消毒≥40min。

3. 操作前准备

（1）治疗车上层：0.5% 碘伏，无菌纱布 2 包，无菌治疗巾，一次性碘伏帽，腹膜透析外接短管，止血钳 3 把，无菌手套，胶布。检查各无菌物品是否在有效期之内、包装是否完好。检查短管有效期、有无裂隙、包装是否完好及开关灵活度。

（2）治疗车下层：生活垃圾桶、医用垃圾桶。

4. 操作步骤

（1）护士和患者洗手，戴帽子及口罩，更换拖鞋后进入换管室。

（2）查看腹膜透析管腹壁外部分有无老化磨损，管路固定是否合理。检查管路有无破损、渗漏及清洁度。评估管路的长度。

（3）检查换药盘、无菌巾、无菌纱布的有效期，有无破损、潮湿等。打开换药盘置于治疗桌上，打开治疗巾垫于患者腿上。打开无菌纱布，用止血钳垫纱布夹闭近腹端约三分之一处。查看碘伏有效期并将瓶盖打开，将一次性短管从钛接头处取下并丢弃，迅速将钛接头浸入0.5%碘伏液中。

（4）查看钛接头是否完全浸泡在碘伏液中，浸泡10min。

（5）检查短管及无菌手套的有效期、包装是否完好，有无破损、潮湿等。打开短管外包装及无菌纱布包装待用。

（6）待钛接头浸泡10min后，戴好无菌手套，取出短管，观察短管有无裂隙及开关灵活度，关闭短管开关。

（7）取无菌纱布包裹并保护钛接头部分。取出无菌短管将帽环拉下迅速与钛接头连接并拧紧，并用无菌纱布将碘伏液擦净。

（8）检查一次性碘伏帽的有效期，包装是否完好，有无破损、潮湿等。打开碘伏帽，观察内有无碘伏海绵，海绵是否湿润。检查完毕后，将碘伏帽戴在新的短管上并拧紧。

（9）取下止血钳，妥善固定管路。

（10）整理用物，洗手，对新的外接短管的批号及换管日期进行登记。

5. 注意事项

（1）洗手按六步洗手法进行，严格无菌操作。

（2）在透析液留腹期间，应夹闭所有的导管，并妥善固定，在翻身时防止牵拉和受压，防止液体逆流。

（3）外接短管至少每半年更换一次，如有损坏及时更换。

（4）无菌手套应根据手的大小确定型号。

（5）透析管是永久留置，保护好透析管是确保透析顺利进行的必要条件。

（6）碘伏浸泡后必须将短管及腹膜透析管擦干净，避免碘伏残留。

（7）注意同时观察腹膜透析管及外出口皮肤情况。观察腹膜透析管有无老化、磨损，观察外出口皮肤有无红肿，有无肉芽组织生长等。

（8）止血钳做到一人一用，避免交叉污染。

（9）导管损坏、断裂、漏液的护理

①当发生外接短管破损、渗漏、开关损坏等意外情况时，患者在家中首先应将腹膜透析导管近外出口端用蓝夹子夹闭，及时联系腹膜透析中心护士更换导管并酌情应用抗生素预防感染。

②若钛接头与导管连接处分离，患者在家中的应急处理办法为：将腹膜透析导管近外出口端用蓝夹子夹闭，分别将分离的两端同时浸入碘伏液中 10min，之后迅速对接并拧紧，联系腹膜透析中心护士应用抗生素预防感染。

（10）外接短管及导管不能接触碘伏、碘酒、酒精等化学制剂。若外接短管及导管有污物，可以用棉签蘸取生理盐水进行擦拭。

第七章　肾脏疾病与营养

　　肾脏的主要功能是生成尿液，维持机体水、电解质和酸碱平衡并具备内分泌功能。一方面，肾脏疾病可引起水、电解质紊乱，如脱水与水中毒、低钠血症、高钾与低钾血症、高钙与低钙血症；糖、脂肪、蛋白质以及微量元素代谢异常等营养问题。另一方面，营养相关性疾病，如高血糖、高血脂、高尿酸及蛋白饮食等，在肾脏病发生发展中起重要作用。因此，在肾病治疗期间，通过饮食管理减轻肾脏负担，同时确保人体营养所需是治疗肾病措施中十分重要的环节。

　　营养治疗是根据病情及个体差异分别进行个性化处理。确定饮食方案，维持患儿最佳的营养状态，把尿毒素和代谢紊乱控制到最低水平，减轻肾脏负担，从而延缓慢性肾病进展，并适当发挥肾脏现存的或可能的生理功能，以维持患儿的营养需要。

　　药物治疗配合营养治疗能更有效地缓解症状、提高疗效，延缓肾脏疾病进展及减轻患儿的经济负担，促进患儿早日康复。

第一节　小儿肾脏病营养代谢特点

一、糖

糖是人类提供能量的主要营养素，但储存在组织内的只有1%。慢性肾衰竭（chronic renal failure，CRF）患儿糖耐量减低，主要原因为外周胰岛素抵抗和胰岛素分泌障碍。尿毒症患儿糖和胰岛素代谢的特征有：自发性低血糖、胰岛分泌胰岛素功能障碍、糖酵解异常、外周胰岛素抵抗、糖耐量减低、肝脏产糖能力正常等。由于糖类和肾小球滤过率降低无关，且能量摄取充足，因此尿毒症患儿的能量来源主要为糖类，以减少体内蛋白质分解。但当摄入大量糖类时，多数患儿血糖可偏高。

二、蛋白质

蛋白质是生命的物质基础，是人类膳食中的重要营养成分，除了提供能量外，更重要的作用是维持机体正常的代谢和生理功能。蛋白质由氨基酸组成，机体存在 8 种必需氨基酸和 12 种非必需氨基酸，蛋白质具有的营养价值取决于必需氨基酸的含量和比例。婴幼儿由于要满足生长发育的需求，故蛋白质需要量较成人多。小儿由蛋白质提供的热量约占每天总热量的 8% ~ 15%。

蛋白质代谢异常不仅限于终末期肾衰患儿，在肾功能不全早期，血浆蛋白质、血浆氨基酸以及细胞内氨基酸水平已出现异常。另外，肾功能正常的肾病综合征患儿会出现蛋白质转换以及氨基酸氧化的异常。

三、脂质

血浆中有五种脂蛋白，包括乳糜微粒、极低密度脂蛋白、中间密度脂蛋白、低密度脂蛋白和高密度脂蛋白。其脂类核心含胆固醇、三酰甘油和磷脂，其蛋白部分为载脂蛋白。脂蛋白有高度的致动脉粥样硬化性，在肾脏病中的作用越来越引起人们的关注。

（一）肾病综合征

常出现多种形式的脂质代谢紊乱，最常见的为混合性高脂血症，血浆胆固醇升高伴血浆三酰甘油升高。肾功能正常的患儿也可有高三酰甘油血症，且可以病程早期即出现。肾病综合征其脂质代谢异常的原因和机制目前尚不明确，已知有以下因素：载脂蛋白的基因表现型、药物的影响和机体的代谢状态。

（二）慢性肾衰竭

肾功能不全早期就已经存在脂质代谢紊乱，载脂蛋白的异常比血脂异常更能反映脂代谢紊乱的特征。其中主要的代谢异常表现为富含三酰甘油的脂蛋白分解代谢障碍，从而导致含ApoB的脂蛋白（如极低密度脂蛋白）和中间密度脂蛋白水平升高，而高密度脂蛋白则降低。除肾脏病本身外，遗传因素、饮食和药物等均对血脂水平产生影响。

(三) 脂质代谢紊乱与进行性肾小球损害的关系

资料证明，高脂血症可加速人类肾脏病的进行性发展。肾小球疾病患儿的肾小球内常见到脂质和脂蛋白成分的沉积，特别见于局灶节段性肾小球硬化患儿中。与无脂质沉积者相比，有肾小球内脂质沉积患儿蛋白尿更突出，组织学改变更显著。

四、水、电解质

肾脏通过泌尿排出代谢产物，维持水、电解质、渗透压和酸碱平衡。

(一) 水

水是机体的重要组成部分，在物质运输、代谢产物的转移、细胞间正常渗透压维持及体温调节等过程中起关键作用。正常人含水量因年龄不同而不同，新生儿及幼儿含水量较多，可占体重的70%以上。同时，小儿体表面积较大，体液代谢较旺盛，且身体发育不够成熟，各主要脏器的调节功能较差。当肾脏疾病时，由于肾脏维持机体水、钠平衡能力明显下降，故极易发生水钠平衡紊乱，尤其当肾小球滤过率明显降低、尿量减少、细胞外液量增多时，出现水肿、高血压，表明体内已有明显的水钠潴留。

(二) 钠

钠是细胞外最多的阳离子，在维持细胞外液容量、调节酸碱平衡、维持正常渗透压和细胞生理功能中起重要作用。肾脏是调节钠平衡的最主要器官，对钠排泄的调节主要是通过改变肾小管的重吸收来实现的。影响肾小管重吸收钠的因素有：肾素—血管紧张素—醛固酮系统、肾交感神经、心钠素、前列腺素及细胞外液。急性肾衰竭出现低钠血症是由于水过多所致的稀释性低钠血症，少数由于肾外失钠，如呕吐、腹泻等加重低钠血症，或不适当补液也可造成低钠血症的产生与发展。慢性肾衰竭的肾为"失盐性肾"，尿钠含量高，钠排出增多，加上因食欲缺乏、恶心、呕吐等引起的钠摄入减少，可引起低钠血症。若饮食中的食盐突然改变，患儿往往不能进行相应调节而发生钠平衡紊乱。若突然禁盐，肾脏仍丢钠，失钠可引起细胞外液和血管内液量减少，因而进一步降低肾小球滤过率，加重尿毒症。

（三）钾

钾主要分布于肌肉、肝脏、骨骼及红细胞等，与细胞的生长发育、酸碱平衡、神经肌肉兴奋性的保持、容量调节等密切相关。体内血钾水平维持恒定受肾内和肾外多种因素综合作用的影响，如胰岛素使细胞外钾向细胞内转移；儿茶酚胺可先引起细胞外钾短暂升高后持续下降；酸中毒使血钾升高；甲状旁腺素干扰细胞钾的摄入；醛固酮作用于肾脏增加排钾，作用于结肠和汗腺促进钾的排泄；肾小管腔内尿液的流速可导致集合管重吸收钾减少；血渗透压增高也可致高血钾。慢性肾衰竭尿中钾量固定，和摄入量无关，说明肾脏排钾功能障碍。当肾小球滤过率下降时，肾外钾调控机制显得尤为重要，此时较易发生钾代谢失调，特别是容易发生高钾血症。主要由于：①尿毒症少尿时，肾脏排钾减少；②感染发热、创伤等致体内产钾增加；③摄入过多的含钾食物、输库存血等；④酸中毒、细胞外钾外溢；⑤药物影响，如 ACEI 制剂、β 受体阻滞剂和保钾利尿剂等可导致严重高钾血症；长期肝素化治疗抑制醛固酮分泌也可致高血钾。在肾衰过程中出现低血钾，常由于摄入量过少，过分使用利尿剂或腹泻致胃肠道失钾增加所致。

（四）钙和磷

肾脏是 $1,25-(OH)_2D_3$ 的主要形成部位，又是甲状旁腺素（PTH）重要的靶器官。正常情况下，肾脏在 PTH 作用下排泄过多的磷，以维持体内钙、磷的平衡。①肾功能降低时，矿物质代谢变化的主要病理改变为发生继发性甲旁亢、血磷增高和 $1,25-(OH)_2D_3$ 水平降低。②肾性骨营养不良是肾衰竭时矿物质代谢紊乱的严重并发症之一，大体可分为两类：一为高转运性肾病，由继发或原发性甲旁亢引起，其特征是在吸收骨表面存在大量活跃的破骨细胞，伴随成骨细胞活性增加；二为低运性骨病，包括软骨病、骨软化和骨发育不全，其骨代谢处于相对静止状态。③药物影响：维生素 D 和含钙的磷结合剂的应用常导致患者体内钙磷沉积增高。长期血钙磷沉积增高易导致软组织钙化。组织活检证实尿毒症儿童发生的异位钙化与应用维生素 D 呈显著相关。④肾病综合征：随着血浆蛋白的降低，血总钙水平亦相应下降。认为活动期肾病综合征患者肠道对钙的吸收减少，加之尿钙排泄增加，机体往往处于负钙平衡状态。

（五）镁

镁在体内的阳离子仅次于钠、钾、钙而居第四位，在葡萄糖酵解、脂肪、蛋白质和核酸合成以及肌肉收缩及能量代谢等过程中起重要作用。人体镁代谢的平衡主要是通过肠道吸收和肾脏排泄来调节。一般肾衰竭患者通常能维持血镁正常或轻度升高。当肾小球滤过率明显下降时，肾脏排泄镁的能力下降，可致血镁升高，在摄镁过多或伴随服用含镁的抗酸剂时尤为显著。低血镁通常因应用大剂量利尿剂所致，常伴有低血钾，导致低血钾难以纠正。与肾性低血镁有关的因素有：噻嗪类利尿剂、Bartter 综合征、高醛固酮血症、两性霉素 B、环孢素等。

五、维生素

维生素是人类生存不可或缺的一类有机物质，参与了机体的能量代谢、生长发育以及其他生命活动过程。肾脏疾病可导致机体维生素代谢发生改变，其主要因素有：厌食或食物中维生素含量不足；降解或清除增加；血中维生素结合蛋白水平升高；尿中丢失增加；药物干扰维生素的吸收、排泄和代谢等。在慢性肾功能不全或衰竭时，多数维生素是缺乏的。

六、微量元素

目前已知有十几种必需微量元素，如铁、锌、铜、锰、钼、铬、钴、硒、镍、钒、氮、碘、锶。各种微量元素之间按一定比例存在，以维持各自的生理功能。生物体对必需微量元素有一套体内平衡机制以防止过量摄入，并能将已过量摄入的元素排出体外；而当摄取不足时又能增加吸收，使之摄入和排泄接近平衡。尿毒症时，微量元素不能完全清除，在体内积累浓度过高会进一步损害肾功能，形成恶性循环。许多因素都影响肾病及尿毒症时体液和组织中微量元素异常的程度，如摄入不足、生物利用度降低、吸收不良、分布改变、丢失过多等都可导致微量元素缺乏，而肾衰时排出减少、摄入过多等可导致微量元素累积过多。其中最重要的因素是肾功能，肾衰竭不同分期和不同的肾脏替代治疗对微量元素有不同的影响。尿毒症时一些元素（如砷、钴、铯、铬、汞、钼等）升高，另一些元素（如溴、铷、硒、锌等）下降。此外，有些微量元素（如铅的毒性作用）可进一步影响尿毒症时体内微量元素的平衡。

第二节　肾病患儿营养状况评价及营养治疗内容

肾病患儿的营养状况评价比较特殊，有些营养评价指标，如氮平衡、血肌酐、血尿素氮等由于疾病本身的影响而出现假象，所以在肾病患儿中，尤其是肾功能不全失代偿期的患儿中，营养检查的指标应从多个方面进行。

一、肾病患儿营养状况评价常用方法和指标

肾病患儿的营养状况评价可分为三个方面：膳食调查、营

养状况的体格检查和实验室检查。

（一）膳食调查

1. 膳食调查的内容

膳食调查的目的是通过各种不同的方法了解在一定时期内人群膳食摄入状况及膳食结构、饮食习惯等，借此来评定营养需要得到满足的程度。它是评价肾病患儿有无营养缺乏的定性指标。通过膳食调查了解肾病患儿相关饮食情况，方便进行饮食管理。

（1）饮食史：包括患儿的饮食习惯、饮食嗜好，例如常用食物、食物用量、就餐时间、口味轻重、有无忌口等。了解这些有助于患儿配合和坚持饮食治疗，有助于医务人员帮其正确选择适宜的食物，纠正错误的饮食习惯和嗜好。

（2）食物的摄入量和种类：这是膳食调查中较难准确了解的一项，患儿往往对食物的"量"没有准确的概念。如果事先对患儿进行培训或有食物模型，可提高此项内容的准确性。

（3）入水量：肾功能不全的患儿，因肾脏保留和排泄水的功能障碍，摄入水量过多或不足均可加重肾功能的损伤，或加重全身症状。因此，严格记录患儿的入水量，保证体内水的平衡至关重要。计算入水量包括：每日静脉输液量、饮水量及食物中所含的全部水分，要求护士熟练掌握各种常见食物的含水量（见附录四）。

（4）食欲及进食的改变：了解患儿能否正常进食，是否伴有恶心、呕吐，以及在病前、病后的膳食有何变化等。

2. 膳食调查的方法

膳食调查包括两大类：一类是记录法；另一类为询问法。询问法又包括24h回顾法、膳食史法和食物频率法（了解膳食习惯），此类方法较记录法简便、实用，但准确性不如记录法。

（1）食物记录法（又称称重法）

即对当时吃的食物量等数据进行记录，数据比较精确。

（2）24h回顾法

此法由受试者回顾调查24h中的食物消耗量情况，一般选用3d连续调查。由于此法主要依靠应答者的回忆，可能存在遗漏或增加食物的情况，因此，不适合于年龄在7岁以下的儿童或年龄在75岁以上的老人。

（3）食物频率法

食物频率法是估计被调查者在指定的一段时间内吃某些食物的频率的一种方法。这种方法以问卷形式进行膳食调查，根据每日、每周、每月甚至每年所食用的各种食物的次数或食物的种类来评价膳食营养状况。此法的优点是能够迅速得到日常食物摄入的种类和摄入量，反映长期营养素摄取模式，可以作为研究慢性疾病与膳食模式关系的依据。但缺点是需要对过去的食物进行回忆，与其他方法相比，对食物摄入的数量不够准确。

（二）体格检查

体格的生长情况和生长速度是营养状况评价的灵敏指标。因而，人体测量数据越来越被认为是评价群体或个体营养状况的有用指标。人体测量主要包括体重、身高、上臂围、上臂肌围、三头肌皮褶厚度等。其中体重是一个比较灵敏的营养评价指标。

1. 体重及体重变化

体重由人体脂肪组织、去脂组织构成。体重的改变与机体热量、蛋白质的改变是平行的，故体重可从总体上反映人体的营养状况，是目前主要的营养评定指标。动态观察体重变化更能客观反映营养不良的发生和程度，尤其是对于体重下降的患儿。判断肾病患儿体重变化时，还应考虑到水肿对体重的影响。例如，患儿一段时间内体重下降同时伴有水肿，说明体重实际下降的程度比测量出的体重下降更为严重。

（1）体重比：由于身高与体重的个体差异较大，故采用体重比更能灵敏地反映机体近期营养状况的变化。

体重比(%) = (标准体重 – 实际体重)/标准体重 × 100%

标准体重(kg) = 身高(cm) – 105

体重比下降 10% ~20% 为轻度营养不良，20% ~40% 为中度营养不良，>40% 为重度营养不良。但体重比对个别患儿不适用，如伴有水钠潴留、脱水的患儿。而且，在计算体重比时最好同时考虑下降速度的问题。

（2）体质量指数（BMI）：被认为是反映蛋白质及热量营养不良的可靠指标。对于肾病患儿来说，这是一个极好的营养评价标准（表 7 – 1）。

$$BMI = 体重(kg)/身高^2(m^2)$$

表 7 - 1　BMI 判断标准

BMI 分类	WTO 标准	亚洲标准	中国标准
体重过低	<18.5	<18.5	<18.5
正常范围	18.5 ~24.9	18.5 ~22.9	18.5 ~23.9
超重	≥25	≥23	≥24
肥胖	≥30	≥25	≥27

2. 上臂围、皮脂厚度、上臂肌围

上臂围为测量患儿上臂中点处的周长。上臂围测量方法：沿肩峰与尺骨鹰嘴连线中点绕上臂一周的长度（左手）。皮脂厚度的测量在临床常用肱三头肌、肱二头肌、肩胛下和髂骨下皮脂厚度。上臂肌围可根据上臂围和肱三头肌皮脂厚度计算得出。这些指标可以反映患儿热量和蛋白质的消耗程度，但短期内营养治疗变化较慢。

上臂肌围（arm muscle circumference，AMC）是评价总体蛋白储存的较可靠的指标。假设上臂为圆筒，上臂骨径不计，测量上臂中点处的围长（arm circumference，AC）和三头肌部皮褶厚度（triceps skin-fold thickness，TSF）。

$$AMC(mm) = AC(mm) - 3.14 \times TSF(mm)$$

AMC 评价标准：国际标准为 25.3cm（男）、23.2cm（女）。测定值 >90% 标准值为正常。

上臂肌围测算简便，评价结果和其他蛋白质营养状况的评价结果有显著相关。但测量易有误差，由于上臂是纺锤形，即使同一人操作，上臂围和皮褶厚度两处合计测量误差约达 10%。

（三）实验室检查

严重的营养不良在临床上比较容易诊断，但是轻度或亚临床的营养不良，只靠膳食调查或人体测量很难作出诊断，必须通过有关化验检查，才能得出正确和及时的诊断。血生化指标主要是蛋白质的检验，用于提示营养状况、估计并发症的危险性及筛查营养治疗的效果。尿生化指标多为代谢废物的检验，常为诊断有无肾脏疾病的主要依据，也可用于检测维生素、矿物质代谢情况等。

1. 血生化指标

生化指标在营养上的灵敏度要远高于人体测量，目前临床用来评价营养状况的生化指标主要包括白蛋白、前白蛋白，还有视黄醇结合蛋白、转铁蛋白、肌酐身高指数、氮平衡及免疫功能测定等。但对于肾病患儿来说，由于肾功能受损，肌酐、尿素氮排泄障碍，影响某些指标的测定，加之有些指标测定较昂贵及实验误差大，所以临床上主要以白蛋白、前白蛋白的测定值为准。

（1）白蛋白

血清中一般蛋白质的半衰期要 $30 \sim 45d$，而血清白蛋白的半衰期较短，为 $20d$ 左右，它对维持血液胶体渗透压、反映营养状况有重要作用。正常人体中血清白蛋白的范围在 $35 \sim 55g/L$，儿童血清白蛋白数值在 $39 \sim 53g/L$。肾病患儿由于营养摄入不足，蛋白质摄入限制及机体蛋白质大量消耗，可导致营养不良，此时，机体白蛋白会明显降低。一般认为，白蛋白在 $21 \sim 30g/L$

为中度营养不良，低于21g/L为严重恶性营养不良，此时患儿可出现水肿。

（2）前白蛋白

前白蛋白又称甲状腺素结合蛋白，其半衰期为2～3d，血清中正常含量为250～500mg/L左右，儿童血清中前白蛋白含量在170～420mg/L。在应激、手术创伤、肝炎等情况下前白蛋白迅速降低，它反映的是急性蛋白质缺乏，比白蛋白敏感。

另外还有视黄醇结合蛋白、转铁蛋白等，但均不是临床常用指标。

2. 尿生化指标

（1）尿常规检查：包括蛋白尿、血尿、管型尿、白细胞尿等。

（2）肾功能测定：包括内生肌酐清除率、肾血流测定、尿酸化功能检查等。

（3）与营养有关的尿生化指标：主要是各种维生素的排泄量，如维生素B1、维生素B2、维生素C和维生素D3等。

（4）肌酐身高指数

肌酐身高指数（%）=24h尿肌酐总量/理想体重尿肌酐总量×100%

该指标易受肾功能影响。当肾功能不全时，尿肌酐排出量降低，测定结果会偏低，应结合其他指标综合评价。

（四）临床症状和体征

肾病患儿由于体内毒素的积蓄，出现食欲缺乏、乏力、进食少等症状，甚至出现恶心、呕吐、胃肠道出血等，这些因素都会影响患儿的食物摄取，从而诱发营养不良。所以这些都是重要的观察指标。

二、肾脏疾病的营养治疗

肾脏疾病的营养治疗，应以患儿的营养状况、肾功能为依据，结合患儿的饮食习惯及嗜好，制定相应的饮食治疗方案。在治疗过程中，需监测肾功能的变化，及时调整营养治疗方案。

（一）能量摄入

肾脏病患儿必须供给充足的能量。如能量供给不足，食物及体内组织的氨基酸将通过糖原异生途径产生能量，从而增加尿素从肾脏的排出，引起或加重氮质血症。合理的能量摄入（表7－2、表7－3、表7－4、表7－5）是维持氮平衡、保证蛋白质和其他营养素充分利用的基础。

表7－2　0～1岁男孩能量需要

年龄（月）	体重（kg）	体重增加（g/d）	TEE（kcal/d）	能量储存（kcal/d）	每天能量需要[kcal/(kg·d)]
0～1	4.58	35.2	306	211	113
1～2	5.5	30.4	388	183	104
2～3	6.28	23.2	457	139	95
3～4	6.94	19.1	515	53	82
4～5	7.48	16.1	563	45	81
5～6	7.93	12.8	603	36	81

(续表)

年龄 （月）	体重 （kg）	体重增加 （g/d）	TEE （kcal/d）	能量储存 （kcal/d）	每天能量需要 [kcal/（kg·d）]
6~7	8.3	11	636	17	79
7~8	8.62	10.4	664	16	79
8~9	8.89	9	688	14	79
9~10	9.13	7.9	710	21	80
10~11	9.37	7.7	731	21	80
11~12	9.62	8.2	753	22	81

表7-3　0~1岁女孩能量需要

年龄 （月）	体重 （kg）	体重增加 （g/d）	TEE （kcal/d）	能量储存 （kcal/d）	每天能量需要 [kcal/（kg·d）]
0~1	4.35	28.3	286	178	107
1~2	5.14	25.5	356	161	101
2~3	5.82	21.2	416	134	94
3~4	6.41	18.4	469	68	84
4~5	6.92	15.5	514	57	83
5~6	7.35	12.8	552	47	82
6~7	7.71	11	584	20	78
7~8	8.03	9.2	612	17	78
8~9	8.31	8.4	637	15	78
9~10	8.55	7.7	658	18	79
10~11	8.78	6.6	679	15	79
11~12	9	6.3	698	14	79

表 7 - 4　男孩能量需求

年龄 （岁）	体重增加 （kg/y）	TEE （kcal/d）	生长所需 （kcal/d）	BMR （kcal/d）	每天能量需要 ［kcal/（kg·d）］
1~2	2.4	934	14	654	82.4
2~3	2	1117	11	773	83.6
3~4	2.1	1240	12	861	79.7
4~5	2	1349	11	906	76.8
5~6	2	1456	11	952	74.5
6~7	2.2	1561	12	997	72.5
7~8	2.4	1679	14	1049	70.5
8~9	2.8	1814	16	1111	68.5
9~10	3.3	1959	19	1179	66.6
10~11	3.9	2128	22	1247	64.6
11~12	4.5	2316	25	1321	62.4
12~13	5.2	2519	29	1406	60.2
13~14	5.8	2737	33	1504	57.9
14~15	5.9	2957	33	1610	55.6
15~16	5.4	3148	30	1711	53.4
16~17	4.2	3299	24	1797	51.6
17~18	2.6	3396	15	1857	50.3

表 7 - 5　女孩能量需求

年龄 （岁）	体重增加 （kg/y）	TEE （kcal/d）	生长所需 （kcal/d）	BMR （kcal/d）	每天能量需要 ［kcal/（kg·d）］
1~2	2.4	851	14	599	80.1
2~3	2.2	1035	12	727	80.6
3~4	1.9	1145	11	793	76.5

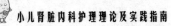

年龄 （岁）	体重增加 （kg/y）	TEE （kcal/d）	生长所需 （kcal/d）	BMR （kcal/d）	每天能量需要 [kcal/（kg·d）]
4~5	1.7	1231	10	827	73.9
5~6	1.8	1320	10	864	71.5
6~7	2.3	1415	13	904	69.3
7~8	3	1537	17	959	66.7
8~9	3.7	1678	21	1026	63.8
9~10	4	1831	23	1105	60.8
10~11	4.5	1981	25	1157	57.8
11~12	4.5	2123	25	1217	54.8
12~13	4.6	2250	26	1279	52
13~14	4.2	2355	24	1339	49.3
14~15	3.4	2430	19	1390	47
15~16	2.2	2578	12	1429	45.3
16~17	0.8	2499	5	1447	44.4
17~18	0	2503	0	1451	44.1

（二）蛋白质摄入

肾功能不全时，蛋白质代谢废物（如肌酐、尿素氮等）排泄障碍，会导致毒素水平蓄积。高蛋白饮食可引起肾小球高灌注、高滤过、高压力，加重肾小球血管的硬化，减少滤过面积，促进肾功能的恶化。因此，为减轻肾脏负担，应该采用低蛋白饮食治疗。

低蛋白饮食可以减少蛋白质代谢形成的尿素，减轻肾脏的排泄负担，延缓肾功能减退的速率，蛋白质的摄入量应该根据患儿体重、肾功能等情况而定，可参考表 7-6。

表 7-6　中国居民膳食蛋白质参考摄入量（DRIs）

年龄（岁）/ 生理状况	EAR（g/d）		RNI（g/d）	
	男	女	男	女
0 岁~	—	—	9^a	9^a
0.5 ~	15	15	20	20
1 ~	20	20	25	25
2 ~	20	20	25	25
3 ~	25	25	30	30
4 ~	25	25	30	30
5 ~	25	25	30	30
6 ~	25	25	35	35
7 ~	30	30	40	40
8 ~	30	30	40	40
9 ~	40	40	45	45
10 ~	40	40	50	50
11 ~	50	45	60	55
14 ~	60	50	75	60
18 ~	60	50	65	55
50 ~	60	50	65	55
65 ~	60	50	65	55
80 ~	60	50	65	55
孕妇（早）	—	+0	—	+0
孕妇（中）	—	+10	—	+15
孕妇（晚）	—	+25	—	+30
乳母	—	+20	—	+25

注：①未制定参考值者用"-"表示。

②"+"表示在同龄人参考值基础上额外增加量。

③EAR 为平均需要量，RNI 为推荐摄入量。

肾病患儿体内氨基酸比例失调，必需氨基酸水平下降，非必需氨基酸水平升高。因此，在蛋白质的种类选择上也应注意，多采用优质蛋白质，如蛋类、牛奶、瘦肉等。

（三）脂肪

肾脏病患儿常合并有高脂血症和脂质代谢紊乱，高脂血症可引起肾损伤。因此，对这些病人要限制脂肪摄入，必要时予以降脂治疗。

（四）水分的控制

当肾浓缩功能减退时，尿量可成倍增加，此时应增加液体的摄入量以防脱水。反之，如患儿出现浮肿、高血压、少尿或无尿时，则应限制液体的摄入量。总原则为：总入量 = 前一日尿量 + 500ml 不显性失水。

（五）调节饮食中各电解质平衡

当患儿出现浮肿、高血压时，应限制钠的摄入量（表 7 – 7）。饮食中钾的摄入应根据实验室血钾化验结果进行调整。当患儿出现钙、磷代谢紊乱时，应注意控制磷的摄入及增加钙的摄入量。

表 7 – 7　常见食物钠含量　　［mg/（100g 可食部）］

食物	含量	食物	含量	食物	含量
食盐	39311.0	羊肉（肥瘦）	80.6	茄子	5.4
味精	8160.0	鸭	69.0	番茄	5.0
酱油	5757.0	鸡	63.3	小米	4.3
海虾	302.2	白萝卜	61.8	甜椒	3.3

（续表）

食物	含量	食物	含量	食物	含量
海蟹	260.0	猪肉（肥瘦）	59.4	小麦粉 （标准粉）	3.1
河蟹	193.5	油菜	55.8	粳米（标一）	2.4
河虾	133.8	大白菜	57.5	黄豆	2.2
鸡蛋	131.5	牛奶	37.2	赤豆	2.2
黄鱼	120.3	甘蓝	27.2	苹果	1.6
牛肉（肥瘦）	84.2	韭菜	8.1	柑橘	1.4

（六）维生素

肾脏疾病可由于摄入不足、降解或清除增加、药物干扰等影响，导致机体维生素缺乏或蓄积，造成一定的毒副作用。所以各种维生素应根据病情而定补充。

不管任何时候，营养评估都应采用综合方法，而不是任何一种单一的方法来评估营养状态。具体包括蛋白质能量摄入情况、生化参数、人体测量、机体组分测定、功能状态及主观综合性营养评估法等。

第三节　主要肾脏疾病的营养治疗

一、肾病综合征患儿的营养治疗

（一）临床症状与营养相关问题

1. 负氮平衡

患儿持续大量蛋白尿造成蛋白质严重丢失，引起低蛋白血

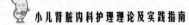

症，血浆胶体渗透压降低，使机体处于负氮平衡状态。

2. 脂类代谢紊乱

患儿常伴有脂类代谢紊乱，高脂血症可加重蛋白尿和肾小球损伤，促进肾小球硬化，并使患儿发生动脉粥样硬化、缺血性心脏病，以及增加脑血管病的危险性。纠正患儿脂类代谢紊乱可使尿蛋白量下降、肾功能改善，还可使血中白蛋白和总蛋白浓度升高。

3. 水钠潴留

由于清蛋白降低、胶体渗透压下降及血容量减少，引起继发性醛固酮增多症及抗利尿激素增加，加重了水钠潴留。

4. 电解质及矿物质缺乏

由于疾病反复发作、长期忌盐及经常接受利尿剂治疗，患儿常出现低钾、低钠、低钙血症等，会进一步影响食欲及生长发育。

（二）营养治疗的目的及原则

营养治疗的目的及原则是供给患儿充足的能量和各类营养素，纠正负氮平衡，减轻水肿，限制钠的摄入量，防止血脂异常，以保护肾功能，延缓肾功能恶化，并预防并发症。

（三）营养治疗的实施

1. 热量

肾病综合征患儿呈蛋白—能量营养不良，除低蛋白血症外，还有贫血、乏力、食欲缺乏及对食物耐受（如乳糖的吸收）差等。总热量依年龄不同而不同，参见表 7-2、表 7-3、表 7-4、表 7-5。其中，糖类占 40%～60%，50% 为多糖和纤维，脂肪一般 2～4g(kg·d)，植物油占 50%。

2. 蛋白质

尽管肾病综合征患儿有大量蛋白丢失和低白蛋白血症，但不主张给予高蛋白饮食。因为高蛋白饮食不但不能使患儿血中白蛋白浓度升高，反而会加重蛋白尿，损伤肾功能。另外，由于增加白蛋白从尿中排泄和在肾组织分解而有可能使血中白蛋白浓度进一步降低。

高蛋白膳食虽然使体内合成蛋白质增加，但其分解及尿中排出增加，并可能使肾小球硬化，故主张儿童蛋白供给 1.5～2.0g(kg·d) 为宜，三餐中蛋白质的分配应重点放在晚餐为好。

3. 水和盐

水一般不必限制，但水肿时应限制钠的摄入。一般为 1～2g/d，严重水肿时则应 <1g/d，待水肿明显好转应逐渐增加食盐摄入量。

4. 维生素及微量元素

肾病综合征时应补充维生素 D，加 $25-(OH)D_3$ $1～2\mu g/(kg·d)$ 或 $1,25(OH)_2D_3$ $0.025～0.05\mu g/(kg·d)$，钙 10～30mg/(kg·d)，铁 2～6mg/(kg·d)，锌 5～20mg/(kg·d)。

二、慢性肾小球肾炎患儿的营养治疗

(一) 临床症状与营养相关问题

1. 蛋白质代谢紊乱

因持续大量蛋白尿，使血浆蛋白质浓度降低，患儿常伴有营养不良，一般呈负氮平衡。

2. 水及电解质代谢紊乱

患儿因肾小球滤过率下降，同时伴肾小管功能障碍，丧失浓缩及稀释功能，出现夜尿增多、等张尿、浮肿，也可出现低钠血症、低钾血症或高钾血症。

(二) 营养治疗的目的及原则

通过限制饮食控制高血压，减轻水肿，防止蛋白质进一步分解，以减少尿素及其他蛋白质代谢废物的产生。因此，应根据不同病程及肾功能状况对患儿的饮食进行调整，以保护残余肾功能。

(三) 营养治疗的实施

1. 蛋白质、热量

适当限制蛋白质摄入可减轻氮质血症，但长期严格限制将影响小儿生长发育。一般供给具有各种必需氨基酸、高生物效价的蛋白质 $1g/(kg \cdot d)$ 为宜；对无氮质血症而尿蛋白较严重者，可按 $2g/(kg \cdot d)$ 补给，以满足患儿生长发育。有肾功能不全氮质血症者，应限制蛋白质摄入量。热量供给应充足，接近正常儿童需求量，糖为主要供热量者，脂肪部分可用鱼油，对减轻"肾脂毒性"、延缓肾功能进展有一定作用。

2. 水、电解质

入水量一般不加限制，有水肿少尿者则适当限制。当出现腹泻、呕吐及大量利尿时，盐和水都应适当补充。特别注意低磷饮食，必要时配合使用能和磷结合的药剂（如藻酸钙或多聚糖醛酸等）以控制血磷。

3. 维生素

供给富含维生素的蔬菜及水果，进食宜清淡，避免辛辣、刺激性食物或海产品，如辣椒、姜、蒜、海鱼、海虾等。有贫血者应补充绿色蔬菜及动物肝脏。

三、慢性肾功能衰竭患儿的营养治疗

（一）临床症状与营养相关问题

1. 负氮平衡

患儿可因食欲减退，或在透析前进行严格的饮食控制、蛋白质和热量摄入不足，而出现负氮平衡和低蛋白血症。

2. 脂肪代谢

患儿可能由于高胰岛素血症而促进肝脏对三酰甘油的合成增加，同时组织清除脂蛋白酶的活力降低而易发生高脂蛋白血症。

3. 水、电解质紊乱

由于长期忌盐及利尿剂的应用，可导致患儿发生低钠、低钾血症，也可因尿少及代谢性酸中毒，促进机体细胞内钾外溢，出现高钾血症。

4. 钙、磷代谢紊乱

当 GFR < 30ml/min 时，肾脏排磷能力显著降低。因此，在轻、中度肾功能衰竭时，血磷水平通常是正常的，但随着肾功能进一步降低，血磷水平开始上升，继而发生低钙血症。

（二）营养治疗的目的及原则

营养治疗的目的及原则是为患儿减轻尿毒症症状，维持良好的营养状况，纠正水、电解质紊乱，提供合适的能量和各类营养素，保护肾功能，预防并发症。

（三）营养治疗的实施

1. 蛋白质

成人一般根据肾功能损害的程度决定蛋白质摄入量。当肾功能降至正常的 20% 时，则严格限制蛋白质入量，利于血中含氮物质的下降，但不能低至发生负氮平衡水平。为满足小儿生长发育，年龄越小需要的蛋白质量越高，蛋白质摄取量的建议：< 1 岁 1.8g/（kg·d）；1~2 岁 1.0~1.5g/（kg·d）；2~16 岁 1g/（kg·d）。尽量选用含必需氨基酸丰富的优质蛋白质食品，如鸡蛋、牛奶、瘦肉、鱼肉等；婴儿摄食人乳较好。

2. 糖及脂肪

热量除蛋白质提供外，主要由糖和脂肪供给，最少热量达到 $126 \sim 167kJ/(kg \cdot d)$，以免组织蛋白的分解产热。婴儿原则上喂母乳，2 岁以上主食除米、面粉外，还可配合麦淀粉或其他淀粉制品，目的是减少植物蛋白的摄入。植物油量不限，可根据患儿食欲调节。

3. 水

慢性肾功能不全早期，不宜限水过严，可依口渴感进水，以免因入量不足致血容量下降，进一步降低肾小球滤过率加重病情。如肾功能不全进入晚期，在尿量减少时，或在慢性肾功能不全基础上有急性肾功能恶化而尿量减少时应限水，入水量以不显性失水加前一天尿量为准，并每天监测体重，以指导入量。

4. 电解质

慢性肾功能不全患儿有低钠血症时，钠入量可不过分限制，有明显水肿、高血压、心衰者应控制在 $1g/d$。尿量 < $1000ml/d$ 而血钾增高时，应适当控制含钾食品，当尿量 > $1500ml/d$ 而血钾降低时，还需酌情补钾。控制磷的摄入量需做到两点：一是低蛋白饮食；二是避免食用含磷高的动物内脏和脑。对已接受血液透析或腹膜透析者，可自由食用高蛋白食物时，需特别注意高磷食物的限制。

5. 矿物质

患儿血钾高，应少食含钾高的水果和蔬菜，并因有低钙高磷，饮食上应忌食含磷高的食物，并给予高钙饮食，或口服碳酸钙等予以补充。肾功能衰竭的患儿因维生素 D 的活化过程障碍、钙的吸收不良而造成骨质缺乏，膳食中需补充或口服活性维生素 D 制剂。

附录一　0~18岁儿童青少年身高、体重的百分位数值

0~18岁儿童青少年身高、体重的百分位数值（男）

年龄	3rd 身高(cm)	体重(kg)	10th 身高(cm)	体重(kg)	25th 身高(cm)	体重(kg)	50th 身高(cm)	体重(kg)	75th 身高(cm)	体重(kg)	90th 身高(cm)	体重(kg)	97th 身高(cm)	体重(kg)
出生	47.1	2.62	48.1	2.83	49.2	3.06	50.4	3.32	51.6	3.59	52.7	3.85	53.8	4.12
2月	54.6	4.53	55.9	4.88	57.2	5.25	58.7	5.68	60.3	6.15	61.7	6.59	63.0	7.05
4月	60.3	5.99	61.7	6.43	63.0	6.90	64.6	7.45	66.2	8.04	67.6	8.61	69.0	9.20
6月	64.0	6.80	65.4	7.28	66.8	7.80	68.4	8.41	70.0	9.07	71.5	9.70	73.0	10.37
9月	67.9	7.56	69.4	8.09	70.9	8.66	72.6	9.33	74.4	10.06	75.9	10.75	77.5	11.49
12月	71.5	8.16	73.1	8.72	74.7	9.33	76.5	10.05	78.4	10.83	80.1	11.58	81.8	12.37
15月	74.4	8.68	76.1	9.27	77.8	9.91	79.8	10.68	81.8	11.51	83.6	12.30	85.4	13.15
18月	76.9	9.19	78.7	9.81	80.6	10.48	82.7	11.29	84.8	12.16	86.7	13.01	88.7	13.90
21月	79.5	9.71	81.4	10.37	83.4	11.08	85.6	11.93	87.9	12.86	90.0	13.75	92.0	14.70
2岁	82.1	10.22	84.1	10.90	86.2	11.65	88.5	12.54	90.9	13.51	93.1	14.46	95.3	15.46
2.5岁	86.4	11.11	88.6	11.85	90.8	12.66	93.3	13.64	95.9	14.70	98.2	15.73	100.5	16.83
3岁	89.7	11.94	91.9	12.74	94.2	13.61	96.8	14.65	99.4	15.80	101.8	16.92	104.1	18.12
3.5岁	93.4	12.73	95.7	13.58	98.0	14.51	100.6	15.63	103.2	16.86	105.7	18.08	108.1	19.38
4岁	96.7	13.52	99.1	14.43	101.4	15.43	104.1	16.64	106.9	17.98	109.3	19.29	111.8	20.71
4.5岁	100.0	14.37	102.4	15.35	104.9	16.43	107.7	17.75	110.5	19.22	113.1	20.67	115.7	22.24
5岁	103.3	15.26	105.8	16.33	108.4	17.52	111.3	18.98	114.2	20.61	116.9	22.23	119.6	24.00
5.5岁	106.4	16.09	109.0	17.26	111.7	18.56	114.7	20.18	117.7	21.98	120.5	23.81	123.3	25.81
6岁	109.1	16.80	111.8	18.06	114.6	19.49	117.7	21.26	120.9	23.26	123.7	25.29	126.6	27.55
6.5岁	111.7	17.53	114.5	18.92	117.4	20.49	120.7	22.45	123.9	24.70	126.9	27.00	129.9	29.57
7岁	114.6	18.48	117.6	20.04	120.6	21.81	124.0	24.06	127.4	26.66	130.5	29.35	133.7	32.41
7.5岁	117.4	19.43	120.5	21.17	123.6	23.16	127.1	25.72	130.7	28.70	133.9	31.84	137.2	35.45
8岁	119.9	20.32	123.1	22.24	126.3	24.46	130.0	27.33	133.7	30.71	137.1	34.31	140.4	38.49
8.5岁	122.3	21.18	125.6	23.28	129.0	25.73	132.7	28.91	136.6	32.69	140.1	36.74	143.6	41.49
9岁	124.6	22.04	128.0	24.31	131.4	26.98	135.4	30.46	139.3	34.61	142.9	39.08	146.5	44.35
9.5岁	126.7	22.95	130.3	25.42	133.9	28.31	137.9	32.09	142.0	36.61	145.7	41.49	149.4	47.24
10岁	128.7	23.89	132.3	26.55	136.0	29.66	140.2	33.74	144.4	38.61	148.2	43.85	152.0	50.01
10.5岁	130.7	24.96	134.5	27.83	138.3	31.20	142.6	35.58	147.0	40.81	150.9	46.40	154.9	52.93
11岁	132.9	26.21	136.8	29.33	140.8	32.97	145.3	37.69	149.9	43.27	154.0	49.20	158.1	56.07
11.5岁	135.3	27.59	139.5	30.97	143.7	34.91	148.4	39.98	153.1	45.94	157.4	52.21	161.7	59.40
12岁	138.1	29.09	142.5	32.77	147.0	37.03	151.9	42.49	157.0	48.86	161.5	55.50	166.0	63.04
12.5岁	141.1	30.74	145.7	34.71	150.4	39.29	155.6	45.13	160.8	51.89	165.5	58.90	170.2	66.81
13岁	145.0	32.82	149.6	37.04	154.3	41.90	159.5	48.08	164.8	55.21	169.5	62.57	174.2	70.83
13.5岁	148.8	35.03	153.3	39.42	157.9	44.45	163.0	50.85	168.1	58.21	172.7	65.80	177.2	74.33
14岁	152.3	37.36	156.7	41.80	161.0	46.90	165.9	53.37	170.7	60.83	175.1	68.53	179.4	77.20
14.5岁	155.3	39.53	159.4	43.94	163.6	49.00	168.2	55.43	172.8	62.86	176.9	70.55	181.0	79.24
15岁	157.5	41.43	161.4	45.77	165.4	50.75	169.8	57.08	174.2	64.40	178.2	72.00	182.0	80.60
15.5岁	159.1	43.05	162.9	47.31	166.7	52.19	171.0	58.39	175.2	65.57	179.1	73.03	182.8	81.49
16岁	159.9	44.28	163.6	48.47	167.4	53.26	171.6	59.35	175.6	66.40	179.5	73.73	183.2	82.05
16.5岁	160.5	45.30	164.2	49.42	167.9	54.13	172.1	60.12	176.2	67.05	179.9	74.25	183.5	82.44
17岁	160.9	46.04	164.5	50.11	168.2	54.77	172.3	60.68	176.4	67.51	180.1	74.62	183.7	82.70
18岁	161.3	47.01	164.9	51.02	168.6	55.60	172.7	61.40	176.7	68.11	180.4	75.08	183.9	83.00

注：①根据2005年九省/市儿童体格发育调查数据研究制定。
　　②3岁以前为身长。

0～18岁儿童青少年身高、体重的百分位数值（女）

年龄	3rd 身高(cm)	体重(kg)	10th 身高(cm)	体重(kg)	25th 身高(cm)	体重(kg)	50th 身高(cm)	体重(kg)	75th 身高(cm)	体重(kg)	90th 身高(cm)	体重(kg)	97th 身高(cm)	体重(kg)	SD值(cm)	占成年身高比例
出生	46.6	2.57	47.5	2.76	48.6	2.96	49.7	3.21	50.9	3.49	51.9	3.75	53.0	4.04	1.72	30.95%
2月	53.4	4.21	54.7	4.50	56.0	4.82	57.4	5.21	58.9	5.64	60.2	6.06	61.6	6.51	2.17	35.74%
4月	59.1	5.55	60.3	5.93	61.7	6.34	63.1	6.83	64.6	7.37	66.0	7.90	67.4	8.47	2.22	39.29%
6月	62.5	6.34	63.9	6.76	65.2	7.21	66.8	7.77	68.4	8.37	69.8	8.96	71.2	9.59	2.32	41.59%
9月	66.4	7.11	67.8	7.58	69.3	8.08	71.0	8.69	72.8	9.36	74.3	10.01	75.9	10.71	2.53	44.21%
12月	70.0	7.70	71.6	8.20	73.2	8.74	75.0	9.40	76.8	10.12	78.5	10.82	80.2	11.57	2.70	46.70%
15月	73.2	8.22	74.9	8.75	76.6	9.33	78.5	10.02	80.4	10.79	82.2	11.53	84.0	12.33	2.87	48.88%
18月	76.0	8.73	77.7	9.29	79.5	9.91	81.5	10.65	83.6	11.46	85.5	12.25	87.4	13.11	3.03	50.75%
21月	78.5	9.26	80.4	9.86	82.3	10.51	84.4	11.30	86.6	12.17	88.6	13.01	90.7	13.93	3.23	52.55%
2岁	80.9	9.76	82.9	10.39	84.9	11.08	87.2	11.92	89.6	12.84	91.7	13.74	93.9	14.71	3.45	54.30%
2.5岁	85.2	10.65	87.4	11.35	89.6	12.12	92.1	13.05	94.6	14.07	97.0	15.08	99.3	16.16	3.73	57.35%
3岁	88.6	11.50	90.8	12.27	93.1	13.11	95.6	14.13	98.2	15.25	100.5	16.36	102.9	17.55	3.78	59.53%
3.5岁	92.4	12.32	94.6	13.14	96.8	14.05	99.4	15.16	102.0	16.38	104.4	17.59	106.8	18.89	3.82	61.89%
4岁	95.8	13.10	98.1	13.99	100.4	14.97	103.1	16.17	105.7	17.50	108.2	18.81	110.6	20.24	3.93	64.20%
4.5岁	99.2	13.89	101.5	14.85	104.0	15.92	106.7	17.22	109.5	18.66	112.1	20.10	114.7	21.67	4.12	66.44%
5岁	102.3	14.64	104.8	15.68	107.3	16.84	110.2	18.26	113.1	19.83	115.7	21.41	118.4	23.14	4.27	68.62%
5.5岁	105.4	15.39	108.0	16.52	110.6	17.78	113.5	19.33	116.5	21.06	119.3	22.81	122.0	24.72	4.42	70.87%
6岁	108.1	16.10	110.8	17.32	113.5	18.68	116.6	20.37	119.7	22.27	122.5	24.19	125.4	26.30	4.60	72.60%
6.5岁	110.6	16.80	113.4	18.12	116.2	19.60	119.4	21.44	122.7	23.51	125.6	25.62	128.6	27.96	4.78	74.35%
7岁	113.3	17.58	116.2	19.01	119.2	20.62	122.5	22.64	125.9	24.94	129.0	27.28	132.1	29.89	4.98	76.28%
7.5岁	116.0	18.39	119.0	19.95	122.1	21.71	125.6	23.93	129.1	26.48	132.3	29.08	135.5	32.01	5.18	78.21%
8岁	118.5	19.20	121.6	20.89	124.9	22.81	128.5	25.25	132.1	28.05	135.4	30.95	138.7	34.23	5.37	80.01%
8.5岁	121.0	20.05	124.2	21.88	127.6	23.99	131.3	26.67	135.1	29.77	138.5	32.99	141.9	36.69	5.57	81.76%
9岁	123.3	20.93	126.7	22.93	130.2	25.23	134.1	28.19	138.0	31.63	141.6	35.26	145.1	39.41	5.80	83.50%
9.5岁	125.7	21.89	129.3	24.08	132.9	26.61	137.0	29.87	141.1	33.72	144.8	37.79	148.5	42.51	6.05	85.31%
10岁	128.3	22.98	132.1	25.36	135.9	28.15	140.1	31.76	144.4	36.05	148.2	40.63	152.0	45.97	6.28	87.24%
10.5岁	131.1	24.22	135.0	26.80	138.9	29.84	143.3	33.80	147.7	38.53	151.6	43.61	155.6	49.59	6.52	89.23%
11岁	134.2	25.74	138.2	28.53	142.2	31.81	146.6	36.10	151.1	41.24	155.2	46.78	159.2	53.33	6.63	91.28%
11.5岁	137.2	27.43	141.2	30.39	145.2	33.86	149.7	38.40	154.1	43.85	158.2	49.73	162.1	56.67	7.12	93.21%
12岁	140.2	29.33	144.1	32.42	148.0	36.04	152.4	40.77	156.7	46.42	160.7	52.49	164.5	59.64	6.47	94.89%
12.5岁	142.9	31.22	146.6	34.39	150.4	38.09	154.6	42.89	158.8	48.60	162.6	54.71	166.3	61.86	6.23	96.26%
13岁	145.0	33.09	148.6	36.29	152.2	40.00	156.3	44.79	160.3	50.45	164.0	56.46	167.6	63.45	6.02	97.32%
13.5岁	146.7	34.82	150.2	38.01	153.7	41.69	157.6	46.42	161.6	51.97	165.1	57.81	168.6	64.55	5.98	98.13%
14岁	147.9	36.38	151.3	39.55	154.8	43.19	158.6	47.83	162.4	53.23	165.9	58.88	169.3	65.36	5.67	98.75%
14.5岁	148.9	37.71	152.2	40.84	155.6	44.43	159.4	48.97	163.1	54.23	166.5	59.70	169.8	65.93	5.55	99.25%
15岁	149.5	38.73	152.8	41.83	156.1	45.36	159.8	49.82	163.5	54.96	166.8	60.28	170.1	66.30	5.49	99.50%
15.5岁	149.9	39.51	153.1	42.58	156.5	46.06	160.1	50.45	163.8	55.49	167.1	60.69	170.3	66.55	5.45	99.69%
16岁	149.8	39.96	153.1	43.01	156.4	46.47	160.1	50.81	163.8	55.79	167.1	60.91	170.3	66.69	5.45	99.69%
16.5岁	149.9	40.29	153.2	43.32	156.5	46.77	160.2	51.07	163.8	56.01	167.1	61.07	170.4	66.75	5.43	99.74%
17岁	150.1	40.44	153.4	43.47	156.7	46.90	160.3	51.20	164.0	56.11	167.2	61.15	170.5	66.82	5.42	99.81%
18岁	150.4	40.71	153.7	43.73	157.0	47.14	160.6	51.41	164.2	56.28	167.5	61.28	170.7	66.89	5.37	100.00%

注：①根据2005年九省/市儿童体格发育调查数据研究制定。
②3岁以前为身长。

附录二 各年龄儿童心率平均值及范围（次/分）[①]

年龄	平均值	最小值—最大值
出生～	127.9	88～158
2 天～	116.5	85～162
8 天～	146.0	115～172
1 月～	139.5	111～167
4 月～	130.0	105～158
7 月～	124.8	109～154
1 岁～	119.2	85～187
3 岁～	108.8	75～133
4 岁～	100.8	71～133
6 岁～	91.7	68～125
8 岁～	88.9	64～123
11 岁～	82.3	52～115
男 12～14 岁	77.4	58～102
女 12～14 岁	87.3	55～109

---

① 胡亚美，江载芳．诸福棠实用儿科学．7 版．北京：人民卫生出版社，2008.

附录三 各年龄儿童青少年平均血压值[①]

中国男性儿童青少年血压参照标准（mmHg)

年龄（岁）	SBP				DBP – K4				DBP – K5			
	P_{50}	P_{90}	P_{95}	P_{99}	P_{50}	P_{90}	P_{95}	P_{99}	P_{50}	P_{90}	P_{95}	P_{99}
3	90	102	105	112	57	66	69	73	54	66	69	73
4	91	103	107	114	58	67	70	74	55	67	70	74
5	93	106	110	117	60	69	72	77	56	68	71	77
6	95	108	112	120	61	71	74	80	58	69	73	78
7	97	111	115	123	62	73	77	83	59	71	74	80
8	98	113	117	125	63	75	78	85	61	72	76	82
9	99	114	119	127	64	76	79	86	62	74	77	83
10	101	115	120	129	64	76	80	87	64	74	78	84
11	102	117	122	131	65	77	81	88	64	75	78	84
12	103	119	124	133	66	78	81	88	65	75	78	84
13	104	120	125	135	66	78	82	89	65	75	79	84
14	106	122	127	138	67	79	83	90	65	76	79	84
15	107	124	129	140	69	80	84	90	66	76	79	85
16	108	125	130	141	70	81	85	91	66	76	79	85
17	110	127	132	142	71	82	85	91	67	77	80	86

[①] 米杰. 中国儿童青少年血压参照标准的研究制定. 中国循证儿科杂志，2010，5（1）：4 – 14.

中国女性儿童青少年血压参照标准（mmHg）

年龄 （岁）	SBP				DBP – K4				DBP – K5			
	P_{50}	P_{90}	P_{95}	P_{99}	P_{50}	P_{90}	P_{95}	P_{99}	P_{50}	P_{90}	P_{95}	P_{99}
3	89	101	104	110	57	66	68	72	55	66	68	72
4	90	102	105	112	58	67	69	73	56	67	69	73
5	92	104	107	114	59	68	71	76	57	68	71	76
6	93	106	110	117	61	70	73	78	58	69	72	78
7	95	108	112	120	62	72	75	81	59	70	73	79
8	97	111	115	123	63	74	77	83	60	71	74	81
9	98	112	117	125	63	75	78	85	61	72	76	82
10	99	114	118	127	64	76	80	86	62	73	77	83
11	101	116	121	130	65	77	80	87	64	74	77	83
12	102	117	122	132	66	78	81	88	65	75	78	84
13	103	118	123	132	66	78	81	88	65	75	78	84
14	104	118	123	132	67	78	82	88	65	75	78	84
15	104	118	123	132	67	78	82	88	65	75	78	84
16	104	119	123	132	68	78	82	88	65	75	78	84
17	105	119	124	133	68	78	82	88	66	76	78	84

　　注：1mmHg＝0.133KPa，SBP：收缩压，DBP：舒张压。P_{50}被用于比较不同人群之间的血压值，血压值为P_{90}或低于P_{95}为正常血压高限，血压值高于P_{95}但低于P_{99}为高血压，血压值等于或高于P_{99}为严重高血压。

附录四 常用食物水分及热量表①

常用食物水分及热量表（以每100g可食部计）

食物名称	食部(%)	水分(g)	热量(kcal)	食物名称	食部(%)	水分(g)	热量(kcal)	食物名称	食部(%)	水分(g)	热量(kcal)	食物名称	食部(%)	水分(g)	热量(kcal)
谷类及制品				干豆类及制品				蔬菜类及制品							
面条	100	72.7	107	腐竹	100	7.9	461	绿豆芽	100	95.3	16	西兰花	83	91.6	27
花卷	100	45.7	214	千张	100	52	262	茄子	93	93.4	23	菠菜	89	91.2	28
馒头	100	43.9	223	豆腐干	100	61.3	197	番茄	97	95.2	15	圆白菜	86	93.2	24
烙饼	100	36.4	258	素鸡	100	64.3	194	葫子	85	92.2	29	香菜	81	90.5	33
烧饼	100	25.9	298	绿豆（干）	100	12.3	329	青椒	91	93.4	22	苋菜	74	90.2	30
油饼	100	24.8	403	绿豆饼	100	69.7	122	秋葵	98	91.2	25	茼蒿	82	93	24
油条	100	21.8	388	红豆（干）	100	12.6	324	黄瓜	92	95.8	16	莴笋	62	95.5	15
米饭	100	70.9	116	红豆粥	100	84.4	62	苦瓜	81	93.4	22	芹菜	100	95.4	13
米粉	100	12.7	349	兰花豆	100	10.5	447	南瓜	85	93.5	23	生菜	94	96.7	12

---

① 杨月欣. 中国食物成分表. 北京：北京大学医学出版社，2018.

（续表）

食物名称	食部(%)	水分(g)	热量(kcal)	食物名称	食部(%)	水分(g)	热量(kcal)	食物名称	食部(%)	水分(g)	热量(kcal)	食物名称	食部(%)	水分(g)	热量(kcal)
谷类及制品				干豆类及制品				蔬菜类及制品							
玉米	46	71.3	112	蔬菜类及制品				笋瓜	91	96.1	13	油麦菜	81	95.9	12
小米粥	100	89.3	46	白萝卜	94	94.8	16	西葫芦	73	94.9	19	竹笋	63	92.8	23
薯类、淀粉及制品				胡萝卜	96	89.2	39	冬瓜	80	96.9	10	菱角	57	73	101
马铃薯	94	78.6	81	蚕豆	31	70.2	111	丝瓜	83	94.1	20	茭白	74	92.2	26
红薯	90	83.4	61	刀豆	92	89	40	蒜苗	82	88.9	40	荸荠	78	83.6	61
藕粉	100	6.4	373	豆角	96	90	34	洋葱	90	89.2	40	藕	88	86.4	47
魔芋精粉	100	12.2	186	荷兰豆	88	91.9	30	韭黄	88	93.2	24	山药	83	84.8	57
粉丝	100	15	338	毛豆	53	69.6	131	韭菜	90	92	25	芋头	88	85	56
干豆类及制品				四季豆	96	91.3	31	大白菜	89	94.4	20	马齿苋	100	92	117
黄豆	100	10.2	390	豌豆尖	100	42.1	225	白菜薹	84	91.3	28	香椿	76	85.2	211
豆腐	100	83.8	84	扁豆	96	89.5	32	红菜薹	52	91.1	43	蕨菜	100	88.6	177
豆奶	100	94	30	豇豆	97	90.1	32	小白菜	94	94.8	14				
豆浆	100	93.8	31	甜豆	100	88	32	娃娃菜	97	95	13				
豆腐皮	100	9.4	447	黄豆芽	100	88.8	47	花椰菜	82	93.2	20				

(续表)

食物名称	食部(%)	水分(g)	热量(kcal)	食物名称	食部(%)	水分(g)	热量(kcal)	食物名称	食部(%)	水分(g)	热量(kcal)	食物名称	食部(%)	水分(g)	热量(kcal)
菌藻类				水果类及制品								肉类及制品			
金针菇	100	90.2	32	柿饼	97	33.8	255	木瓜	89	91.7	30	猪肉(肥瘦)	100	46.8	395
蘑菇	99	92.4	24	桑葚	100	82.8	57	山竹	25	81.2	72	猪肉(瘦)	100	71	143
木耳(水发)	100	91.8	27	草莓	97	91.3	32	香蕉	59	75.8	93	猪蹄	60	58.2	260
平菇	93	92.5	24	橙	74	87.4	48	哈密瓜	71	91	34	猪小排	72	58.1	278
鲜香菇	100	91.7	26	橘	78	89.1	42	香瓜	78	92.9	26	猪肚	96	78.2	110
杏鲍菇	100	89.6	35	柚	69	89	42	西瓜	59	92.3	31	猪肝	99	70.7	129
海带	100	94.4	13	柠檬	66	91	37	坚果、种子类				叉烧肉	100	49.2	279
紫菜(干)	100	127	250	西柚	73	90.9	33	核桃	43	5.2	646	午餐肉	100	59.9	229
水果类及制品				菠萝	68	88.4	44	板栗	78	46.6	214	猪肉松	100	9.4	396
苹果	85	86.1	53	菠萝蜜	43	73.2	105	松子	31	3.6	644	广式香肠	100	33.5	433
梨	82	85.9	51	桂圆	50	81.4	71	松子仁	100	0.8	718	火腿肠	100	57.4	212
桃	89	88.9	42	桂圆(干)	37	26.9	277	杏仁	100	5.6	578	牛肉(肥瘦)	99	72.8	125

（续表）

食物名称	食部(%)	水分(g)	热量(kcal)	食物名称	食部(%)	水分(g)	热量(kcal)	食物名称	食部(%)	水分(g)	热量(kcal)	食物名称	食部(%)	水分(g)	热量(kcal)
菌藻类				水果类及制品								肉类及制品			
李子	91	90	38	桂圆肉	100	17.7	317	榛子	66	2.2	642	牛肉(瘦)	100	75.2	106
杏	91	89.4	38	荔枝	73	81.9	71	腰果	100	2.1	615	酱牛肉	100	50.7	246
杏干	25	8.8	338	芒果	60	90.6	35	开心果	82	0.8	631	牛肉干	100	9.3	550
西梅	76	88.5	42	木瓜	86	92.2	29	花生(炒)	71	4.1	601	羊肉(肥瘦)	90	65.7	203
枣(鲜)	87	67.4	125	杨梅	82	92	30	花生仁(炒)	100	1.8	589	羊肉(瘦)	90	74.2	118
枣(干)	80	26.9	276	杨桃	88	91.4	31	油炸花生仁	100	1.3	583	鸡	66	69	167
樱桃	80	88	46	椰子	33	51.8	241	葵花籽	52	2	625	烤鸡	73	59	240
葡萄	86	88.5	45	枇杷	62	89.3	41	南瓜籽	68	4.1	582	炸鸡	70	49.4	279
葡萄干	100	11.6	344	火龙果	69	84.8	55	西瓜籽	43	4.3	582	鸭	68	63.9	240
石榴	57	79.2	72	榴莲	37	64.5	150					烤鸭	80	38.2	436
柿	87	80.6	74	芒果	68	86.1	52					酱鸭	80	53.6	266

(续表)

食物名称	食部(%)	水分(g)	热量(kcal)	食物名称	食部(%)	水分(g)	热量(kcal)	食物名称	食部(%)	水分(g)	热量(kcal)	食物名称	食部(%)	水分(g)	热量(kcal)
乳类及制品				鱼虾蟹贝类				甜点、速食品、饮料							
牛乳	100	89.4	54	鳜鱼	61	74.5	117	麦片	100	11.3	368				
人乳	100	87.6	65	带鱼	76	73.3	127	方便面	100	3.6	473				
奶粉	100	2.8	484	鱼片干	100	20.2	303	面包	100	27.4	313				
酸奶	100	84.7	72	基围虾	60	75.2	101	饼干	100	5.7	435				
奶片	100	3.7	472	虾米	100	37.4	198	薯片	100	4.1	615				
奶糕	100	11.8	345	龙虾	46	77.6	90	橘汁	100	76.4	95				
蛋类及制品				河蟹	42	75.8	103	甘蔗汁	100	83.1	65				
鸡蛋	88	74.1	144	扇贝(鲜)	35	84.2	60	冰棍	100	88.3	47				
鸡蛋白	100	84.4	60	小吃、甜饼、速食食品、饮料				冰激凌	100	74.4	127				
鸡蛋黄	100	51.5	328	春卷	100	23.5	465	糖、蜜饯类							
鸭蛋	87	70.3	180	煎饼	100	6.8	354	蜂蜜	100	22	321				
皮蛋	90	68.4	171	凉面	100	59.8	167	牛轧糖	100	6.5	432				
咸鸭蛋	88	61.3	190	面窝	100	38.1	291	棉花糖	100	19.5	321				
鹌鹑蛋	86	73	160	年糕	100	60.9	156	奶糖	100	5.6	407				
鱼虾蟹贝类				热干面	100	63	153	巧克力	100	1	589				

（续表）

食物名称	食部（%）	水分（g）	热量（kcal）	食物名称	食部（%）	水分（g）	热量（kcal）	食物名称	食部（%）	水分（g）	热量（kcal）	食物名称	食部（%）	水分（g）	热量（kcal）
乳类及制品				鱼虾蟹贝类				甜点、速食食品、饮料							
草鱼	58	77.3	113	豆皮	100	51.2	239	酥糖	100	3.3	444				
黄鳝	67	78	89	蛋糕	100	18.6	348	桃脯	100	19.2	315				
青鱼	63	73.9	118	月饼	100	11.7	411	杏脯	100	15.3	333				
鲢鱼	61	77.4	104	绿豆糕	100	11.5	351								
鲫鱼	54	75.4	108	麻花	100	6	527								
鳊鱼	59	73.1	135	桃酥	100	5.4	483								

注：1kcal=4.184J。

参考文献

［1］易著文，何庆南．小儿临床肾脏病学［M］．北京：人民卫生出版社，2016．

［2］徐虹，丁洁，易著文．儿童肾脏病学［M］．北京：人民卫生出版社，2018．

［3］郭光文，王序．人体解剖彩色图谱［M］．北京：人民卫生出版社，2016．

［4］丁文龙，刘学政．系统解剖学［M］．北京：人民卫生出版社，2019．

［5］谌贻璞，陈洪宇，刘宝利，等．肾性水肿的中西医结合诊断与治疗［J］．中国中西医结合肾病杂志，2020，21（9）：843－846．

［6］高血压联盟（中国），中华医学会心血管病学分会，中国医师协会高血压专业委员会，等．中国高血压防治指南2018年修订版［J］．心脑血管病防治，2019，19（01）：1－44．

［7］胡文娟，齐建光．2017年美国儿科学会《儿童青少年高血压筛查和管理的临床实践指南》解读及对我国全科医师的

指导建议［J］．中国全科医学，2019，22（24）：2897 –2906．

［8］孙智才，刘玉玲，潘晓芬，等．儿童无症状血尿431例病因分析及随访［J］．临床儿科杂志，2015，（9）：810 –812．

［9］蒋小云，马远林，杨帆．儿童蛋白尿的治疗［J］．中国实用儿科杂志，2016，31（11）：824 –829．

［10］刘成玉，林发全．临床检验基础［M］．北京：中国医药科技出版社，2015．

［11］卫生部合理用药专家委员会．中国医生药师临床用药指南［M］．重庆：重庆出版社，2009．

［12］罗小平，刘铜林．儿科疾病诊疗指南［M］．北京：科学出版社，2014．

［13］张晓静，傅海东，刘爱民，等．原发性肾病综合征确诊后未及时实施常规激素治疗的130例患儿分析［J］．中华肾脏病杂志，2020，36（3）：203 –206．

［14］贺丹，陆志峰，陆静娟．吗替麦考酚酯联合他克莫司治疗难治性肾病患者疗效及对肾功能和外周血 NF-κB、TLR-7mRNA 水平的影响［J］．中国中西医结合肾病杂志，2020，21（7）：633 –635．

［15］葛雯雯，丁桂霞．他克莫司治疗儿童难治性肾病综合征的研究进展［J］．解放军预防医学杂志，2019，37（5）：193 –195．

［16］吴海樱，史菀萍．不同剂量低分子肝素联合瑞舒伐他汀治疗肾病综合征的临床疗效分析［J］．检验医学与临床，2017，14（1）：37 –39．

[17] 刘晓丽，李桂英，王晓英，等．早期尿激酶应用对慢性肾衰竭静脉置管长期血液透析患者导管纤维蛋白鞘形成防治效果研究［J］．临床误诊误治，2020，33（4）：52-56.

[18] 高建军，蔡广研．肾性贫血的负担［J］．中国血液净化，2020，19（6）：361-363.

[19] 刘旭，刁宗礼，郭王，等．影响血液透析患者促红细胞生成素抵抗的相关因素研究［J］．临床和实验医学杂志，2016，15（2）：105-107.

[20] 康冬，尚进，武峰，等．罗沙司他对初始透析患者肾性贫血的疗效［J］．肾脏病与透析肾移植杂志，2020，29（5）：420-425.

[21] 邓英辉，李银平，吴雷云，等．联合在线血液透析滤过和血液透析对维持性血液透析患者肾性贫血的影响［J］．疑难病杂志，2019，18（6）：563-567.

[22] 杨文，刘洁云，秦雷．螺内酯与呋塞米对老年难治性高血压患者降压效果及安全性分析［J］．广东医学，2019，40（8）：1100-1103.

[23] 林潘宏，李航，刘楚永．小剂量多巴胺、呋塞米静脉泵入联合参附注射液治疗Ⅰ型心肾综合征合并利尿剂抵抗的疗效及对神经内分泌系统和炎性反应的影响［J］．现代中西医结合杂志，2019，28（8）：871-875.

[24] Ravani P，Magnasco A，Edefonti A，et al. Short-term effects of rituximab in children with steroid and calcineurin-dependent nephrotic syndro-me：a randomized controlled trial［J］．Clin J

Am Soc Nephrol，2011，6（6）：1308 –1315.

[25] Otukesh H，Hoseini R，Rahimzadeh N，et al. Rituximab in the treatment of nephrotic syndrome：a systematic review [J]. Iran J Kidney Dis，2013，7（4）：249 –256.

[26] 郝志宏，于力. 利妥昔单抗治疗儿童原发性肾病综合征的临床研究进展 [J]. 中华实用儿科临床杂志，2020，35（17）：1303 –1309.

[27] 王美秋. 利妥昔单抗在儿童原发性肾病综合征中的应用 [J]. 医学研究生学报，2020，33（4）：433 –437.

[28] 李凤，方芹，李惠施，等. 超声引导肾穿刺活检术后出现血肿的危险因素分析 [J]. 中国超声医学杂志，2020，36（2）：132 –135.

[29] 周爱明，蒋佳玮，王春雨，等. B 超引导下肾穿刺活检术后患者的临床护理 [J]. 齐鲁护理杂志，2020，26（6）：118 –120.

[30] 牛国晨，闫子光，张碧辉，等. 经皮肾穿刺活检出血血管造影表现及介入治疗效果 [J]. 中国介入影像与治疗学，2020，17（8）：502 –504.

[31] Alport 综合征诊疗共识专家组. Alport 综合征诊断和治疗专家推荐意见 [J]. 中华肾脏病杂志，2018，34（3）：227 –231.

[32] 张琰琴，丁洁，王芳，等. Alport 综合征治疗进展 [J]. 中华儿科杂志，2015，53（1）：76 –77.

[33] 江载芳，申昆玲，沈颖. 诸福棠实用儿科学 [M].

北京：人民卫生出版社，2015.

[34] 徐虹. 小儿肾脏疾病诊治指南解读·病案分析 [M]. 北京：人民卫生出版社，2015.

[35] 崔焱，仰曙芬. 儿科护理学 [M]. 北京：人民卫生出版社，2017.

[36] 李小寒，尚少梅. 基础护理学 [M]. 北京：人民卫生出版社，2017.

[37] 潘德华，肖翠萍. 小儿肾脏疾病护理（内科）[M]. 武汉：湖北科学技术出版社，2014.

[38] 刘新文，王海勤. 临床护理常规 [M]. 武汉：湖北科学技术出版社，2018.

[39] 王兰，曹立云. 肾脏内科护理工作指南 [M]. 北京：人民卫生出版社，2015.

[40] 刘小荣. 儿童慢性肾脏病贫血诊断与治疗专家共识 [J]. 中国实用儿科杂志，2018，33（07）：493 - 497.

[41] 刘小荣. 儿童慢性肾脏病矿物质和骨异常 [J]. 中华实用儿科临床杂志，2019，34（17）：1296 - 1299.

[42] 付倩，刘小荣，陈植，等. 单中心 371 例儿童慢性肾脏病 2~5 期回顾性研究 [J]. 中华实用儿科临床杂志，2020，35（5）：338 - 343.

[43] 张沛，高春林，夏正坤. KDIGO 2021 慢性肾脏病儿童血压管理临床实践指南解读 [J]. 临床儿科杂志，2022，40（6）：469 - 472.

[44] Tsubakihara Y, Nishi S, Akiba T, et al. 2008 Japa-

nese Society for Dialysis Therapy: guidelines for renal anemia in chronic kidney disease［J］. Ther Apher Dial, 2010, 14（3）: 240 - 275.

［45］蒋也平, 沈颖, 刘小荣. 慢性肾脏病 5 期维持性血液透析患儿营养状态的评估［J］. 中国当代儿科杂志, 2018, 20（03）: 189 - 194.

［46］易著文, 张辉. 关注儿童脓毒症急性肾损伤［J］. 临床儿科杂志, 2014, 32（06）: 501 - 503.

［47］陈伊文, 俞雨生. 腹膜透析在急性肾损伤患者中的应用［J］. 肾脏病与透析肾移植杂志, 2014, 23（02）: 183 - 186.

［48］叶国嫦, 李秋, 文超. 223 例儿童急性肾损伤的病因及预后分析［J］. 重庆医学, 2014, 43（10）: 1181 - 1186.

［49］Davin JC, Coppo R. Henoch-Schonlein purpura nephritis in children［J］. Nat Rev Nephrol, 2014, 10（10）: 563 - 573.

［50］赵艳红. 儿童过敏性紫癜的护理进展［J］. 当代护士, 2018, 25（26）: 21 - 23.

［51］Andel CL, Davidow SL, Hollander M, et al. The economics of health care quality and medical errors［J］. J Health Care Finance, 2012, 39（1）: 39 - 50.

［52］殷蕾, 周玮. 系统性红斑狼疮危象［J］. 中国小儿急救医学, 2020, 27（05）: 324 - 329.

［53］Kang SH, Chung BH, Choi SR, et al. Comparison of clinical outcomes by different renal replacement therapy in patients with end-stage renal disease secondary to lupus nephritis［J］. Korean J Intern Med, 2011, 26（1）：60 – 67.

［54］阚娜娜，余丽春，孙书珍 . 儿童肾病综合征型狼疮性肾炎 30 例临床，病理及近期疗效观察［J］. 山东大学学报（医学版），2020, 58（02）：54 – 59.

［55］费丹，朱斌 . IgA 肾病的治疗进展［J］. 中国中西医结合肾病杂志，2019, 20（03）：277 – 279.

［56］刘小荣，沈颖，樊剑锋，等 . 中国儿童非典型溶血尿毒综合征诊治规范专家共识［J］. 中国实用儿科杂志，2017, 32（06）：401 – 404.

［57］张连军，元敏，梁韶春，等 . 血尿 1269 例临床分析及护理［J］. 齐鲁护理杂志，2012, 18（13）：69 – 70.

［58］洪郭驹，何伟，陈雷雷 . 长期饮用碳酸饮料诱发特发性高钙尿症及骨质疏松骨折 1 例［J］. 实用医学杂志，2017, 33（18）：3158.

［59］全婷婷，王鸥，邢小平 . 高钙尿症病因学研究进展［J］. 中华骨质疏松和骨矿盐疾病杂志，2015, 8（2）：174 – 176.

［60］黄霖，王筱雯，栾江威，等 . 远端肾小管酸中毒患儿基因型及临床表型的相关性分析［J］. 中华实用儿科临床杂志，2020, 35（5）：344 – 349.

［61］冯春月，毛建华 . 遗传性肾小管酸中毒的病因及发病机制［J］. 中华实用儿科临床杂志，2018, 33（17）：1292 – 1295.

［62］黄轶晨．儿童原发性膀胱输尿管反流专家共识［J］．临床小儿外科杂志，2019，18（10）：811-816.

［63］Peters CA，Skoog SJ，Arant BS Jr，et al. Summary of the AUA guideline on management of primary vesicoureteral reflux in children［J］．J Urol，2010，184（3）：1134-1144.

［64］Tekgül S，Riedmiller H，Hoebeke P，et al. European Association of Urology. EAU guidelines on vesicoureteral reflux in children［J］．Eur Urol，2012，62（3）：534-542.

［65］陈香美．血液净化标准操作规程［M］．北京：人民军医出版社，2020.

［66］沈颖，吴玉斌．儿童血液净化标准操作规程［M］．北京：人民卫生出版社，2020.

［67］向晶，马志芳，肖光辉．血液透析用血管通路护理操作指南［M］．北京：人民卫生出版社，2015.

［68］血液净化急诊临床应用专家共识组．血液净化急诊临床应用专家共识［J］．中华急诊医学杂志，2017，26（1）：24-36.

［69］向晶，马志芳．血液透析专科护理操作指南［M］．北京：人民卫生出版社，2014.

［70］刘小荣．儿童血液净化手册［M］．北京：人民卫生出版社，2019.

［71］蔡虹，高凤莉．导管相关感染防控最佳护理实践专家共识［M］．北京：人民卫生出版社，2018.

［72］沈茜，方晓燕，孙玉，等．维持性腹膜透析和血液

透析治疗儿童终末期肾病的临床分析和疗效比较［J］. 中国血液净化，2019，18（06）：402-405.

［73］Chua AN，Warady BA. Care of the Pediatric Patient on Chronic Dialysis［J］. Adv Chronic Kidney Dis，2017，24（6）：388-397.

［74］戴兵，曾力，张雷，等. 器官移植相关的血液净化技术规范（2019版）［J］. 器官移植，2020，11（02）：208-221.

［75］周清，王君俏，李国民，等. 儿童终末期肾病全自动腹膜透析并发症与休整期相关性分析［J］. 中国循证儿科杂志，2018，13（05）：355-358.

［76］沈茜，徐虹，方晓燕，等. 儿童慢性腹膜透析相关腹膜炎危险因素的病例对照研究［J］. 中国循证儿科杂志，2016，11（01）：13-16.

［77］陈植，刘小荣. 儿童腹膜透析治疗的技术特点［J］. 中国血液净化，2019，18（11）：763-765.

［78］陈香美. 腹膜透析标准操作规程［M］. 北京：人民军医出版社，2012.

［79］Lim Yun Sub，Kim Jun Sik，Kim Nam Gyun，et al. Free flap reconstruction of head and neck defects after oncologic ablation：one surgeon's outcomes in 42 cases［J］. Archives of Plastic Surgery，2014，41（2）：148-152.

［80］Poveda Garcia MI，Del Pino Y Pino MD，Alarcon Rodriguez R，et al. The value of ABPM and subclinical target organ damage parameters in diagnosis ofresistanthypertension ［J］. Nefro-logia，2018，S0211 – 6995（18）：30071 – 30077.

［81］姜娜，黄丽红. 老年原发性高血压患者血压晨峰现象与靶器官损害的相关性研究［J］. 医学与哲学，2016，37（24）：31 – 33，46.

［82］Sieminski M，Szypenbejl J，Partinen E. Orexins，Sleep，and Blood Pres sure［J］. Curr Hypertens Rep，2018，20（9）：79.

［83］安果仙，王润香，吕利利. 盆底肌生物反馈训练及电刺激治疗日间尿频的临床评价［J］. 中国药物与临床，2017，17（8）：1176 – 1177.

［84］李莲叶，张琳琪，曲斌. 儿童急性肾功能衰竭性腹膜透析的护理进展［J］. 中华护理杂志，2016，51（05）：618 – 621.

［85］中华护理学会静脉输液治疗专业委员会. 临床静脉导管维护操作专家共识［J］. 中华护理杂志，2019，54（09）：1334 – 1342.

［86］中国医院协会血液净化中心分会血管通路工作组. 中国血液透析用血管通路专家共识［J］. 中国血液净化，2019，18（06）：365 – 381.

［87］Mermel LA，Allon M，Bouza E，et al. Clinical practice guidelines for the diagnosis and management of intra-vascular cathe-ter-related infection：2009 Update by the Infectious Diseases Society of America［J］. Clin Infect Dis，2009，49（1）：1 – 45.

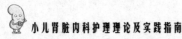
［88］Gorski LA. The 2016 infusion therapy standards of practice［J］. Home Healthcare Now, 2017, 35（1）: 10 – 18.

［89］米池, 刘岩. 肾病营养治疗手册［M］. 北京: 人民卫生出版社, 2014.

［90］李辉, 季成叶, 宗心南, 等. 中国 0 ~ 18 岁儿童、青少年身高、体重的标准化生长曲线［J］. 中华儿科杂志, 2009, 47（07）: 487 – 492.

［91］米杰, 王天有, 孟玲慧, 等. 中国儿童青少年血压参照标准的研究制定［J］. 中国循证儿科杂志, 2010, 5（01）: 4 – 14.

［92］杨月欣. 中国食物成分表［M］. 北京: 北京大学医学出版社, 2018.